能量 *CT* 前沿技术与临床专病应用

荣誉主编 龚启勇 宋 彬

主 审 吕 粟 李真林

主 编 月 强 姚 晋 胡 娜

副 主 编 孙家瑜 赵俐红 黄 娟

编 者（以姓氏笔画为序）：

刀乙珂　于胜会　于浩鹏　王彦舒　王雅杰　王璐静　月　强　文大光　方之家　邓莉萍
帅　桃　成雪晴　吕霞飞　伍定平　刘　丹　刘　莹　刘　静　刘海威　刘曦娇　关光华
孙　玲　孙家瑜　纪　琳　严伟杰　李　卓　李　博　李万江　李秀丽　李峥艳　李真林
杨　帆　杨　玲　杨芮一　余茂丽　冷　琦　汪　翊　汪媛媛　沈梦婷　张　凯　张　艳
张　倩　张　琳　张文钊　张丽芝　张晗媚　张潇迪　张燕芹　陈云天　陈钇地　陈志霞
陈庭宇　陈晨阳　陈紫琪　陈榆舒　周一楠　庞　彤　赵俐红　胡　娜　胡馨月　姚　晋
姚　慧　袁　元　夏　超　钱玲玲　高　越　唐　昕　陶　博　黄　娟　黄峻琳　崔华峰
蒋　宇　蒋　丽　韩太林　曾涵江　温德英　谢淋旭　蔡　磊　廖　凯　漆　锐　黎　磊
潘云龙　潘雪琳

编写秘书 曾涵江

人民卫生出版社
·北京·

图书在版编目（CIP）数据

能量CT前沿技术与临床专病应用/月强，姚晋，胡娜主编. -- 北京：人民卫生出版社，2024. 8. -- ISBN 978-7-117-36739-4

Ⅰ. R814.42

中国国家版本馆CIP数据核字第2024FE0324号

人卫智网　**www.ipmph.com**	医学教育、学术、考试、健康，购书智慧智能综合服务平台	
人卫官网　**www.pmph.com**	人卫官方资讯发布平台	

能量 CT 前沿技术与临床专病应用

Nengliang CT Qianyan Jishu yu Linchuang
Zhuanbing Yingyong

主　　编：月　强　姚　晋　胡　娜
出版发行：人民卫生出版社（中继线 010-59780011）
地　　址：北京市朝阳区潘家园南里 19 号
邮　　编：100021
E - mail：pmph @ pmph.com
购书热线：010-59787592　010-59787584　010-65264830
印　　刷：天津市光明印务有限公司
经　　销：新华书店
开　　本：889×1194　1/16　印张：19
字　　数：575 千字
版　　次：2024 年 8 月第 1 版
印　　次：2024 年 10 月第 1 次印刷
标准书号：ISBN 978-7-117-36739-4
定　　价：298.00 元

打击盗版举报电话：010-59787491　E-mail：WQ @ pmph.com
质量问题联系电话：010-59787234　E-mail：zhiliang @ pmph.com
数字融合服务电话：4001118166　E-mail：zengzhi @ pmph.com

这是一本由华西医院放射科医、技专家共同倾尽心力完成的展示能量 CT 新技术在不同临床场景下的价值和使用技巧的专著。在医学影像的广阔天地中,能量 CT 新技术为临床诊疗及评估工作带来了新的契机。作为一名放射学临床专家,我深切地感受到了这项技术在改善患者诊疗效果中的巨大潜力。

本书全面系统地介绍了能量 CT 技术的原理与技术方法,及其在临床不同病例场景中的应用。作为这一技术在全球的首批使用者,我们发现该技术在提高疾病诊断准确性和增强治疗效果中具有独特的优势。特别是在复杂和罕见疾病的诊断过程中,能量 CT 技术提供了传统方法所不能提供的信息,极大地丰富了我们的诊断工具箱。

本书不仅涉及了能量 CT 的技术新进展,还通过大量的临床真实案例,生动展示了这项技术在临床实践场景中的作用和价值。通过对这些案例的学习,读者可以更深入地理解能量 CT 在不同疾病诊断中的实际价值,从而更好地服务于患者。

作为一名放射科临床医生,我相信随着能量 CT 技术的不断完善和普及,它将在医学诊断领域中发挥越来越重要的作用。作为一部技术与应用手册,本书对能量 CT 未来的发展具有一定的推动作用。

吕 粟

2024 年 6 月

序 二

在现代医学成像领域,CT 一直是诊断和治疗规划的基石。然而,常规 CT 技术在精确识别疾病特征方面仍存在一定的局限性。能量 CT 成像的多参数、多维度和多时相分析功能,使其在揭示组织成分和血供特点方面具有独特优势,不仅弥补了常规 CT 在诊断少见病和疑难病时的不足,还为医学影像领域带来了新的发展机遇。

《能量 CT 前沿技术与临床专病应用》一书的编纂,是对能量 CT 技术的深入探讨和全面展示。本书由四川大学华西医院月强教授领衔,汇集了众多医学影像领域专家的经验和智慧,详细且深入地讨论了能量 CT 成像基本原理及成像技术,并通过具体疾病的诊断实例,生动展示了能量 CT 技术的临床应用和价值。书中对能量 CT 技术的深入解析,不仅有助于提高放射科医生影像诊断的准确性、放射科技术人员图像采集的可靠性,也为临床医生提供了宝贵的参考资料,帮助他们更好地理解影像结果,并将这些信息应用于患者个体化诊疗方案制订中。这是一本为医生、医学生和影像技术人员提供实用指导的工具书。

我们期待本书不仅能帮助广大读者更好地掌握能量 CT 技术,还能推动这一技术在医学影像领域的进一步普及和规范化应用,从而促进整个医学影像事业的不断进步与发展。同时,我们也希望本书的出版能够为医学领域的研究和实践提供有价值的参考和借鉴,进而推动影像科室的医疗、教学、科研、管理等方面协同发展,培养高质量的医学人才,更好地服务于人民群众健康,并为健康中国事业作出积极贡献。

宋 彬

2024 年 6 月

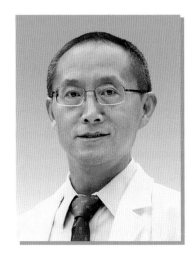

龚启勇

现任四川大学华西厦门医院院长、四川大学华西临床医学院副院长。四川省医学会放射学专业委员会主任委员、中华医学会放射学分会神经学组委员、中国精神影像联盟主席、国务院学位委员会学科评议组秘书长、*Neuroradiology* 编委、*American Journal of Psychiatry* 副主编、*Psychoradiology* 主编、人民卫生出版社国家级规划教材《医学影像学》（第9版）主编、美国医学与生物工程院 Fellow、国家杰出青年科学基金获得者、长江学者特聘教授。

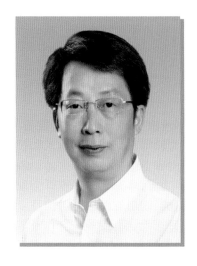

宋　彬

四川大学华西医院放射科主任医师、教授、博士研究生导师。四川省学术和技术带头人、中华医学会放射学分会副主任委员、中国医师协会放射医师分会副会长、中国医院协会医学影像中心分会副主任委员、中国医学影像技术研究会常务副会长、中国医学影像技术研究会候任主任委员、中国医疗保健国际交流促进会影像医学分会副会长、四川省医学会放射学专业委员会候任主任委员、四川省医师协会放射医师分会名誉主任委员、亚洲腹部放射学会副主席、欧洲胃肠道和腹部放射学会荣誉会士；*Abdominal Radiology* 副主编、*Insights into Imaging* 副主编。

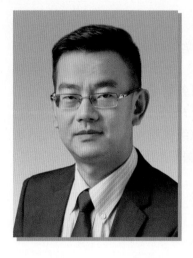

吕 粟

四川大学华西医院放射科主任、博士研究生导师、国家高层次人才（教育部）、国家自然科学基金优秀青年科学基金项目获得者。中华医学会放射学分会神经学组委员、中华医学会放射学分会大数据与科学研究工作组副组长、中国医师协会放射医师分会神经专委会委员、四川省医师协会放射医师分会副会长、四川省医学会放射学专业委员会常务委员兼秘书长。长期从事医、教、研工作，作为精神影像学（psychoradiology）的提出者之一，致力于推动这一新方向的发展和临床转化。围绕"重大精神疾病的脑影像表征"这一脑科学领域的重大前沿科学问题，采用磁共振新技术，对以精神分裂症为代表的重大精神疾病开展了大样本、系统的纵向研究。以第一作者或通讯作者在 *American Journal of Psychiatry*、*JAMA Psychiatry*、*Radiology*、*PNAS* 等精神病学及神经影像学权威杂志发表高质量论文 100 余篇，成果被牛津手册、剑桥教科书等 14 部国际共识、手册和指南收录。获弗劳恩霍夫 - 贝塞尔研究奖、树兰医学青年奖、国家自然科学奖二等奖、四川省科学技术进步奖一等奖等 4 项省部级一等奖。牵头制定了《精神分裂症 MR 脑结构成像技术规范化应用中国指南》，主编了《精神影像技术学》学术专著，以副主编身份主持并参与《精神影像学》等 4 部教材和著作的编写，开设了国内首个精神影像门诊，推动精神影像在国内外规范使用。开展了一系列精神影像检查的临床应用平台研发，推动四川大学华西医院等国内 30 余家医院将精神影像检查应用于临床诊断工作。

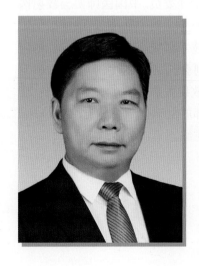

李真林

主任技师、教授、博士研究生导师、四川大学华西医学技术学院执行院长、四川大学华西医院放射科副主任。获宝钢优秀教师奖。四川省学术和技术带头人、四川省有突出贡献的优秀专家、四川省卫生健康领军人才。现任中华医学会影像技术分会主任委员、中华医学会第二十六届理事会理事、中国医师协会医学技师专业委员会主任委员、四川省医学会影像技术专业委员会主任委员、中华医学会第二十六届理事会国际交流与合作及港澳台事务专家委员会委员、四川省放射医学质量控制中心副主任，国家卫生健康委人才交流服务中心人才评价资深专家、人工智能医疗器械标准化技术归口单位专家组专家、大型医疗设备上岗证考试命题专家、全国工业强基专家库专家、全国高等学校医学影像技术专业教材建设评审委员会副主任委员、全国卫生专业技术资格考试专家委员会委员；曾任四川省医师协会第一届放射影像技师分会会长。*The British Journal of Radiology* 审稿人，《中国医疗设备》编辑委员会主任，《临床放射学杂志》副主编，《实用放射学杂志》常务编委，《中华放射学杂志》《中国医学影像技术》《中华放射医学与防护杂志》等杂志编委。

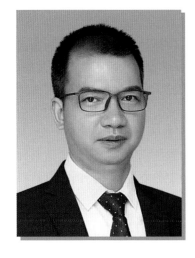

月 强

主任医师、四川大学华西医院影像诊断学教授。中华医学会放射学分会头颈学组委员、中国医师协会放射医师分会头颈影像专业委员会委员、中国医师协会放射医师分会科学研究工作组副组长、中国医师协会脑胶质瘤专业委员会委员、四川省医学会放射学专业委员会磁共振学组组长、四川省医师协会放射医师分会委员、四川省学术和技术带头人、《中国临床医学影像杂志》等刊物编委。1998 年毕业于华西医科大学临床医学院。2006—2007 年作为第 29 届笹川医学奖学金项目研究员在日本筑波大学研修学习；2013 年 1—6 月受国家留学基金资助在加拿大渥太华大学访问学习；2018 年 3—4 月作为中国医师协会"攀登计划"第二期学员在美国放射病理学院学习。擅长神经系统与头颈部影像诊断，研究方向为神经系统与头颈部影像学。工作中使用多模态功能性磁共振成像手段，重点研究神经与头颈部肿瘤、癫痫、精神疾病等。先后在 RSNA、ECR、ISMRM、OHBM 等国际学术会议上进行大会发言或 Poster 交流，并在 Neuro-oncology、Cerebral Cortex、Human Brain Mapping、European Radiology 等杂志发表论文 30 余篇。作为编委、编委会秘书或撰稿人参与了 20 余本国家级规划教材或专著的编写，包括《中华影像医学——中枢神经系统卷》(第 3 版)、《中华影像医学——头颈部卷》(第 3 版)《神经放射诊断学》(研究生教材)、英文版《医学影像学》(留学生教材)、《放射影像学》(住院医师规范化培训教材)、《医学影像学》(本科生教材及长学制教材)等。以课题负责人身份先后获得国家自然科学基金青年基金、国家自然科学基金面上项目、四川省科学技术厅科技支撑计划项目的资助，并作为课题主研参与了多项国家自然科学基金面上项目、国家自然科学基金重点课题、国家重点基础研究发展计划资助项目等多个科研课题的申报与实施工作。获得两项关于脑肿瘤多模态成像的国家发明专利(已授权)。作为第一完成人的"磁共振波谱在神经及精神疾病的临床应用研究"课题获得 2019 年度四川省医学科技奖一等奖。

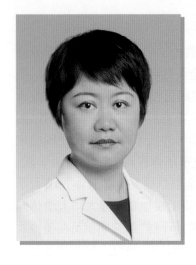

姚 晋

医学博士、副主任医师、四川大学华西医院放射科副主任,主研方向为腹部影像诊断(泌尿肿瘤方向)。四川省卫生健康委学术技术带头人后备人选、中华医学会放射学会临床多学科合作工作组委员、中国医师协会放射医师分会泌尿生殖专业委员会委员、中国医师协会放射医师分会影像质控专业委员会委员、四川省医学会放射学专业委员会常务委员及腹部组组长、四川省肿瘤学会泌尿肿瘤专业委员会委员、四川省抗癌协会泌尿男生殖系肿瘤专业委员会委员、成都医学会放射专科分会常务委员。主持国家自然科学基金、四川省科学技术厅科研项目各 1 项,在国内外 SCI 收录期刊发表论文 20 余篇。

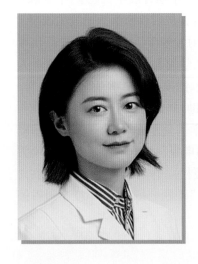

胡 娜

博士、副主任医师、硕士研究生导师、四川大学华西医院放射科副主任、神经肌骨诊断组长。高等教育国家级教学成果奖特等奖获得者、四川省卫生健康委学术技术带头人后备人选、中华医学会放射学分会磁共振学组委员、中国医学装备协会磁共振应用专业委员会委员、四川省医学会放射学专业委员会青年委员会副主任委员及神经精神影像学组委员、四川省医师协会放射医师分会委员、四川省卒中学会医学影像学分会理事、成都医学会放射专科分会常务委员兼秘书长。

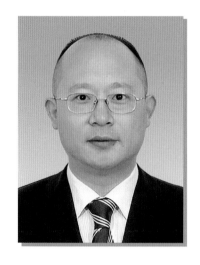

孙家瑜

医学技术博士、主任技师、硕士研究生导师、四川大学华西医院放射科副主任。四川省"卫生健康英才计划"首席专家。中华医学会影像技术分会委员、中国医师协会医学技师专业委员会委员、中国老年医学学会脑血管病分会委员、四川省医学会影像技术专业委员会候任主任委员、四川省医师协会放射影像技师分会会长。现主要研究方向为磁共振、CT 成像技术和影像数据的深度挖掘。发表 SCI 论文 20 余篇,作为副主编编写人民卫生出版社"十四五"规划教材 1 部,参编人民卫生出版社"十三五"规划教材 1 部,参编科技出版社教材 1 部。以第一发明人获得国家发明专利 2 项、实用新型专利 2 项。获四川省科学技术进步奖一等奖 1 项、四川省医学会科技进步一等奖 1 项、中华医学科技奖医学科学技术奖三等奖 1 项。

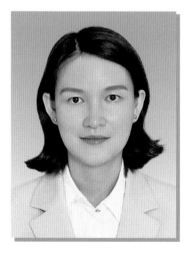

赵俐红

硕士,四川大学华西医院放射科护士长,副主任护师。中华医学会影像技术分会第九届影像护理学组副组长、四川省护理学会影像护理专业委员会常务委员、四川省抗癌协会影像护理学组副组长、成都医学会放射专科分会护理学组组长兼常务委员。发表论文 30 余篇、负责课题 6 项、参编专著11 部。

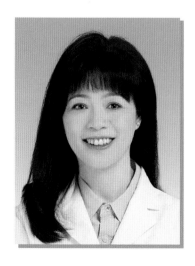

黄 娟

医学硕士、四川大学华西医院放射科副教授。第一届中国抗癌协会乳腺癌整合防筛专业委员会常务委员、中国医师协会放射医师分会乳腺学组委员、第二届四川省国际医学交流促进会乳腺肿瘤专业委员会副主任委员、四川省医学会放射学专业委员会委员、成都医学会放射专科分会胸部学组委员、四川省医师协会乳腺专业分会委员。作为项目负责人完成成都市科学技术局项目 1 项(已结题),参与国家自然科学基金 1 项、"十一五"国家科技支撑计划重点项目 1 项、四川省科学技术厅攻关项目 1 项、横向课题1 项。以第一作者或通讯作者发表专业论文 10 余篇,其中在 SCI 收录期刊发表论文 5 篇。获成都市科学技术进步奖三等奖 1 次、四川省科学技术进步奖三等奖 1 次。

前 言

自 1972 年诞生以来,CT 一直朝着提高时间和空间分辨率的方向发展,但其作为单参数成像的局限性一直存在。能量 CT 技术是 CT 发展的另一个重要方向。相较于常规 CT,能量 CT 具有更高的分辨率、更低的辐射剂量和更少的伪影。更重要的是,能量 CT 通过一次扫描即可获得同一部位的多种能量信息,并以此为基础重建包括常规图像、单能量图像、碘密度图、虚拟平扫图、有效原子序数图等多种图像,提供更丰富的诊断信息,因而在临床诊断和研究中具有广泛的应用前景。

同时,现代医学影像学不断发展,已经在纵向深入和横向拓展方面呈现出蓬勃态势。影像学从业者在过去二十年从影像学科逐渐向神经、心胸、腹部、肌骨等亚专业深入,并在近年逐渐向分支更细的专病领域深入,比如神经影像医师可能会专注于脑血管病、脑肿瘤、脑白质病、神经退行性疾病、精神疾病中的某一个或某几个专病的临床与科研。而这种改变,也是为了顺应临床精准诊治对影像提出的精细化要求,尤其是在专病相关的多学科团队(multidisciplinary team,MDT)中,影像学在疾病诊断、治疗优化、疗效评估、预后判断等方面发挥着越来越重要的作用。

有鉴于此,本书的编写团队希望把能量 CT 这种先进的技术方法与影像亚专业化、专病化的趋势结合起来,以一种新的叙述方式,让能量 CT 新技术的应用直达临床常见专病,以专病为落脚点阐述新技术的优势、应用范围和潜在方向,从而为影像学专家、临床医生、学生及相关领域的研究者提供全面的参考资料。通过阅读这本书,读者可以对能量 CT 技术有更深入的理解,并了解其在常见专病诊断和治疗中的应用。

本书深入探讨了能量 CT 的发展历程、成像原理、主要技术及定量参数与分析方法。此外,还对能量 CT 的潜在临床价值和未来发展方向进行了全面的剖析。通过这些内容,读者可以了解能量 CT 的原理、方法和发展前景。此外,还着重介绍了能量 CT 在各类常见专病中的应用,涵盖中枢神经系统、头颈部、心血管、胸部、腹部、骨肌等多个系统和部位的常见专病。对每一种专病的介绍都结合具体的临床案例,详细讲解了能量 CT 在具体案例的诊断、治疗及疗效评估中的应用价值,为读者提供了丰富的实践指导。

总之,本书是一本全面介绍能量 CT 技术及临床专病应用的书籍。通过阅读本书,读者可以深入了解能量 CT 技术的发展历程、成像原理、主要技术及其在各种临床常见专病中的应用实例。这本书不仅为影像学专家、临床医生、学生提供了解能量 CT 的窗口,同时也为相关领域的研究者提供颇具价值的参考信息。

由于这种著述方式与以往不同,也由于编者的认识有限,书中可能还存在不全面、不准确甚至错漏之处,在此恳请广大读者批评指正。

月强　姚晋　胡娜

2024 年 6 月

目 录

第十一章 腹部临床专病应用 ·················· 190

第一章　CT发展史

第一节　常规CT发展史

　　1895年,德国物理学家伦琴发现了X射线,为CT成像的发展奠定了基础。CT扫描技术的早期探索可以追溯到1917年,当时意大利一位放射学家创新性地提出了"断层成像"概念,拉开了CT成像技术发展的序幕。与此同时,奥地利数学家拉东提出了"拉东变换",为CT图像重建提供了关键的数学基础。1940年,匈牙利科学家加布里在一项专利中描述了正弦图和光学反投影重建等重要概念。这些概念至今仍在CT中使用,并确立了现代断层成像的基本原则。1956年,科马克进一步完善了图像重建算法。1967年,豪斯菲尔德设计出了首个CT原型机,并在1971年成功进行了首次临床CT扫描。1979年,科马克和豪斯菲尔德因其在CT技术上的贡献共同获得诺贝尔生理学或医学奖。从1989年开始,CT技术进入了CT高速发展的20余年,先后诞生了螺旋CT、多排螺旋CT(multi-row spiral computed tomography)及多种能量CT等现代CT,如图1-1-1及表1-1-1所示。下面进行分述。

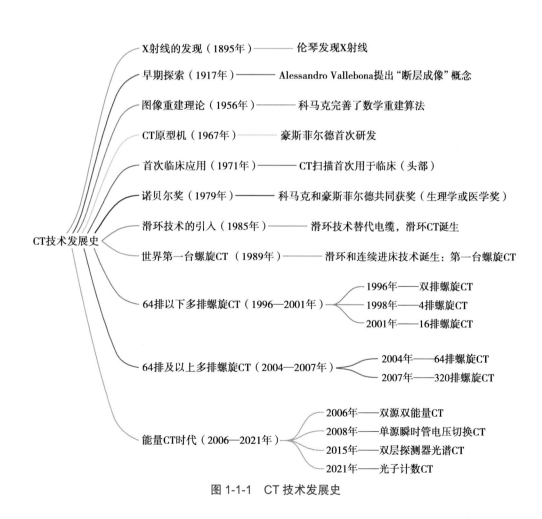

图 1-1-1　CT 技术发展史

1

表 1-1-1　CT 的主要组成部件

组成部件	描述
X 射线管	包含阴极和阳极,阴极发射高速电子流,阳极将其转化为 X 射线束
过滤器	通常由铜或铝制成,蝶形设计,控制 X 射线束形态
准直器	调整 X 射线束的方向和宽度
探测器	由荧光体和光电倍增管组成,接收 X 射线束,测量其衰减信息
机架	环形结构,容纳 CT 构件,如滑环,围绕患者旋转
扫描床	可移动床,患者躺卧进行扫描
计算机系统	处理并重建数据,形成身体横截面详细图像

注:这些组成部件共同工作,从不同角度捕获受检者身体成像部位的 X 射线衰减信息,通过先进的计算机算法处理和重建收集到的这些信息,进而形成反映人体内部结构的横截面图像,为医务人员提供有价值的诊断信息。

一、球管技术的发展

自 20 世纪 70 年代以来,CT 球管技术发生了革命性的变化。最初,球管的有限散热能力很大程度地限制了检查流通量和图像质量。但随着高性能 CT 球管的出现,这一问题得以解决。现代球管采用金属材料和先进的冷却系统,大大提高了扫描效率;同时,高速旋转阳极管的整合进一步增强了功率输出并减少了过热风险。这些进步不仅降低了热负荷,延长了使用寿命,还提高了图像质量,并确保受检者的舒适感和安全感。其中 X 射线电路的作用至关重要,它将医院的电源转换为适合球管工作的模式。X 射线电路主要分为三个部分:初级低压电路、次级高压电路和灯丝电路。主要的技术挑战包括将低压电源(约 220V)转换为 X 射线产生所需的高压电源,以及将交流电转换为直流电以实现持续一致的管电流。如图 1-1-2 所示,CT 球管的核心部件如下:

1. **阴极**　主要由钨丝组成,可产生高速电子流。
2. **阳极**　通常由钨制成,能承受高温和高电压,将电子转化为 X 射线。
3. **真空封装**　保持管内稳定的真空,确保高速电子流的运动顺畅。
4. **冷却系统**　有效散热,防止过热,确保球管稳定运行、延长球管使用寿命。
5. **高压发生器**　提供持续稳定的高电压,以加速电子流。
6. **控制电路**　调节阴极电流、控制电压、监测温度等。

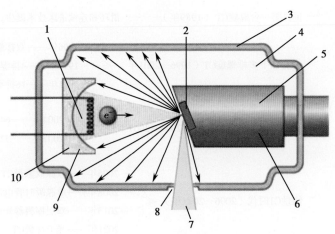

1—灯丝和电子云;2—钨靶上的焦点;3—玻璃外壳;4—真空;5—铜柄;6—阳极(＋);
7—X 射线束;8—管窗;9—阴极(－);10—电子聚焦杯。

图 1-1-2　CT 球管结构示意图

这些核心部件协同工作,确保产生CT系统所需的高能X射线,并与探测器共同完成数据采集。

X射线管技术自1895年X射线被发现以来经历了多次技术迭代,结构从初级简单设计逐步转变为更复杂的配置,得以提高输出、减少辐射和延长使用寿命。关键里程碑包括早期的热阴极技术、旋转阳极技术,以及近年来的液态金属轴承技术、节段阳极靶面技术和动态飞焦点技术等。

1. 液态金属轴承的优势

(1) 无摩擦:液态金属可作为润滑剂,降低球管磨损,延长球管使用寿命。

(2) 低噪声。

(3) 高可靠性:液态金属具有耐腐蚀性和耐磨性,增强球管可靠性。

2. 节段阳极靶面的优势

(1) 高散热性:通过增加表面积降低热量积累。

(2) 高耐用性:提高了材料的强度和刚度,提升了球管的耐用性。

3. 动态飞焦点的优势

(1) 高边缘清晰度:动态飞焦点可降低几何模糊效应和提升图像边缘清晰度。

(2) 高分辨率:通过双倍的数据采集提高了图像分辨率,增加诊断准确性。

X射线管分为低功率球管和高功率球管两类。低功率球管在辐射剂量管理方面表现出色,但在图像质量和持续扫描能力方面受限,高功率球管解除了这方面的限制。未来的发展方向包括进一步延长寿命、优化辐射剂量控制、提高散热能力和满足能量成像等,如图1-1-3所示。

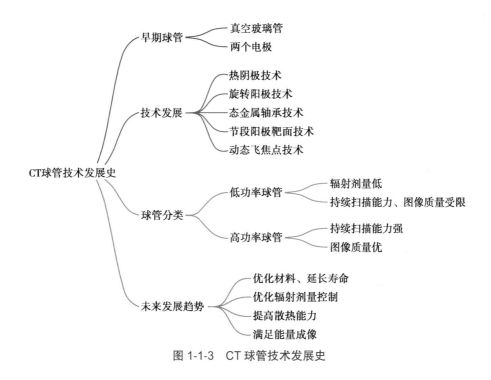

图 1-1-3　CT 球管技术发展史

二、探测器技术的发展

探测器技术在医学成像、安全检查和科学研究中发挥着至关重要的作用。如图1-1-4所示,CT探测器技术经历了早期的碘化钠探测器、气体探测器到现代固态探测器的发展历程。现代固态探测器包括闪烁体探测器、固态稀土陶瓷探测器以及半导体探测器,与早期的探测器相比,它们能提供更高分辨率的图像并降低辐射剂量。

闪烁体探测器和固态稀土陶瓷探测器的特点是光电转换率高,并且有效避免了环形伪影。由于物理、化学和材料科学的进步,闪烁体这一核心部件得到了发展。早期的闪烁体,如碘化钠晶体,由于其密度低

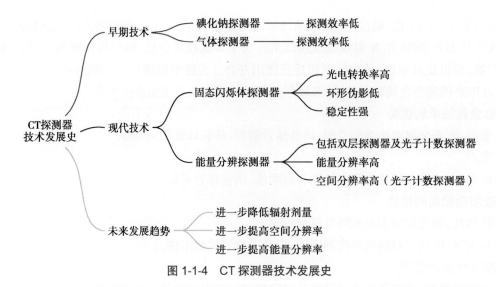

图 1-1-4　CT 探测器技术发展史

和对湿度以及辐射损伤的敏感性,已经被淘汰。自 20 世纪 80 年代末,随着无机材料制造技术的进步,新型探测器材料开始兴起。这些材料不仅生产简单、尺寸精度高、成本效益高,而且具有高输出功率、高稳定性和低辐射损伤的特点。近年来稀土陶瓷已逐渐成为 CT 探测器的首选材料。CT 探测器的主要类型包括:

1. 气体探测器　用于早期 CT 系统,通过 X 射线电离惰性气体产生电信号。

2. 固态闪烁体探测器　广泛用于现代 CT 扫描仪,暴露于 X 射线时会发光,然后通过光电二极管或光电倍增管将其转换为电信号。

3. 能量分辨探测器　可直接进行能量成像的 CT 探测器,包括双层探测器和光子计数探测器(photon counting detector,PCD),均实现了"同源、同时、同向"的能量成像,提高了能量分辨率。

探测器技术未来的发展趋势是进一步提高对 X 射线的探测效率、降低辐射剂量,同时尽力提高空间分辨率和能量分辨率。

三、采集模式的发展

CT 采集模式很大程度地影响着 CT 成像的效率和精度,其经历了极大的发展转变,如图 1-1-5 所示。早期的 CT,只能采用逐层、断层扫描模式,耗时费力。随着技术的不断进步,螺旋扫描模式逐渐成为主流,显著提高了效率。它可以在患者通过扫描仪时连续获取数据,明显缩短扫描时间并改善图像质量。同时,鉴于 X 射线的辐射风险,为消除现代社会大众对 X 射线检查辐射安全的担忧,低剂量 CT 技术越来越受到广泛的重视,并得到了长足的发展。自适应剂量控制、迭代重建和其他剂量优化技术在最大限度地保证高质量图像的同时,降低了受检者辐射剂量。另外,快速成像技术的进步显著提高了 CT 扫描速度,并且通过加快旋转速度、数据采集和处理速度,大大缩短了扫描时间,减少了运动伪影对图像质量的影响。

临床需求在另一个维度上催生了多种新的 CT 采集模式。在增强 CT 扫描中,减少对比剂用量是发展趋势,双流注射技术和个性化协议可提供基于患者的个性化扫描协议,提高了诊断准确性和患者安全性。高分辨扫描和低对比剂用量技术进一步提高了诊断的准确性和效率。能够在单个心动周期内扫描整个心脏是大螺距扫描模式和宽体探测器扫描模式的显著优势。在肿瘤放射治疗领域,模拟定位 CT 采用专门设计的扫描床,实现更精确的动态往复螺旋扫描。可变螺距技术使得多部位联合扫描、一站式脑卒中、胸痛等 CT 扫描技术逐步成为常规项目。动态心肌灌注扫描是超高端 CT 的一部分,可提供静息和负荷心肌灌注信息。

这些技术发展反映了 CT 扫描模式从基本临床应用到高级应用的演变,每种模式都是基于特定的临床需求。CT 扫描模式的发展能够更有效地满足多样化和复杂的临床检查需求,提高了诊断效率。

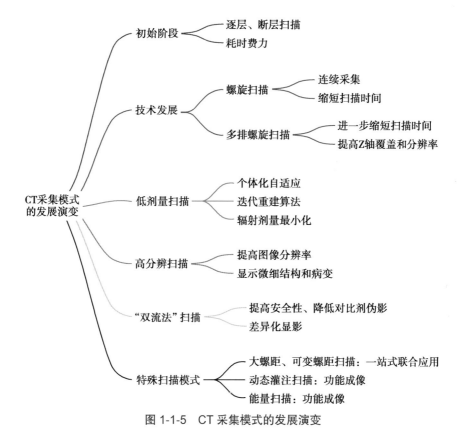

图 1-1-5　CT 采集模式的发展演变

四、重建及后处理的发展

图像重建和后处理技术已经从滤波反投影法发展到了迭代重建和深度学习重建。这些算法显著降低了图像噪声和减少了伪影,提高了图像质量和诊断准确性。此外,三维重建和虚拟现实技术的结合为放射科医生提供了更为直观且全面的视角来分析和理解复杂的解剖结构。如图 1-1-6 所示,CT 重建和后处理技术的发展对于提高 CT 扫描的诊断价值和实用性具有重要意义。

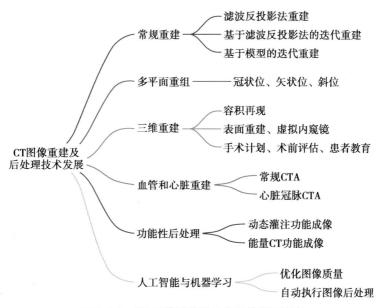

图 1-1-6　CT 图像重建及后处理的发展演变

目前常用的图像重建和后处理技术,包括:

1. 常规重建 CT扫描设备从多个角度获取原始投影数据,并采用诸如滤波反投影法或迭代重建等算法来重建横断面图像。高级迭代重建算法如基于模型的迭代重建(model-based iterative reconstruction, MBIR)、深度学习重建,提供了更高质量、更低剂量的CT图像,能够有效处理数据中的噪声和伪影,从而更准确地重建图像。

2. 多平面重组 多平面重组(multiplanar reformation, MPR)能够在不同平面(如冠状位、矢状位或斜位平面)重建CT图像,适用于评估结构复杂的解剖关系。

3. 三维重建 将CT数据转换为容积再现或虚拟内窥镜等模式,用于手术计划、术前评估和患者教育。各种渲染方法可突出显示特定特征的结构。

4. 血管和心脏重建 CT血管成像(computed tomography angiography, CTA)重建可实现血管的可视化。在心脏成像中,如心电门控技术可用于评估冠状动脉和心脏的功能。

5. 动态灌注功能成像 动态灌注及四维(4D)扫描模式可捕捉动态生理过程,为诊断提供更多信息,同时需要更复杂的图像后处理。

6. 能量CT功能成像 能量CT功能成像是另一种实现功能成像和提供更多诊断信息的CT成像方式,可提供的参数图像更多,且一般不需要复杂的图像后处理。如基于双层探测器的能量CT,可实现基于一个能量数据包一键式切换获得所有参数图像。

7. 人工智能与机器学习的应用 人工智能(artificial intelligence, AI)和机器学习在CT图像重建和后处理中的应用提高了诊断的精确性和速度,同时大大减轻了医生的工作负荷。

五、速度与分辨率的提升

自20世纪70年代CT技术问世以来,其扫描速度和分辨率实现了显著的提升。最初的单探测器技术和X射线管技术已演变为多排螺旋CT技术,实现了更快的扫描速度和更高的空间分辨率。从20世纪90年代开始,多排螺旋CT探测器阵列的覆盖范围越来越宽、数量越来越多、层厚越来越薄,极大程度地提高了CT扫描的时间分辨率、保证了较高的图像质量。进入21世纪,多排螺旋CT在提高扫描速度和分辨率方面取得了进一步的突破,满足了心脏成像和介入放射学等领域对扫描速度和分辨率的高要求,为临床诊断和治疗提供了更精确、详细的图像信息。在常规临床应用中,快速CT扫描可在数秒内完成;在特定研究或高级应用中,扫描速度甚至可达亚秒级。

六、各代CT发展历程回顾

(一)早期发展阶段

CT扫描技术早期经历了5个主要的发展阶段。第1代CT采用了窄束扫描,使用平移-旋转技术,扫描速度较慢,主要用于头部扫描。第2代CT通过引入多探测器技术实现了更快的扫描速度,使得全身扫描成为可能。第3代CT解决了环形伪影的问题,采用了更高效的旋转-旋转扫描技术,进一步提高了全身扫描的效率。第4代CT通过采用固定探测器的方式提高了成像质量,但面临着散射辐射增加的挑战。第5代CT引入了电子束技术,实现了快速成像能力,特别适用于心脏成像。如表1-1-2所示,每一代的发展都标志着CT扫描技术在速度、效率和成像质量方面的显著进步。

表1-1-2 CT的技术迭代

阶段	特点	技术突破	应用领域
第1代CT	窄束扫描、慢速	平移-旋转技术	头部扫描
第2代CT	更快的扫描速度	多探测器技术	全身扫描
第3代CT	解决环形伪影问题	旋转-旋转扫描技术	更高效的全身扫描

阶段	特点	技术突破	应用领域
第 4 代 CT	散射辐射增加	固定探测器	提高成像质量
第 5 代 CT	快速成像能力	电子束技术	心脏成像
第 6 代 CT	连续旋转	滑环技术	心脏等动态器官应用
第 7 代 CT	高速、高分辨率	"多排"探测器技术	一站式联合扫描
第 8 代 CT	提高成像速度	双球管技术	心脏成像、能量成像
第 9 代 CT	提供能量多参数	双层探测器技术	能量成像常规化
第 10 代 CT	高分辨率、低噪声	光子计数探测器技术	能量成像常规化

（二）现代发展阶段

现代 CT 扫描仪的发展已经进入了一个新的阶段。从第 6 代到第 10 代，现代 CT 扫描仪的发展实现了显著的飞跃，不仅提高了扫描速度和图像分辨率，还引入了先进的软、硬件技术，如表 1-1-2 所示。第 6 代 CT 以连续旋转为特点，采用滑环技术，显著提升了成像速度和灵活性，尤其在肺部和心脏等应用中表现突出。第 7 代 CT 采用"多排"探测器技术，进一步提高了扫描速度和分辨率，显著提升全身扫描的细节。第 8 代 CT 引入双球管技术，进一步提高了时间分辨率，优化了心脏成像质量。第 9 代 CT 通过双层探测器技术实现了常规化的能量成像，并提高成像质量，能在不增加辐射剂量的前提下更准确地进行物质识别和定量。第 10 代 CT 采用光子计数探测器技术，旨在进一步提高空间分辨率并减少图像噪声。未来将可能进行基于特征 X 射线辐射信息的多能量成像和分子影像学的探索。

这些技术的发展极大地推动了 CT 技术的进步并加速了其在临床应用中的普及。另外，人工智能技术在优化图像重建、提高诊断准确性和效率、减少辐射剂量、优化患者定位和提升工作流程效率方面起到了关键作用，未来还将持续推动 CT 技术及其临床应用的发展。

第二节 能量 CT 发展史

一、能量 CT 成像的初步探索

能量 CT 成像技术的探索和发展始于 20 世纪 70 年代，经历了以下几个重要阶段。

1. 双能实验 1973 年，豪斯菲尔德的双能实验为能量 CT 研究奠定了理论基础。这一实验首次展示了不同能量水平的 X 射线进行物质鉴别的潜力，为后续的技术发展铺平了道路。

2. 基本原理探索 双能实验的核心在于利用不同能量水平的 X 射线衰减变化，鉴别密度相似或相等但化学成分不同的两种物质。这种差异性是通过测量物质对不同能量 X 射线的衰减系数来实现的，该系数依赖于物质的原子序数。

3. 物质分解数学模型的学术发表 随着双能实验的成功，科学家们开始开发数学模型来进一步解析从双能 CT 扫描中获得的数据。这些数学模型能够从两种不同能量的 X 射线数据中分解出物质的组成信息，提供更精确的成像结果。在 1976 年，Alvarez 和 Macovski 提出了一种基于线性衰减系数差异的物质分解模型，该模型能够区分并计算扫描对象中不同物质及其浓度，这一理论的提出极大推动了能量 CT 技术的应用和发展。

二、能量 CT 成像的理论发展

1. 数学模型的完善 1976 年，Alvarez 和 Macovski 开创性地提出了能量 CT 成像完整的数学原理和重建算法，为光电效应（photoelectric effect，PE）和康普顿散射（Compton scattering，CS）的选择性重建奠定了理论基础。这一理论的提出,不仅从根本上奠定了能量 CT 的理论基础,也为后续技术发展提供了关键的理论指导。

2. 技术进步   随着理论的完善,能量采集技术也得到了发展。进入 21 世纪以来,探测器技术和计算能力的显著提升极大地推动了能量 CT 的技术发展。现代能量 CT 能够在常规扫描中利用 X 射线为混合能量的特性,提供更多的能量信息。此外,现代能量 CT 的技术进步还体现在更准确的物质分解能力和更高的定量准确性方面,使其在临床诊断和研究中的应用更为广泛和精准。

三、不同能量 CT 成像技术的诞生

目前最常用的能量成像技术主要分为三种:

1. 双源 CT 技术   双源 CT 技术诞生于 2006 年,标志着能量 CT 进入临床应用阶段。双源 CT 通过使用两套 X 射线管和探测器系统,能够在不同能量水平分别进行成像。

2. 快速管电压切换技术   快速管电压切换技术诞生于 2008 年,进一步推动了能量 CT 的发展。这种技术通过在不同的管电压(kVp)之间快速切换,能够在单个扫描中获得不同能量水平的数据,相比于双源 CT 技术,提高了空间、时间匹配度。

3. 双层探测器技术   双层探测器技术诞生于 2015 年,为能量 CT 成像带来了新的突破,能够基于单一的管电压实现能量成像,真正满足了"同源、同时、同向",高、低能量之间的空间、时间匹配度达到了 100%。

四、不同能量 CT 成像技术的改进

1. 双源 CT 技术的改进   双源 CT 技术从第 1 代发展到第 3 代,主要改进包括增大了视野(field of view,FOV)和提高了能谱分离能力。这些改进不仅增强了成像的质量,还扩大了临床应用的范围,尤其是在复杂器官和动态成像方面。

2. 快速管电压切换技术的改进   快速管电压切换技术从第 1 代发展到第 3 代,主要改进包括提高了探测器的覆盖范围,缩短了切换时间,并优化了管电流调节能力。这些改进使得成像过程更为高效和准确,同时降低了患者的辐射剂量。

3. 双层探测器技术的改进   双层探测器技术从第 1 代发展到第 2 代,主要改进包括提高了探测器的覆盖范围,实现了 80cm 的大孔径成像,以及 100kVp 的能量成像。这些创新显著提升了心脏能量成像和儿科能量成像的能力以及介入治疗的应用能力,为诊断和治疗提供了更为精准的影像支持。

五、时间、空间配准的提升

能量 CT 成像技术的演进过程中,时间和空间配准技术的提升尤为关键。最初的双源 CT 技术使用两个独立的 X 射线管和探测器系统,但这种方法在时间和空间配准方面存在局限性。为了改进配准度,随后发展了快速管电压切换技术,这种方法通过单一 X 射线源在不同的电压水平间快速切换,以获取不同能量的数据,相比双源 CT 在配准度上有所提升,但仍有改进空间。双层探测器技术的出现标志着这一迭代过程达到顶峰。双层探测器技术采用两层探测器,同步捕捉不同能量水平的 X 射线数据,实现了时间和空间配准的最优化。双层探测器技术显著提高了成像的质量和精度,为物质分解提供了更为精确的数据,进而极大提升了临床诊断和治疗规划的能力。

这些技术发展在肿瘤学、心脏病学和神经学等领域的应用尤为突出,为这些领域的临床诊断和治疗提供了强有力的支持。未来的发展将更加注重能够优化能量分辨的探测器技术,进一步提高对不同能量 X 射线的分辨能力。这种技术进步不仅将增强现有应用的效果,还将支持更多样化的临床应用,包括更精细的疾病诊断、治疗效果监测以及新的临床研究领域。

(姚慧   周一楠   孙家瑜   李真林)

参 考 文 献

［1］SCHULZ R A,STEIN J A,PELC N J. How CT happened:the early development of medical computed tomography. J Med Imaging(Bellingham),2021,8(5):052110.

［2］BERCOVICH E,JAVITT M C. Medical imaging:from Roentgen to the digital revolution,and beyond. Rambam Maimonides Med J,2018,9(4):e0034.

［3］WESOLOWSKI J R,LEV M H. CT:history,technology,and clinical aspects. Semin Ultrasound CT MR,2005,26(6):376-379.

［4］KALENDER W A. CT:the unexpected evolution of an imaging modality. Eur Radiol,2005,15(Suppl 4):D21-D24.

［5］PELC N J. Recent and future directions in CT imaging. Ann Biomed Eng,2014,42(2):260-268.

第二章 常规 CT 的局限性和能量 CT 成像原理

第一节 常规 CT 的局限性

一、辐射剂量

常规 CT 的辐射剂量一直备受关注。尽管技术的进步提高了 X 射线的利用效率,但由于设计限制,传统多排螺旋 CT 仍不可避免地会产生过度的射线或扫描过多的范围。最新的多排螺旋 CT 通过球管焦点跟踪法减少了过度的射线宽度,并利用智能准直技术显著减少了扫描头、尾部的附加扫描范围,有效降低了辐射剂量。另外,常规 CT 一般需要多期相扫描,如腹部计算机体层成像尿路造影(computed tomography urography,CTU)检查一般需要扫描三到四次,辐射剂量仍然比较高。而能量 CT 可通过虚拟平扫(virtual non-contrast,VNC)、虚拟动脉期等技术减少扫描次数,从而有效降低辐射剂量。

二、图像质量

1. **运动伪影** 在 CT 扫描过程中,若被测物体移位,会导致投影数据不一致,产生运动伪影。伪影程度与患者运动幅度和方向相关。心脏搏动、呼吸运动等生理活动也会引起伪影。多排螺旋 CT 通过缩短扫描时间显著减少了运动伪影,但对于意识不清或不能自控的患者,仍可能存在产生运动伪影的问题。

2. **金属伪影** X 射线穿透金属时强度急剧衰减,产生金属伪影,表现为从金属区域发出的高密度条状伪影,常规 CT 一般难以克服这一问题。

3. **线束硬化伪影** X 射线是混合能量的,经过人体时低能 X 射线会被优先吸收,从而导致线束硬化,产生条状和杯状伪影,影响 CT 值准确性。

4. **部分容积效应** 扫描层面内含有多种不同密度的物质时,探测器得到的是这些物质密度的平均值,因此会影响 CT 值的准确性。减薄图像层厚可减少部分容积效应。

三、对比剂依赖性

CT 的诊断精度和效果往往受限于其对细节的分辨能力,特别是在对软组织结构的识别上。在这种情况下,造影剂的使用显得尤为重要,尤其是碘对比剂在提高 CT 诊断能力方面的价值不容忽视。碘对比剂的主要作用是增强 CT 图像的对比度。碘元素具有较大的原子序数。当 X 射线穿过含碘的组织时,会发生显著的衰减,从而在 CT 图像上产生与周围组织较高的对比度。这种对比度的提升对于区分不同密度和成分的组织至关重要,尤其是在检测血管组织、肿瘤组织和炎症组织等时。在临床实践中,碘对比剂的使用极大地提高了 CT 在多种疾病诊断中的准确性。例如,在肿瘤诊断中,对比剂可以帮助医生更清晰地看到肿瘤的大小、形状、与周围组织的关系以及肿瘤的血供情况,从而为治疗规划提供重要信息;在心血管疾病的检测中,碘对比剂能够清晰显示血管的走向和管径情况,对于早期发现和治疗心血管疾病具有重要意义。综上所述,碘对比剂在提高 CT 诊断能力方面发挥着不可替代的作用。相比于碘对比剂增强 CT,常规 CT 平扫可提供的诊断信息有限。

四、能量信息缺乏

常规 CT 技术在医学诊断领域具有重要意义,其主要依据物质的 CT 值差异进行病变的检测与鉴别。然而,对于 CT 值差异较小的病变,常规 CT 技术在发现和鉴别方面存在一定局限性。因此,研究人员持续探索新方法,以提升诊断的准确性与可靠性。

研究表明采用两种或多种不同能量水平的 X 射线进行扫描,可获取与能量相关的额外信息。这些额外信息有助于实现等密度物质的化学成分鉴别,从而弥补常规 CT 技术在诊断过程中的不足。因此,常规 CT 技术在诊断过程中存在一定局限性,能量 CT 技术作为一种新型成像方法,可获取更为丰富的能量信息,提高对病变的检测和鉴别能力。

第二节　能量 CT 成像原理

近十年来 CT 的发展方向已经向能量 CT 转变,并逐步在临床应用中得到了拓展,以实现更早、更精准的诊断。能量成像技术分为基于 X 射线发射端的能量成像和基于 X 射线探测端的能量成像,前者包括快慢速管电压的切换、双源 CT 技术和滤片分离技术,后者包括双层探测器技术和光子计数探测器技术。后者因为能够严格满足能量成像"同源、同时、同向"的基本要求,无须改变工作流程,更易于临床应用推广。能量成像技术可以提供单能量图像、碘密度(iodine density,ID)图、有效原子序数(effective atomic number,Z effective,Zeff)图等多种参数信息。能量 CT 虽然分为不同的技术,但基本的原理都是通过对总的 X 射线衰减系数进行分解,以提供更多的影像信息。

一、X 射线衰减系数

X 射线衰减系数是 CT 成像中的关键概念。它决定了 X 射线如何通过被照体并被捕捉形成影像。

1. **X 射线的穿透力**　指 X 射线穿透物质的能力,它取决于 X 射线的能量,以及被穿透物质的类型和厚度。能量越高的 X 射线,其穿透力越强。被穿透物质的密度和原子序数也是影响 X 射线穿透力的重要因素,密度越高、原子序数越大的物质,对 X 射线的阻挡作用越强,穿透过的 X 射线就越少。这就是为什么骨骼(高密度)相比于肌肉或软组织(低密度)会呈现出不同的 CT 值。

2. **衰减**　指当 X 射线通过被照体时,其强度会降低。衰减是被照体对 X 射线的吸收和散射共同作用的结果。吸收主要通过光电效应和康普顿散射发生,而散射可以是康普顿散射或相干散射。衰减的程度取决于物质的密度、厚度和原子序数,以及 X 射线的能量。

3. **比尔定律**　比尔定律(Beer's law)是描述 X 射线穿过物质时输入和输出强度之间关系的重要物理定律。它指出,X 射线束穿过物质后的强度,是其初始强度指数衰减后的强度。这个定律对于确定扫描条件和评估图像质量至关重要。在实际应用中,通过调整 X 射线的能量和曝光时间,可以优化图像质量,同时减少患者的辐射剂量。衰减系数与 X 射线的能量、所作用物质的原子序数、电子密度具有函数关系。X 射线与物质的相互作用在诊断放射学和图像优化中扮演着关键角色,主要通过康普顿散射、光电效应、相干散射三种机制进行,但相干散射在诊断能量范围内对图像质量的贡献相对较小,一般可忽略不计(<5%),且随着能量的增加进一步缩小。

二、康普顿散射

康普顿散射是一种中等能量物理现象,由亚瑟·康普顿于 1923 年首次提出。该现象阐述了 X 射线光子与物质外壳层电子(非阳离子)的相互作用过程,这种作用导致 X 射线波长的变化,这种现象又被称为康普顿偏移。在康普顿散射过程中,光子的部分能量和动量被传递给电子,从而使电子被击出(电离现象),其余能量以散射光子的形式释放。散射过程中,转移给光电子的能量与散射角度成正比。较大的散射角度会产生较高能量的光电子,而散射后 X 射线的能量相对较低。

康普顿散射的本质在于利用能量守恒和动量守恒原理计算散射角函数的波长偏移。这一现象有力地证实了 X 射线光子的波粒二象性,即光子兼具波动和粒子的特性。康普顿散射的发生概率与多个因素有关,主要包括 X 射线的能量、物质的密度以及物质的有效原子序数。

1. X 射线的能量 康普顿散射更多地发生在中等能量级别的 X 射线中。当 X 射线的能量较低时,光电效应(X 射线被完全吸收)可能是主导过程。CT 成像的能量范围相对较低,属于中等能量范围,因此,康普顿散射在 CT 成像中的发生概率较高且较恒定。

2. 物质的密度 物质的密度对康普顿散射的发生概率有直接的影响。密度较高的物质中,电子的数量更多,因此与 X 射线发生相互作用的机会也更多,这增加了康普顿散射的发生概率。

3. 有效原子序数 原子序数较低的元素中,康普顿散射更为显著。因为低原子序数的元素中,电子主要位于外壳层,这正是康普顿散射发生的区域。相比之下,在高原子序数的元素中,光电效应更加显著。

综上所述,在 CT 成像中(40~200keV 能量范围),康普顿散射的发生概率主要受物质密度的影响,而 X 射线的能量和物质的有效原子序数对其影响相对较小。

三、光电效应

光电效应是由爱因斯坦首次解释的一种低能量现象,是指 X 射线光子与物质中内壳层电子相互作用,导致内壳层电子被电离的现象。这个过程不仅释放了电子,还会导致特征 X 射线的产生,这些特征 X 射线被作为次级辐射。光电效应受到有效原子序数的显著影响,且与 Z 的三次方(Z^3)成正比。光电效应的强度也受 X 射线光子的能量影响。在较低的能量范围内,光电效应为主要衰减机制。对于在 X 射线图像中碘和钙等物质的识别,光电效应至关重要。

在 CT 成像的能量范围内,X 射线与物质的相互作用主要表现为光电效应和康普顿散射两种类型。这两种类型相互作用共同构成了物质的衰减系数。对衰减系数的分解可以揭示光电效应和康普顿散射所占的比例,进而对不同的物质进行鉴别,这主要依赖下面两种机制,如图 2-2-1 所示。

1. 能量依赖性 如图 2-2-1A 所示,随着 X 射线能量的增加,光电效应分量系数(粗细点交替虚线)呈现出较大的线性衰减,而康普顿散射分量系数(粗点虚线)的变化较小。这意味着在低能量时,光电效应是主要的相互作用机制,而在高能量时,康普顿散射成为主导。这种能量依赖性是至关重要的,因为它意味着不同能量水平下采集的衰减数据可以提供额外信息。

2. 物质依赖性 如图 2-2-1B 所示,随着物质有效原子序数的增加,康普顿散射的比例逐渐降低,而光电效应的比例逐渐增加,这被称为物质依赖性。如果没有这种物质依赖性,能量成像就无法区分不同的物质成分。

因此,光电效应与物质的有效原子序数成正比,且与 X 射线能量成反比。而康普顿散射则与有效原子序数成反比,并且受 X 射线能量的影响较小。这些特性使得 CT 能够通过不同能量水平的成像来区分不同物质的组成结构,从而提供更丰富的诊断信息。这些相互作用机制对能量 CT 成像具有重要意义。

四、K 缘效应

K 缘效应是光电效应的一种特殊表现形式,发生在入射 X 射线光子的能量超过特定元素的 K 壳层电子结合能时。在 K 缘效应发生时,光电效应的发生概率显著增加。例如,对于碘,其 K 缘(K-edge)能量约为 33.2keV。因此,在 CT 成像的单能量范围内,接近 40keV 的 X 射线能最大程度上与碘的 K 缘匹配,从而在成像效果和对比度上达到最佳效果。

K 缘效应与特征辐射密切相关。这一现象是指当原子内部电子被外来粒子或辐射移除后,较高能级的电子跃迁到这个空的低能级位置时,会产生具有特定能量的 X 射线。特征辐射主要包括:

1. K_α 辐射 这是当 L 壳层电子跃迁到 K 壳层时产生的最常见的特征 X 射线。由于电子从 L 壳层

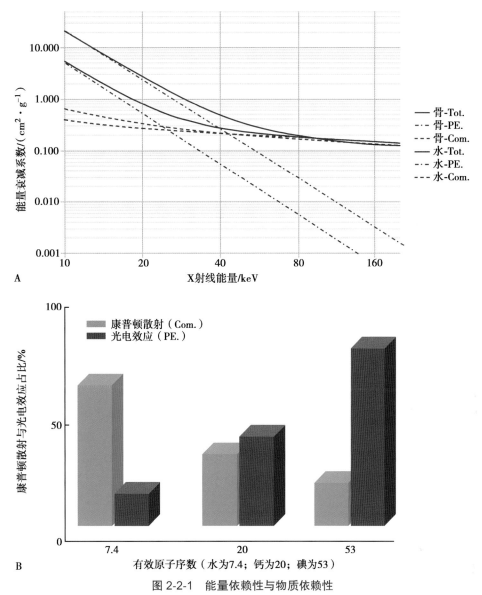

图 2-2-1　能量依赖性与物质依赖性

注：A 为能量依赖性示意图，表示骨和水的衰减系数（Total）及相应的光电效应分量系数（PE.）和康普
顿散射分量系数（Com.）的比较；B 为物质依赖性示意图，表示不同原子序数的水、钙、碘在给定 X 射
线能量下的康普顿散射分量（绿色）和光电效应分量（紫色）所占比例的比较。

到 K 壳层的跃迁概率较高，K_α 辐射是特征辐射中最常见的类型。

2. K_β 辐射　这种辐射发生在 M 壳层或更高壳层电子跃迁到 K 壳层时。虽然不如 K_α 辐射那么常见，但仍然是一个重要的特征辐射类型。

3. L 系列辐射（如 L_α，L_β）　当外壳层电子填补 L 壳层的空位时会产生 L 系列辐射，其发生频率低于 K 系列辐射。

在典型的 X 射线谱中，K_α 和 K_β 辐射因其较高的强度而最为显著。相比之下，L 系列特征辐射的能量较低，通常强度也较小，因此在 X 射线谱中不如 K 系列明显。此外，K 壳层电子由于更接近原子核，它们被移除的概率相对较低。但一旦 K 壳层电子被移除，填补 K 壳层空位的过程则会更频繁地产生辐射，这是因为 K 壳层电子被移除后会留下一个较大的能量差，使得外壳层电子跃迁产生辐射的概率增加。

特征 X 射线在材料分析和元素识别中扮演着关键角色。当原子的内壳层电子（如 K 或 L 壳层电子）被移除后，会产生一个电子空缺。外壳层电子跃迁到这个空缺位置时，会从一个高能级跃迁到一个低能级，释放出与能级差相对应的能量，形成特征 X 射线。这些特征 X 射线的能量固定并且特定于元素，因此通过检测特征 X 射线的能量,可以识别和定量特定元素。这是多能量 CT 成像中 K 缘成像的关键。

五、基物质分解

基物质分解(base material decomposition,BMD)算法在能量 CT 技术中发挥着关键作用。这种算法利用 X 射线在不同能量水平的衰减特性,分解出不同物质的衰减系数。这一过程对 CT 设备提出了较高的要求,尤其是在采集高、低能量水平的数据的时间和空间一致性方面。在早期的临床实践中,由于存在较大的时间和空间不匹配性,物质分解并非直接基于 Alvarez 的公式进行,而是先重建高、低能量的图像,随后通过图像后处理进行物质分解(图像数据域解析)。与之相比,直接处理探测器获得的投影数据进行物质分解(投影数据域解析)可以更有效地消除线束硬化伪影,并更准确地识别不同物质,尽管技术难度更大。总之,BMD 算法分为上述两种形式。此外,基物质对的选择至关重要,原则上需要选择原子序数相差较大的两种物质进行配对,以获得有临床意义的结果。

六、基效应分解

基效应分解(base effect decomposition,BED)算法是能量 CT 技术中的另一种关键分解方法。1976 年,Alvarez 和 Macovski 首次完整地提出了双能量理论模型,将衰减系数进一步分解为光电效应和康普顿散射,这为能谱 CT 技术的发展奠定了理论基础。BED 算法将 X 射线衰减系数分解为光电效应和康普顿效应两部分,为临床诊断提供了重要工具。这种分解算法能够获取高质量的能量成像,同时解决了选择基物质对的问题,增强了成像的灵活性和精确度。BED 的目标是从不同能量水平的测量值中分解出与能量相关的基本物理现象,以获取不同物质的衰减系数,即通过分解光电效应和康普顿散射引起的衰减,为常规 CT 扫描直接提供更多的参数,而无须再专门进行特殊模式的双能量扫描。如图 2-2-1B 所示,由于这两种基本效应的组成比例具有物质依赖性,且完全基于投影数据域,所以 BED 可以更好地区分和识别不同的物质类型和更准确地进行定量分析。总体来说,BED 分解算法是一种更加灵活且精准的能量 CT 成像技术。

(张潇迪　韩太林　潘云龙)

参 考 文 献

[1] FOX S H,TANENBAUM L N,ACKELSBERG S,et al. Future directions in CT technology. Neuroimaging Clin N Am,1998,8(3):497-513.

[2] FUCHS T,KACHELRIEß M,KALENDER W A. Technical advances in multi-slice spiral CT. Eur J Radiol,2000,36(2):69-73.

[3] OHNESORGE B,FLOHR T,SCHALLER S,et al. Technische Grundlagen und Anwendungen der Mehrschicht-CT. Radiologe,1999,39(11):923-931.

[4] RAJIAH P,PARAKH A,KAY F,et al. Update on multienergy CT:physics,principles,and applications. Radiographics,2020,40(5):1284-1308.

[5] BORGES A P,ANTUNES C,CURVO-SEMEDO L. Pros and cons of dual-energy CT systems:"one does not fit all". Tomography,2023,9(1):195-216.

第三章 能量 CT 成像主要技术

能量 CT 技术主要分为两种形式,即基于球管的能量 CT 和基于探测器的能量 CT,二者各有其技术特点,且在成像质量和临床应用方面也有所不同。基于探测器的能量 CT 通常能够提供更高的图像质量和更广泛的临床应用范围,而基于球管的技术在某些方面受到限制。随着技术的发展,这两种方法都可能会继续发展,以满足更广泛和深层次的临床需求。能量 CT 成像技术的主要分类如图 3-0-1 所示。

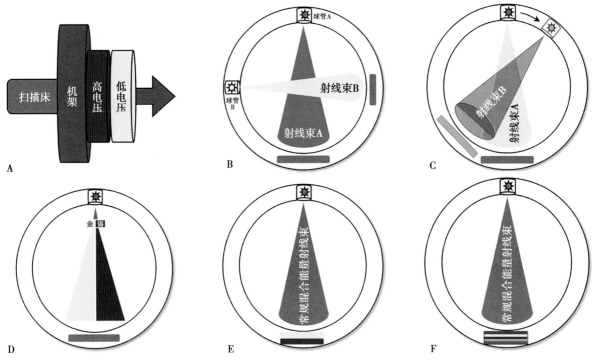

图 3-0-1 能量 CT 成像技术的主要分类

注:A~D 分别为慢速管电压切换技术、双源 CT 技术、快速管电压切换技术和滤片分离技术,是基于 X 射线发射端的模式;E、F 分别为双层探测器技术和光子计数探测器技术,是基于 X 射线探测端的模式。

第一节 基于球管的技术

一、慢速管电压切换技术

该技术基于单球管系统,利用不同的管电压,连续进行两次扫描,在一定时间间隔内获取高能和低能图像,如图 3-0-1A 所示。技术优势包括:硬件要求低,无额外成本,可保持高、低能之间相似的信噪比。劣势包括:仅限于图像数据域物质分解,扫描间隔可能导致高、低能数据不匹配,造影剂在扫描间隔期间可能变化等。

二、双源 CT 技术

双源 CT 技术采用两套独立的 X 射线管和探测器系统,以近乎垂直的角度同步扫描同一层面,如

图 3-0-1B 所示。技术优势包括：可独立调节管电压和电流来降低辐射剂量，可增加过滤器以提高能谱分离度和剂量效率。劣势包括：在心脏等运动器官能量成像时的时间分辨率不再具有传统的优势；相位差可能导致数据匹配困难；易受造影剂变化的影响；不同球管间的 X 射线串扰可能影响图像质量；由于 FOV 受限，需要适当的患者定位以获取足够的能量信息，对于体积偏大的患者，超过 FOV 部位的应用受限；高、低能量投影数据的偏移量约为旋转时间的四分之一，因此不能进行投影域的物质分解算法，可能导致线束硬化伪影。

三、快速管电压切换技术

基于单 X 射线管与探测器系统的快速管电压切换技术是一种重要的能量 CT 成像方法。在这种系统中，机架在旋转过程中管电压在 80kVp 和 140kVp 之间快速切换，以同步收集高、低能量的数据，如图 3-0-1C 所示。技术优势包括：能够在投影数据域进行重建，减少伪影并提高能量分析的准确性；不存在视野限制，Z 轴覆盖比较宽；可利用深度学习算法增强图像质量；能够同步调节管电压和电流，从而降低辐射剂量。劣势包括：扫描转速的限制影响对心脏等运动器官的成像质量；需要补偿切换过程中时间和空间的错位，可能影响图像质量。

四、滤片分离技术

滤片分离技术通过交替使用锡和金滤片来分别硬化和软化 X 射线束，从而在单次扫描过程中生成不同能量水平的 X 射线束，如图 3-0-1D 所示。当 X 射线通过锡滤片时，低能量的 X 射线被过滤掉，使得剩余的射线束变硬，即能量更高。相反，当射线通过金滤片时，射线束被软化，产生的 X 射线能量较低。这样，探测器能够依次接收不同能量水平的 X 射线，从而收集到不同能量的衰减信息。技术优势包括：成本低，可置入性强。劣势包括：辐射剂量较高、扫描螺距受限、无法进行投影数据域物质分解等。

上述基于球管的技术主要的共同特点是应用了"双电压扫描技术"，这种技术通过在单次扫描过程中交替使用两种不同电压或不同过滤导致硬度不同的 X 射线束产生，以实现不同能量水平的成像。双电压扫描技术能够有效提高不同能量水平之间的分离度，为后续的能量成像技术奠定了基础。

第二节　基于探测器的技术

在稀有金属钇探测器开发之前，能量成像主要依赖上述四种基于球管的双电压扫描技术。然而，随着技术的不断发展和对成像质量要求的提高，双电压扫描技术逐渐暴露出其局限性，也进一步促进了新型的能量成像技术的诞生。如今，基于探测器的单电压能量成像技术已经发展起来。这种技术可直接采集不同能量的数据，有效提高了能量分辨率和对所探测的能量信息的灵敏度。

一、双层探测器技术

一套 X 射线管系统配以上、下两层探测器同步采集高、低能量 X 射线光子，如图 3-0-1E 及图 3-2-1A 所示。上层钇合金材质的闪烁晶体吸收低能光子信息，同时高能光子穿透上层并被下层硫氧化钆材质的探测器吸收，利用双层探测器技术采集到的两种光子能量信息分别通过侧置的光电二极管传输，可以得到高、低能量两套数据集。有一点需要特别注意，即双层探测器技术与早期原型机中"三明治"夹层探测器不同，其侧置的信号传递避免了高、低能量之间的信号串扰，如图 3-2-1B 所示。技术优势包括："同源、同时、同向"能量采集，数据完全匹配；所有扫描均可获得能量成像，无须改变流程，无扫描视野的限制；多参数集成化，无须多次重建；低图像噪声；安全性高；高、低能量数据的叠加可得到常规 CT 图像；可在投影域进行能量重建；可采用反相关噪声抑制技术实现全能谱恒定低噪声；虚拟单能量范围最宽为 40～200keV。劣势包括：低能和高能光子之间有一定的能量重叠，所以能量分离的可调节性低。

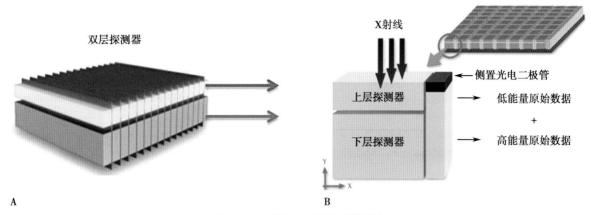

图 3-2-1　能量 CT 的探测器设计

二、光子计数探测器技术

采用新型半导体材料,直接将 X 射线转换为电信号,可采集多达五个不同能量水平的数据,如图 3-0-1F 所示。优势包括:空间和时间完全配准,可在投影域进行重建,FOV、管电流调制不受限,低噪声水平,高空间分辨率,多能量成像,具有分子影像学潜力。劣势包括:后处理复杂,重建时间长;光子堆积和电荷共享(charge sharing)影响准确性。

光子计数探测器技术是一项新兴技术,使用具有光电直接转换功能的半导体材料(碲化镉、碲锌镉、硅等)作为能量分辨探测器材料,目前已用于临床。光子计数探测器可直接将入射光子转换成电荷信息迁移到专用集成电路(application specific integrated circuit,ASIC)中,ASIC 形成一个与入射光子能量成正比的电压脉冲,根据每个光子的能量差异区分其振幅,从而将不同振幅的能量光子分配到不同能级的多个能量仓(energy bin)。

光子计数探测器技术的核心优势是可以进行 K 缘成像,但需要 K 缘两侧的测量值较均衡,而碘对比剂由于 K 缘太靠近低能量端目前无法进行 K 缘成像,因此 K 缘成像的实际临床价值仍然依赖于新型对比剂的开发和临床化。

能量分辨探测器作为 CT 技术的关键创新,有望在临床医学领域带来更精确、全面的影像信息,从而支持精准诊断和治疗决策。光子计数探测器技术在 CT 成像中具备巨大潜力,能提供更多能量信息,实现更精准的成像和诊断。然而,要实现其在临床领域的全部潜力,技术难题的挑战仍需克服。双层探测器和光子计数探测器可以使常规 CT 扫描具备能量扫描功能,通过优化数据重建和传输,以及将人工智能与影像组学相结合,推动能量 CT 成像走向临床常规化。可以预见,未来能量 CT 的应用前景将更加广阔。

能量 CT 是基于球管和基于探测器的各种可实现能量成像的 CT 的总称。光谱 CT 一般是特指基于探测器的能量 CT,如双层探测器光谱 CT,是能量 CT 的高级形式,实现了在常规扫描中直接获得多种能量参数图像。常规增强 CT 虽然广泛应用于临床,但一般并不能提供能量信息,而基于探测器的能量 CT 在常规增强 CT 扫描中利用造影剂增强组织对比度的同时,也能够提供额外的能量信息。

(姚慧　刁乙珂　文大光　张凯)

参 考 文 献

[1] ALVAREZ R E,MACOVSKI A. Energy-selective reconstructions in X-ray computerized tomography. Phys Med Biol,1976, 21(5):733-744.

[2] JOHNSON T R. Dual-energy CT:general principles. AJR Am J Roentgenol,2012,199(5 Suppl):S3-S8.

[3] GREFFIER J,VILLANI N,DEFEZ D,et al. Spectral CT imaging:technical principles of dual-energy CT and multi-energy

photon-counting CT. Diagn Interv Imaging,2023,104(4):167-177.

[4] RAJIAH P,PARAKH A,KAY F,et al. Update on multienergy CT:physics,principles,and applications. Radiographics, 2020,40(5):1284-1308.

[5] AMATO C,KLEIN L,WEHRSE E,et al. Potential of contrast agents based on high-Z elements for contrast-enhanced photon-counting computed tomography. Med Phys,2020,47(12):6179-6190.

[6] ROESSL E,PROKSA R. K-edge imaging in X-ray computed tomography using multi-bin photon counting detectors. Phys Med Biol,2007,52(15):4679-4696.

[7] JACOBSEN M C,THROWER S L,GER R B,et al. Multi-energy computed tomography and material quantification:current barriers and opportunities for advancement. Med Phys,2020,47(8):3752-3771.

第四章 能量 CT 定量参数及分析方法

第一节 定 量 参 数

一、基于 CT 值的定量参数

CT 值是一种基于 X 射线衰减系数的标准化测量值,用于区分不同组织类型的 X 射线吸收特性。能量 CT 通过不同的成像技术,可以在衰减信息的基础上进一步获得能量相关信息。与常规 CT 相比,能量 CT 基于 CT 值可以获得更多的定量参数,下面分别进行简述。

1. **常规 CT 图像**　常规 CT 图像类似于传统单能量 CT 120kVp 的混合能量图像,用于常规诊断。在双源 CT 中通常是 50%～60% 的低能量图像和 40%～50% 的高能量图像线性混合获得;在快速管电压切换 CT 中通常采用 70keV 虚拟单能量代替;在双层探测器技术中高、低能量数据的叠加即可得到常规 CT 图像,如图 4-1-1A 所示。

2. **虚拟单能谱影像**　虚拟单能谱影像是能量 CT 模拟理论上特定的单一能量水平的 X 射线穿过组织后所产生的衰减值,通过能量解析算法生成相当于组织在单色 X 射线源情况下的单能量灰阶图像,如图 4-1-1B 所示。能量 CT 可生成 35～200keV 的虚拟单能谱影像(virtual monoenergetic image,VMI)。低能 VMI(<70keV)图像由于接近碘的 K 缘(33.3keV),可显著提高血管和组织的对比度,可视化显示细小血管分支、提高隐匿性病灶的检出率,可用于低对比剂用量成像,静脉成像等;高能 VMI(>90keV)可有效减少线束硬化伪影、金属伪影等。

3. **能量衰减系数 λ**　能量衰减系数 λ 代表了 CT 值随着能量水平变化幅度的大小,可定量反映能量曲线(energy curve)的形态,常用于判断组织的同源性。一般取 40keV 至 70keV 区间进行分析,计算方法为区间的 CT 值差值除以 keV 差值,单位为 HU/keV。

4. **虚拟平扫**　虚拟平扫是使用碘、水双物质分解等方式去除每个像素中的碘成分,从而获得无碘对比剂的图像,也称为纯水图像,如图 4-1-1C 所示。虚拟平扫与常规的平扫具有相似的衰减系数,虚拟平扫结果旨在替代常规平扫,从而减少患者辐射剂量、缩短检查时间。

5. **脑灌注半暗带分析**　脑灌注半暗带分析用于区分完全梗死的脑组织和处于功能异常且缺血的状态但可以挽救的脑组织,即缺血性半暗带(ischemic penumbra),一般需要进行动态脑灌注扫描才能实现,如图 4-1-1D 所示。

6. **血流量**　血流量(blood flow,BF)指每 100g 组织每分钟的血流量,以 ml/(100g·min)为单位,如图 4-1-1E 所示。

7. **血容量**　血容量(blood volume,BV)表示每 100g 组织中的血容量,单位为 ml/100g,如图 4-1-1F 所示。

注:kVp 和 keV 的区别

kVp 和 keV 是能量 CT 成像中的两个重要术语,它们具有不同的物理含义。kVp,即千伏峰值,表示在 X 射线管中使用的电压的最大值。它反映了 X 射线管加速电子所用的电压强度。kVp 对 X 射线束的能量和穿透力产生影响。高 kVp 产生高能量的 X 射线,具有更强的穿透力,但产生的图像对比度较低;而低 kVp 产生低能量的 X 射线,穿透力较弱,但图像对比度较高。keV 是用于描述单个 X 射线光子的能量单位。1keV 的定义为一个电子在 1kV 电势差中获得或失去的能量。

8. 平均通过时间　平均通过时间（mean transit time, MTT）表示对比剂在特定组织位置停留的平均时间，如图 4-1-1G 所示。

9. 达峰时间　达峰时间（time to peak, TTP）表示从组织增强开始到密度曲线峰值出现的时间间隔，如图 4-1-1H 所示。

10. 达峰滞后时间　达峰滞后时间（time to maximum of the residue function, Tmax）表示脑血流量达到峰值所需的滞后时间，即相对于正常脑组织的时间差。Tmax 的增大通常表示该区域相对于正常脑组织的血流到达峰值的时间延长，该参数是评估脑缺血情况的重要指标，如图 4-1-1I 所示。

11. 表面通透性　表面通透性（permeability surface, PS）的值是血管通透性（permeability）和血管表面积（surface area）的乘积，反映了单位时间内可移动物质通过血管壁一定表面积的物质总量，单位为 ml/（100g·min）。如图 4-1-1J 所示。作为描述血管壁对某种物质通过能力的生理学参数，PS 可量化血管壁对物质（如氧气、营养物质、药物等）的透过能力，是评估血管内腔与周围组织之间物质交换能力的一个重要指标。PS 主要应用于肿瘤评价，也可用于脑灌注评估血脑屏障的完整性和功能状态。

12. 动脉增强指数　动脉增强指数（arterial enhancement fraction, AEF）表示由动脉血供引起的组织强化占动脉期及门静脉期的总强化的百分比，该参数一般用于肝脏疾病评估。

13. 细胞外容积　细胞外容积（extracellular volume, ECV）表示平衡期组织强化的绝对值，代表了组织中细胞外间隙空间所占的百分比，常用于评估心肌纤维化和肝纤维化评估。

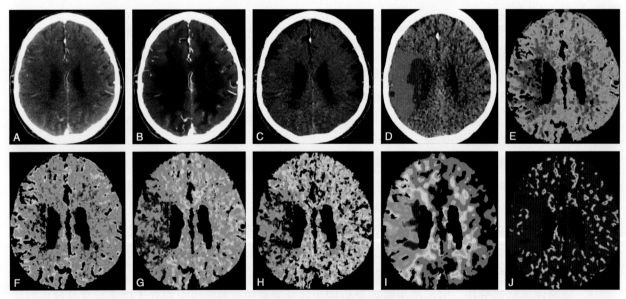

图 4-1-1　基于 CT 值的定量参数示意图

注：A 为常规 CT 图像；B 为 40keV 虚拟单能谱影像图像；C 为虚拟平扫图像；D 为脑灌注半暗带分析图（紫色为梗死中心，蓝绿色为缺血性半暗带）；E 为脑血流量图；F 为脑血容量图；G 为平均通过时间图；H 为达峰时间图；I 为达峰滞后时间图；J 为表面通透性图。

注：TTP 和 Tmax 的区别

在 CT 灌注成像中，TTP 和 Tmax 是两个重要的血流动力学参数，它们都涉及脑血流的时间特性，但二者有区别。TTP 是指从开始注射造影剂到某个脑区血流达到峰值（即最高点）所需的时间。TTP 作为时间测量值，用来评估血液流动到达脑部特定区域的速度。TTP 的增大可能表明血流减慢，这在某些情况下可能是由于动脉狭窄或堵塞。Tmax 则是指血流量达到相对于正常脑组织峰值的时间。与 TTP 不同，Tmax 通常用于识别脑部的缺血区域。Tmax 的增大意味着某个区域相对于周围正常组织的流动到达峰值的时间延长，这在脑梗死或脑缺血情况下是一个重要的指标。总的来说，TTP 和 Tmax 都是衡量血流达到峰值所需时间的参数，但 Tmax 更侧重于与正常脑组织的相对时间差异，而 TTP 则更直接的反映时间测量值。在临床实践中，这两个参数通常一起使用，以提供更全面的脑血流动力学信息。

二、非基于 CT 值的定量参数

1. 有效原子序数图 有效原子序数图显示各体素物质的有效原子序数,可进行非融合形式的彩色编码。有效原子序数的平均值取决于该区域内的物质成分,可用于辅助区分不同组织,如图 4-1-2A 所示。有效原子序数图能够检测常规 CT 无法检测的等密度病变,如胆囊阴性结石等。

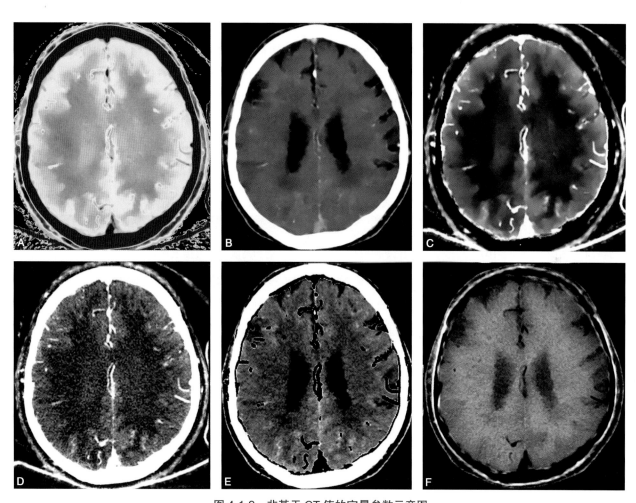

图 4-1-2 非基于 CT 值的定量参数示意图

注:A 为有效原子序数图;B 为电子密度图;C 为碘密度图;D 为无水碘密度图;E 为去碘图;F 为钙抑制图。

2. 电子密度图 电子密度图表示各体素物质的电子密度,其值为体素对应电子密度与水的电子密度相对值分布图,单位为 %EDW。测量结果乘以水的电子密度(3.34×10^{29} electrons/m³)可得到绝对电子密度值,如图 4-1-2B 所示。电子密度以往主要应用于放疗计划,但随着技术的进步,在疾病诊断方面也开始体现出特有的价值,如在椎管内血肿、椎间盘突出症等方面具有较强的诊断效能。

3. 碘密度图 碘密度图仅显示各体素中的碘密度分布,基于碘、水双物质分解(无水碘密度图,如图 4-1-2D 所示)或碘、钙、水三物质分解(碘密度图,如图 4-1-2C 所示)生成,用于定量分析组织强化程度。除使用灰阶图像外,还可使用碘融合彩色图提升摄碘组织的可视化程度。模体研究证实,碘密度图中的碘密度测量值与模体中实际碘密度呈密切正相关,因此,碘密度图可代表器官和病变组织的灌注情况。碘密度图可用于肺栓塞(pulmonary embolism,PE)和肺动脉高压(pulmonary hypertension,PH)的诊断和风险分层;在负荷和静息状态的心脏碘密度图可用于心肌缺血(myocardial ischemia)的评估,从而一站式评估冠状动脉 CT 血管成像(coronary artery computed tomography angiography,CCTA)检测的冠状动脉狭窄的血流动力学意义。碘密度图和虚拟平扫共同使用可有助于鉴别出血和碘对比剂渗漏或强化病灶与非强化病灶。

4. 碘移除图　碘移除图用于区分纯碘体素和非纯碘体素,有助于检测血管钙化等非纯碘结构,如图 4-1-2E 所示。对某些病变(如对比剂渗漏等)的靶向显示具有优势。

5. 钙抑制图　钙抑制图(virtual non-calcium image,VNCa)是采用骨矿物、黄骨髓和软组织三物质分解从骨小梁中去除骨矿物的图像,如图 4-1-2F 所示。主要用于肌肉骨骼成像评估骨髓水肿,在危重急诊或磁共振成像(magnetic resonance imaging,MRI)禁忌证情况下评估急性创伤性骨折骨髓水肿的临床应用前景广阔。VNCa 融合伪彩图像可定量、可视化评估骨髓水肿。

6. 其他参数　能量 CT 由于高、低能量的采集在时间和空间上完全配准,同时"反相关噪声抑制技术"的使用,使得两种噪声相互抵消从而最大化去除噪声,极大程度地降低图像噪声,提高图像质量,因此光谱动脉增强分数(spectral arterial enhancement fraction,sAEF)、光谱细胞外容积(spectral extracellular volume,sECV)、光谱血流量(spectral blood flow,sBF)、光谱血容量(spectral blood volume,sBV)、光谱平均通过时间(spectral mean transit time,sMTT)等参数比其他能量 CT 对应的参数具有更高的准确性。

能量 CT 常用参数的名称、单位及原理如表 4-1-1 所示。

表 4-1-1　能量 CT 常用参数

参数名称	参数单位	参数原理
常规 CT 图像	HU	上、下两层探测器获得的低能和高能数据直接求和后重建获得
单能量图像	HU	通过康普顿效应数据与光电效应数据进行线性组合后获得
等效单能量图像	HU	根据与常规 CT 图像的 CT 值测量结果的等效性确定,一般为 70keV
虚拟平扫	HU*	通过抑制体素中的碘,以获得类似于没有对比剂增强时的 CT 图像
无水碘密度图	mg/ml*	基于碘、水双物质分解算法获得,重建图像不显示水物质
有效原子序数图		直接通过光电效应系数和康普顿散射系数求解重建获得
碘密度图	mg/ml	基于碘、水、钙三物质分解算法获得,重建图像只显示碘
结构强化图	HU*	不含钙的体素 CT 值与 70keV 相同,含钙体素的 CT 值定义为 –1 024
碘移除图	HU*	不含碘的体素 CT 值与 70keV 相同,含碘体素的 CT 值定义为 –1 024
尿酸图	HU*	含尿酸的体素 CT 值与 70keV 相同,其他体素的 CT 值定义为 –1 024
尿酸移除图	HU*	不含尿酸的体素 CT 值与 70keV 相同,含尿酸体素的 CT 值定义为 –1 024
电子密度图	EDW%	直接通过光电效应系数和康普顿散射系数求解重建获得
钙抑制图	HU*	含钙体素被虚拟 CT 值替代,无限接近于组织没有钙衰减时的 CT 值
黑血成像	HU*	通过刚性减影算法或者三物质分离算法均可以实现
细胞外容积	%	通过平衡期碘密度与检查日 2d 内的血细胞比容结果获得
动脉增强指数图	%	通过动脉期和静脉期的碘密度匹配求解获得

注:基于双层探测器的能量 CT 从常规 CT 扫描中即可回顾性重建全息光谱图像数据包,一次重建即可获得 16 种参数对病灶进行定量、定性分析。光谱图像数据包的存储空间仅是常规 CT 图像的 2 倍左右,无须多次重建和传输,可在主机、工作站和影像存储与传输系统浏览;*表示基于物质分解算法调整后的测量值。

三、复合型参数

能量 CT 技术的多参数信息的应用显著提升了医学诊断与临床治疗规划的精度与广度。除此之外,参数之间相互组合或相互补充,可有效提高临床诊断的准确性、扩大临床应用的适用范围,为临床预后和决策提供更全面的证据支持。实际应用时可根据特定病情和需求选择合适的参数或参数组合进行分析。能量 CT 在特定病例的影像诊断和治疗规划领域具有广泛应用前景,但考虑到不同能量 CT 技术间的潜在差异,仍需进一步研究与验证。

1. **100×ID/VNC(碘密度/虚拟平扫 CT 值)**　该比值反映了增强本底比,目前主要用于区分良恶性肾上腺结节。详细信息请见第十一章。

2. **100×ID/%EDW(碘密度/电子密度值)**　该比值用于显示单位组织内的微血管密度,如有助于识别肺结节的性质。更多细节详见第十章。

3. **黑血成像技术**　该技术可通过特定算法消除血液信号、凸显血管壁及斑块信号,有助于血管病变的诊断,如评估壁内血肿和血管炎。

第二节　形态学分析

一、智能组织分割

智能组织分割(smart segmentation)可一键式自动识别并分割出感兴趣区(region of interest,ROI)的组织和器官,缩短用户交互时间,提高临床实际应用的效率。

二、三维容积

三维容积(3D volume)通过将 CT 断层图像转化为容积再现或虚拟内窥镜等模式,可三维立体地显示血管、软组织、骨结构、肠道和内耳等复杂结构,为术前评估、术中规划、患者教育、术后疗效评估等提供更全面直观的临床技术手段。

三、曲面重组

曲面重组(curved planar reformation,CPR)将 ROI 沿着选定路径进行重组,使得迂曲重叠的结构被拉直展示在同一平面的后处理技术。常用于对行径扭曲或在不同层面的结构进行分析,如血管分析、结肠评估等。

四、面积与大小分析

面积与大小分析可以量化 ROI 的面积和直径,提供可量化的临床数据信息。

第三节　化学成分分析

一、结构强化图

通过钙、碘双物质分解或钙、碘、软组织三物质分解,从碘对比剂增强图像中去除钙物质的图像为结构强化图。常用于头颈或四肢 CTA 成像中一键式快速去除骨骼和钙化结构,有助于直观便捷地观察血管管腔,也可用于区分冠状动脉的钙化结构与非钙化结构;可提高颅骨附近细微的硬脑膜下血肿、硬脑膜外血肿或肿块的检出率;也可用于鉴别钙化和出血。

二、尿酸图

通过碘、水双物质分解或尿酸、钙、水三物质分解,只显示含尿酸(uric acid,UA)的体素的图像为尿酸图。三物质分解算法的尿酸图上尿酸结石的颜色与非尿酸结石不同,因此尿酸图不仅可以用于定量评估,还能用于可视化定性评估组织中尿酸钠晶体沉积。常用于监测和诊断痛风结晶,具有分析鉴别结石成分的潜力。目前,尿酸图可以检测 3mm 以上的尿酸结石。

三、尿酸移除图

通过特定算法从光谱数据中识别并移除尿酸成分,以突出其他组织特征的图像为尿酸移除图,可以与尿酸图相互补充使用。一般建议将尿酸移除图和常规 CT 图像、虚拟单能谱影像或虚拟平扫图进行融合,以便可视化显示组织结构。

四、脂肪分析

通过物质分解方法可量化组织中的脂肪含量,得到脂肪百分比,这种方法称为脂肪分析。常用于量化肝脏脂肪变性,也可用于斑块分析等。

第四节   功能学评估

随着能量 CT 多参数在疾病定量、定性及可视化方面的深入应用,诊断水平有望得到显著的提升,如冠状动脉等管腔狭窄程度的评估不再受钙化伪影(calcification artifact)影响,隐匿性病灶的检出能力的提升。能量 CT 对急性创伤性骨折骨髓水肿的评估在急诊临床应用方面潜力可期。碘密度图和有效原子序数图等多参数可以提供相应器官的灌注信息,为 CT 从形态结构评估向日常功能成像的临床应用转变提供可能性。除此之外,以下能量 CT 定量参数也有助于功能学评估。

一、能量曲线

能量曲线的走势可以直观显示 ROI 内组织在不同能级下的衰减特性及物质成分的变化和分布,可辅助判断组织成分的差异性及同源性。例如,当结石曲线与皮下脂肪曲线斜率一致且平行时,提示该结石为胆固醇结石。

二、能量直方图

能量直方图(spectral histogram)的 X 轴为参数测量值范围,Y 轴为该参数测量值出现的频率的直方图。能量直方图主要用于定量评估参数低于或高于某一测量值的百分比,可用于肝癌碘油栓塞的疗效评估。

三、能量散点图

能量散点图(spectral scatter-plot)通过图表显示 ROI 内两种变量的关系,一般可根据实际病变自由选择 X 轴和 Y 轴的参数类型。能量散点图可显示不同 ROI 内物质成分的变化和分布,进而进行同源性分析。

四、多期相分析

通过参数如 AEF 和 ECV 等,进行多期相分析(spectral multi-phase analysis),用于肝脏病变的定性评估和纤维化等疾病的评估。

五、能量组织分割

利用能量数据对组织进行多达四个子组织的自动分割,分割后可通过阈值设定及微调进行优化,以提供更直观、细致的组织成分及功能状态分析,如图 4-4-1 所示,基于碘密度定量,通过设定阈值 0.09mg/ml 和 1.38mg/ml(非固定值,均可进行任意调整),将右侧大脑半球的缺血区分为三类组织:①脑梗死,被自动标记为红色;②脑缺血区,被自动标记为绿色;③血管结构,被自动标记为蓝色。

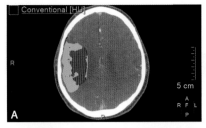
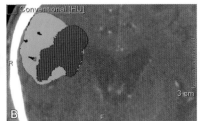
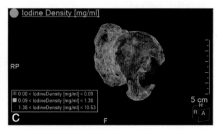

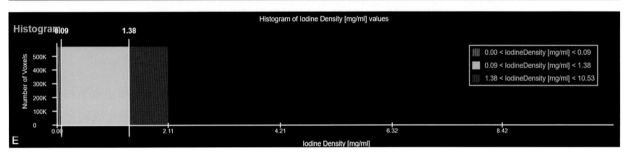

	Sub-Tissue	Volume (cm³)	% Volume (out of full tissue)	Mean Iodine Density [mg/ml]	SD Iodine Density [mg/ml]
	0.00 < Iodine Density [mg/ml] < 0.09	29.10 cm³	30.4%	0.02 [mg/ml]	0.03 [mg/ml]
	0.09 < Iodine Density [mg/ml] < 1.38	65.45 cm³	68.3%	0.34 [mg/ml]	0.20 [mg/ml]
	1.38 < Iodine Density [mg/ml] < 10.53	1.25 cm³	1.3%	2.25 [mg/ml]	0.81 [mg/ml]
	Full Tissue	**95.80 cm³**	**100.0%**	**0.27 [mg/ml]**	**0.33 [mg/ml]**

图 4-4-1　能量组织分割

注：A 为三物质分割图横断位；B 为三物质分割图冠状位；C 为三物质分割容积图；D 为三物质分割组织列表；E 为三物质分割直方图。

（崔华峰　于胜会　杨帆）

参 考 文 献

[1] VAN HEDENT S, GROßE HOKAMP N, LAUKAMP K R, et al. Differentiation of hemorrhage from iodine using spectral detector CT: a phantom study. AJNR Am J Neuroradiol, 2018, 39(12): 2205-2210.

[2] VAN OMMEN F, BENNINK E, DANKBAAR J W, et al. Improving the quality of cerebral perfusion maps with monoenergetic dual-energy computed tomography reconstructions. J Comput Assist Tomogr, 2021, 45(1): 103-109.

[3] SAKAI Y, SHIRASAKA T, HIOKI K, et al. Effects of scan parameters on the accuracies of iodine quantification and hounsfield unit values in dual layer dual-energy head and neck computed tomography: a phantom study conducted in a hospital in Japan. Radiography (Lond), 2023, 29(5): 838-844.

[4] WORTMAN J R, KUNST M. Multi-energy CT applications: problem-solving in emergency radiology. Radiol Clin North Am, 2023, 61(1): 1-21.

[5] NELLES C, LENNARTZ S. Spinal hematoma visualized with dual-energy CT-derived electron density overlay maps. Radiology, 2023, 307(4): e222680.

第五章　能量 CT 的潜在临床价值

能量 CT 成像是一个不断发展的领域。尽管能量 CT 成像技术在探测器、X 射线源、重建影像链和其他参数方面存在显著差异,但它们都为临床提供了额外的能量相关信息,带来了潜在的临床价值,为日益增长的临床需求和科学研究提供了更为先进的手段和工具。未来,能量 CT 成像是 CT 发展的一个大趋势。

第一节　影像学标记物的识别

一、碘物质的识别

基于碘、水双物质分解或碘、水、钙三物质分解算法可进行碘、水分离。碘密度图和虚拟平扫图可通过识别或抑制体素中的碘获得。碘密度图可量化不同器官或病变组织的碘含量,评估器官或病变组织的灌注情况。虚拟平扫可替代常规平扫,进行钙化积分的测定、辅助疾病的定性诊断,同时最多可减少 50% 的辐射剂量。碘密度彩图叠加在灰度虚拟平扫图像上的碘融合图常用于提高病变的可视化。研究表明碘密度与单光子发射计算机断层成像/计算机断层扫描(SPECT/CT)或正电子发射断层显像/计算机断层扫描(PET/CT)的代谢活性呈正相关,可用于术前肺功能评估或肿瘤治疗效果评估,有助于临床决策方案的制订和调整。

二、钙物质的识别

能量 CT 可识别并分离钙物质,基于钙的双物质分解算法常用于骨减影,在 CTA 后处理应用中可实现自动去骨,尤其在四肢和头颈部血管中有利于血管的可视化显示,相较于传统基于阈值的骨减影,能量骨减影对骨附近的血管保留更完整准确;骨减影还可以提高颅骨附近细微的硬脑膜下血肿或肿块的检出率。基于钙的三物质分解算法常用于虚拟去钙技术(virtual non-calcium technique,VNCa),通过调节钙抑制指数(Ca Supp 值),可以针对不同组织结构进行图像优化,能够实现类似 MRI 的评估效果,如显示骨髓水肿,有助于对微小骨折、骨髓瘤、多发性骨髓瘤等疾病的诊断;也可用于钙化血管管腔狭窄评估以及出血和钙化的鉴别。相关的讨论和案例分析详见第十二章第三节及第四节。

三、尿酸的识别

能量 CT 通过尿酸、钙、水三物质分解或碘、水双物质分解算法分离得到尿酸图。尿酸图作为监测和诊断痛风结晶与结石的有效工具,具备较高的临床应用价值。尿酸图能够特异性地显示尿酸盐结晶沉积与痛风石,同时可量化痛风石或尿酸盐结晶沉积量,从而实现无创、快速、便捷的痛风诊断过程及对其病情严重程度的评估。因此,能量 CT 已成为评估痛风石病情变化的理想工具,广泛应用于对治疗效果的跟踪与记录。不同类型结石的治疗方式不同,因此对结石成分的了解可以指导治疗决策并预测治疗的有效性,如尿酸结石可在医学指导下通过尿碱化进行管理,以促进其溶解;而对于非尿酸结石,则需采取其他治疗方法,如碎石术或外科手术。目前,能谱曲线与有效原子序数图的结合不仅可以有效地区分尿酸结石与非尿酸结石,还可以进一步区分不同类型的非尿酸结石,如草酸钙结石、磷酸钙结石、胱氨酸结石、鸟粪石结石(感染性结石)等。相关的讨论和案例分析详见第十一章第五节。

四、其他物质的识别

能量 CT 还可以识别和分析人体内原本存在的或被引入的其他高原子序数物质,如铁、钡、钆、铋等。这种能力对于早期发现和诊断各种疾病至关重要,尤其是在肿瘤、血管疾病等领域,如胃肠道出血的鉴别等。

五、定量准确性

与常规 CT 相比,能量 CT 不仅能够区分不同的物质,还能够进行精确的定量分析。在能量 CT 成像中,不同类型的组织和物质因其原子结构的不同,从而对不同能量 X 射线的衰减系数具有差异。通过捕捉和分析不同能量水平 X 射线衰减的差异,能量 CT 可以区分不同类型的组织和物质之间的细微差别,从而实现更加精准的成像及定量。其中,基于探测器的能量 CT 可通过反相关噪声抑制技术最大化去除噪声,提高图像质量,进一步提高定量准确性。

第二节　伪 影 去 除

一、线束硬化伪影

能量 CT 通过虚拟单能量成像技术,可有效减少线束硬化伪影。线束硬化伪影是一种常见于颅底、肩颈部等骨骼致密的部位的伪影,该伪影会降低图像质量,从而影响对病变的准确诊断。线束硬化伪影形成的根本原因是常规的 X 射线为混合能量,在穿透人体时低能量光子被优先衰减,能量越来越高,从而导致射线在行进中越来越"硬",虚拟单能量成像技术通过重建单一能量水平的 X 射线光子的衰减图像可有效地减少这种效应及相应的伪影。

二、金属伪影

金属伪影和线束硬化伪影都是 CT 成像中的常见问题,尽管它们都可导致图像质量下降,但产生机制和影响范围存在显著差异。线束硬化伪影通常由 X 射线束穿过不同密度组织时的能量变化引起,影响相对分散。相比之下,金属伪影是由金属物体(如植入物)对 X 射线的高度吸收和散射造成"光子饥饿"效应而引起的,这种伪影通常局限在金属附近,会产生更集中的图像扭曲,干扰周围组织,影响对 ROI 的观察。虚拟单能量高能级图像结合骨科去金属伪影(orthopedic metal artifact reduction,O-MAR)技术,可有效去除相关伪影,使假体周围软组织可视化,提高并发症识别能力,例如对假体周围骨溶解(periprosthetic osteolysis)等并发症的识别,相关的讨论和案例分析详见第十二章第三节及第四节。

三、运动伪影

能量 CT 去除运动伪影的机制主要体现在对不同物质特别是碘的特定密度和成分的精确识别。例如,在去除由于肠道蠕动造成的伪影时,能量 CT 的关键作用在于它能够重建碘密度图。碘密度图是通过分析不同能量水平的 X 射线与碘的相互作用而生成的。通过专门分析碘的密度,能量 CT 能够更清楚地显示强化的肠壁及周围的实质性脏器如肝脏等,同时抑制由于肠道蠕动造成的伪影。这种能力大大提升了腹部增强 CT 的图像质量和临床诊断的准确性。

第三节　可视化提升

能量 CT 技术在提高对小病灶和低对比度病灶的检出率方面具有显著优势,特别是在对小肝癌、胰腺病变和肺栓塞等病症的诊断中,并且通过使用多参数图像结合,可进一步提升对组织和病变的显示,增强医生的诊断信心。能量 CT 通过彩色图像融合技术,有效增强病变的可视化,从而辅助于更精确地分析病变特性。这些优点共同提高了能量 CT 在临床诊断中的应用价值,尤其是在对早期病灶的识别和定性分析方面。

一、低对比结构

常规 CT 静脉成像需要大量对比剂的注入,且由于血液循环,扫描时相难以把握,常导致静脉成像效果不佳。虚拟单能量低能级(如 40keV)可显著提高血管对比度,同时碘密度图在静脉成像的软组织中提供碘摄取的图像信息,可用于区分血栓和癌栓等,相关的讨论和案例分析详见第十一章第二节。除了增强 CT 中的低对比结构外,在平扫 CT 中,能量 CT 可以提升天然对比度低的部位的结构层次,如脑灰、白质对比度等。

二、微细结构

能量 CT 在揭示微细结构方面展现了独特的能力,尤其是在识别和区分细微的组织变化和微小的病变方面。如对早期肿瘤或微小的血管病变的检测。利用高质量的多参数成像技术,能量 CT 能够在保留组织细节的同时,提供关于组织成分的关键信息。在颅内动脉狭窄的支架置入中,支架的微细尺寸和高密度特性会导致术后的支架内再狭窄无法进行准确评估,而虚拟单能量低能级(如 40keV)在支架术后的评估中具有独特的优势,详见第七章第三节。

三、小病灶

能量 CT 在对小病灶的检出上具有显著优势,尤其在对早期肿瘤的诊断中表现突出。这一优势源于能量 CT 在图像质量和组织识别能力上的先进技术,包括以下几个方面。

1. **低能级单能量图像** 这种图像通过增强不同组织的 CT 衰减值差异,提高了不典型病灶与周围组织的对比度。特别是在 40keV 能级,研究表明这时它显著提高了早期病变的检出率,使得小病灶更容易被识别,详见第十一章第六节。

2. **碘密度图** 能量 CT 通过碘密度图可以量化肿瘤与周围邻近组织的碘摄取差异。这种量化不仅有助于识别病灶,还能评估肿瘤的性质。

3. **有效原子序数图** 通过识别不同组织的平均有效原子序数,能量 CT 能够区分不同物质,这对于小病灶的检出尤为重要,因为这些病灶在常规 CT 中常常难以区分。

4. **动脉增强分数图** 这一指标反映了对比剂在组织内动脉期和门静脉期的流入和流出情况,对于鉴别动脉高强化的早期小肝癌具有重要价值。

综上所述,能量 CT 利用其多项高级成像技术,在检出小病灶方面具有显著优势,尤其对于难以检测的早期肿瘤和隐匿性病灶,能量 CT 提供了一种更有效的诊断手段。

四、等密度病灶

在传统的 CT 中,当不同组织或物质的质量密度相近时,即使它们具有不同的原子序数,相似的 CT 值仍会使得它们难以区分。这种情况下,病灶常常呈现非典型性表现或等密度,令人难以察觉,因此在常规 CT 检查中容易发生漏检。然而,能量 CT 利用不同 X 射线能量下组织和物质的衰减差异,可以实现对特定组织和物质的区分。例如,虽然平扫 CT 在早期乳腺癌的检测方面存在局限,但通过能量多参数成像,可以克服这一难题,实现一次扫描同时筛查肺癌(lung cancer)和乳腺癌(breast cancer)。

五、失败或次优检查

在增强 CT 检查中,可能由于患者自身因素(肥胖、心功能不全、存在侧支循环等)导致常规碘对比剂用量、浓度、注射流速下所采集的图像不佳,对比剂外渗或扫描时相不准确也会影响图像强化效果,图像信噪比的降低影响病变的准确诊断,不满足诊断需求时经常需要对患者进行重复扫描。

在能量 CT 成像中,虚拟单能量低能级图像能够增加碘衰减,增强对比度,改善图像信噪比,从而优化效果不佳的图像,避免重复扫描,减少额外的对比剂注射和辐射剂量。特别是虚拟单能量 40keV 图像,由于其接近碘的 K 缘(33.2keV),可以显著提高组织对比度,优化图像质量,从而对失败或次优的 CT 检查进行补救。

第四节 安全性提升

一、低辐射剂量

能量 CT 在降低辐射剂量方面的价值体现在其能够减少单次检查中的扫描次数,如利用虚拟平扫代替真实平扫(true non-contrast,TNC)等,并且减少后续重复检查。技术优势主要包括以下几个方面。

1. **降低辐射暴露** 能量 CT 利用先进的成像技术,在较低的辐射剂量下产生高质量的图像。这对于儿童等对辐射敏感的患者群体具有重要意义,因为儿童正处于生长发育阶段,对辐射的敏感性和受潜在的长期影响的可能性比成人更高。

2. **高定量精度** 尽管辐射剂量降低,能量 CT 仍能保持高定量精度。这意味着在进行重要组织和病灶分析时,图像质量和精确度不受影响,从而确保诊断的准确性和有效性。

3. **虚拟平扫** 能量 CT 能够从增强的图像上通过后处理算法去除含碘的图像信息,从而得到类似真正平扫的图像,有助于通过减少患者增强扫描包中的平扫而降低辐射剂量。

因此,能量 CT 技术在降低辐射剂量方面具有显著价值,尤其是在对儿科患者的诊断中。通过减少辐射暴露并保持图像高定量精度,能量 CT 对于改善儿童患者的诊疗质量和提高安全性具有重要意义。

二、低对比剂用量

CT 检查安全性的另一个方面体现在对比剂用量方面。降低碘对比剂用量,可减少患者急性肾损伤的风险。能量 CT 可通过降低对比剂浓度、流速,以相同的注射时间和更少的对比剂用量实现相同或更高质量的 CTA 成像。如研究表明能量成像技术中的低能级图像可在对比剂用量减少 60%～75% 的情况下,保证组织 CTA 成像的对比度;甚至在腹部三期增强中,降低 50% 的对比剂用量也不会影响肝脏病变的可视化;另外对比剂的浓度也可降低 40%～60%,流速可降低 50% 以上而不影响图像质量。因此,一般情况下 2.0ml/s 的流速 20ml 的总量即可实现全主动脉 CTA 的扫描,对比剂用量的降低使得肾功能不全等相对禁忌证患者的增强 CT 检查得以实现。

第五节 活 性 分 析

在活性分析中,评估特定区域的血量减少(oligemia)、缺血性半暗带和梗死中心(infarction core)对心肌梗死或脑梗死等病症的诊断至关重要。同时,在肿瘤鉴别及疗效评估中,活性分析也为临床提供了决策性的参考信息。在活性评估中,对以下三种状态的鉴别是关键。

1. **血量减少** 血量减少是指特定组织区域的血液流量减少或灌注不足,通常由血液供应不足引起。这种情况可能发生在身体的任何器官或组织中,通常与受影响区域的氧气和营养供应减少相关,如果不加以处理,可能导致组织损伤或功能障碍。

2. **缺血性半暗带** 缺血性半暗带通常指梗死区域周围可能存在的部分受损但尚未完全死亡的组织区域。在心肌梗死或脑梗死中,这些区域可能因为仍有一定的血流而保持一定的活性,这些区域的检测和评估对于确定病变的程度和潜在的治疗方案至关重要。

3. 梗死中心　梗死中心是由于供血不足（通常由于供血血管阻塞）导致的组织中心区域的不可逆损伤。常见的情况包括心肌梗死（心脏病发作）或脑梗死（脑卒中）。梗死中心是组织中受影响最严重的部分，特点是细胞的不可逆死亡。

一、器官活性

1. 缺血性脑卒中灌注显像　CT 灌注成像（computed tomography perfusion imaging，CTP）作为急性缺血性脑卒中的首选检查手段，通过脑血容量（cerebral blood volume，CBV）、脑血流量（cerebral blood flow，CBF）、MTT 和 TTP 等参数评估缺血性半暗带和梗死核心区域。能量 CT 可以在一次扫描中同时获得常规 CTP 图像和不同能级的 CTP 图像，生成多能级的光谱灌注图像（如 CBV、CBF、MTT、TTP 等），提供更详细的血流动力学信息。研究显示，能量 CTP 低能级图像生成的灌注参数图像质量显著优于常规 CTP。能量 CTP 与常规 CTP 图像的比较分析，能够揭示脑梗死患者在不同能级灌注图像中的参数差异及相关性，进而计算缺血性半暗带体积，与患者的临床指征进行对照研究。能量 CT 碘密度图和有效原子序数图为脑组织的血供情况及物质成分评估提供新的视角，使得对急性缺血性脑卒中患者的颅内血管和脑组织灌注评估更为快捷，为"一站式"检查提供了潜在方法。这种方法可以同时鉴别缺血性半暗带与梗死区域，详见第七章第三节。

2. 心肌灌注　CT 心肌灌注显像能够评估血流动力学意义上的冠状动脉狭窄。在常规 CT 成像中，心肌灌注缺损的诊断通常依赖于 CT 值的降低，但这种方法常受线束硬化伪影的影响。能量 CT 结合碘密度图和有效原子序数图可以更准确地反映组织成分及血供情况。研究显示，能量 CT 能够检测出 3 小时内的超急性期隐匿性心肌梗死，并进行疗效评估。结合虚拟低能级图像、碘密度图、有效原子序数等功能参数，能量 CT 能够对冠状动脉狭窄和心肌缺血进行同步评估，详见第九章第二节。

3. 肺灌注　能量 CT 通过低能级图像提高了细小段肺动脉血栓的检出敏感性。碘密度图可视化显示肺实质血流灌注状态，有助于早期直观地显示发生肺栓塞的肺组织。急性肺栓塞的能量 CT 碘密度图中可见楔形灌注缺损，与 CTA 显示的血栓位置有良好的相关性。能量 CT 在评估肺灌注方面与 SPECT/CT 具有强定量相关性和定性一致性，可提高对细小分支血管栓塞的诊断信心。灌注缺损具有预后评估价值，与其他影像学特征（如右左心室大小相比）及临床特征（如血栓负荷、实验室参数和重症监护病房入住）呈负相关。肺灌注缺损评估还可用于使用抗凝剂治疗的患者随访，评估灌注缺损和血栓减少的情况等，详见第十章第三节。

二、肿瘤活性

肿瘤活性的评估是能量 CT 技术的另一重要应用领域。通过精确地分析肿瘤组织的特性和对治疗的响应，能量 CT 为肿瘤诊治提供了重要信息及辅助工具，使得诊断更为准确，治疗计划更为个性化，从而提高了患者的生存率和生活质量。

1. 肿瘤鉴别　能量 CT 在肿瘤鉴别方面的应用主要集中在区分肿瘤的良恶性、确定肿瘤的类型及其组织学特征上。利用不同能量水平下的 X 射线衰减特性，能量 CT 能够提供关于肿瘤密度、成分和血供情况的详细信息。这些信息有助于识别特定类型的肿瘤组织，区分肿瘤与周围正常组织或其他病变，从而提高诊断的准确性。更详细的讨论详见第七章第二节。

2. 肿瘤疗效评估　在肿瘤治疗过程中，能量 CT 在评估治疗效果方面扮演着关键角色。通过对比治疗前后的肿瘤图像，医生能够评估肿瘤对化疗、放疗或其他治疗方法的反应。能量 CT 能够提供关于肿瘤大小、形状、密度以及血供变化的详细信息，这些变化可以提示肿瘤生长的速度、稳定情况或对治疗的反应。此外，能量 CT 还能检测微小的病变，这对病变的早期发现复发或转移至关重要。进一步的讨论和案例分析详见第十一章第二节。

第六节 同源性分析

一、淋巴结

通过光谱曲线及碘密度图等功能参数,可辅助进行转移性淋巴结与非转移性淋巴结的鉴别,从而实现更精准的 N 分期,详见第八章第五节及第十一章第六节。

二、转移灶

通过光谱曲线、直方图、散点图等能量分析工具,可评估转移灶与原发灶的同源性,从而实现更精准的 M 分期,详见第八章第四节及第十一章第六节。

三、异位器官

通过光谱曲线、直方图、散点图等能量分析工具,可评估异位器官与原位器官的同源性,从而排除恶性肿瘤的可能性,减少不必要的后续检查或治疗,详见第十一章第四节。

第七节 异质性分析

异质性指的是肿瘤或病变内部存在的不同生物学特性区域,这些信息在诊断和治疗中非常重要。能量 CT 技术在揭示这种异质性方面具有独特优势。

一、肿瘤异质性

通过结合虚拟平扫图像和碘密度信息,这种融合图像提供了肿瘤内部结构和对比剂分布的细节视图,这有助于初步评估肿瘤内部的不均匀性。在分析肿瘤不同活性区域的常规 CT 值时,可能观察到这些区域在 CT 图像上显示为等密度,没有明显的异质性,这表明常规 CT 图像可能无法充分揭示肿瘤内部的微小差异。分析肿瘤不同区域在不同能量水平下的衰减特性,可以观察到这些区域之间的显著差异,这种差异表明,尽管在常规 CT 图像中看起来等密度,但是肿瘤的不同区域在能量吸收和衰减特性上存在明显差别。通过对有效原子序数和碘密度的分析,融合图像可以进一步确认肿瘤内部的异质性。不同区域的有效原子序数和碘摄取量之间存在显著差异,揭示了肿瘤内部复杂的生物学特性,详见第七章第二节。

二、混合病灶

混合病灶是指在同一病变内部存在多种不同类型的病理特征,这在多种疾病中常见,尤其在肿瘤学领域。能量 CT 技术在识别和分析这类复杂病灶方面具有显著优势。这些优势包括能够清晰显示不同类型组织结构和物质成分的能力,如显示实性组织与囊性成分的混合;能通过分析对比剂分布的差异,揭示病灶内部血供和代谢活性的不均匀性;以及识别不同病理情况对治疗的不同反应。这些信息对于精确诊断和制订有效的治疗计划至关重要。详见第七章第三节所示的碘对比剂渗漏伴出血和十一章第五节所示的肾脏乏血供肿瘤伴出血等。

总体而言,能量 CT 技术通过深入分析肿瘤的异质性和混合特性,为临床决策提供了更加精确和个性化的依据,有助于更好地理解肿瘤生物学行为并指导制订有效的治疗策略。

(刘海威 关光华 蔡磊 冷琦)

参 考 文 献

［1］ BROOKS R A，DI CHIRO G. Split-detector computed tomography：a preliminary report. Radiology，1978，126（1）：255-257.

［2］ VAN OMMEN F，DE JONG H W，DANKBAAR J W，et al. Dose of CT protocols acquired in clinical routine using a dual-layer detector CT scanner：a preliminary report. Eur J Radiol，2019，112：65-71.

［3］ YI Y，ZHAO X M，WU R Z，et al. Low dose and low contrast medium coronary CT angiography using dual-layer spectral detector CT. Int Heart J，2019，60（3）：608-617.

［4］ NAGAYAMA Y，NAKAURA T，ODA S，et al. Dual-layer DECT for multiphasic hepatic CT with 50 percent iodine load：a matched-pair comparison with a 120 kVp protocol. Eur Radiol，2018，28（4）：1719-1730.

［5］ TSANG D S，MERCHANT T E，MERCHANT S E，et al. Quantifying potential reduction in contrast dose with monoenergetic images synthesized from dual-layer detector spectral CT. Br J Radiol，2017，90（1078）：20170290.

［6］ GOODSITT M M，CHRISTODOULOU E G，LARSON S C. Accuracies of the synthesized monochromatic CT numbers and effective atomic numbers obtained with a rapid kVp switching dual energy CT scanner. Med Phys，2011，38（4）：2222-2232.

［7］ ALMEIDA I P，SCHYNS L E，ÖLLERS M C，et al. Dual-energy CT quantitative imaging：a comparison study between twin-beam and dual-source CT scanners. Med Phys，2017，44（1）：171-179.

［8］ HUA C H，SHAPIRA N，MERCHANT T E，et al. Accuracy of electron density，effective atomic number，and iodine concentration determination with a dual-layer dual-energy computed tomography system. Med Phys，2018，45（6）：2486-2497.

［9］ PELGRIM G J，DORRIUS M，XIE X Q，et al. The dream of a one-stop-shop：meta-analysis on myocardial perfusion CT. Eur J Radiol，2015，84（12）：2411-2420.

［10］ KALISZ K，HALLIBURTON S，ABBARA S，et al. Update on cardiovascular applications of multienergy CT. Radiographics，2017，37（7）：1955-1974.

［11］ SELLERER T，NOËL P B，PATINO M，et al. Dual-energy CT：a phantom comparison of different platforms for abdominal imaging. Eur Radiol，2018，28（7）：2745-2755.

［12］ NEUHAUS V，ABDULLAYEV N，GROßE Hokamp N，et al. Improvement of image quality in unenhanced dual-layer CT of the head using virtual monoenergetic images compared with polyenergetic single-energy CT. Invest Radiol，2017，52（8）：470-476.

［13］ EHN S，SELLERER T，MUENZEL D，et al. Assessment of quantification accuracy and image quality of a full-body dual-layer spectral CT system. J Appl Clin Med Phys，2018，19（1）：204-217.

［14］ KIM H，GOO J M，KANG C K，et al. Comparison of iodine density measurement among dual-energy computed tomography scanners from 3 vendors. Invest Radiol，2018，53（6）：321-327.

［15］ RAMSEY B C，FENTANES E，CHOI A D，et al. Myocardial assessment with cardiac CT：ischemic heart disease and beyond. Curr Cardiovasc Imaging Rep，2018，11（7）：16.

［16］ MOCHIZUKI J，NAKAURA T，YOSHIDA N，et al. Spectral imaging with dual-layer spectral detector computed tomography for the detection of perfusion defects in acute coronary syndrome. Heart Vessels，2022，37（7）：1115-1124.

第六章 能量 CT 的发展方向

第一节 能量分辨探测器

能量 CT 技术的发展趋势,是从依赖球管技术向基于探测器技术转变。能量分辨探测器作为这一技术的核心,其改进与创新是推动能量 CT 应用范围扩大和诊断效能提升的关键。目前,能量分辨探测器主要分为双层探测器技术和光子计数探测器技术,双层探测器技术已经成熟应用于临床,而光子计数探测器技术经历了 10 余年的技术研发,如图 6-1-1 所示,目前也开始走向临床,并初步实现了商业化。未来,这两种技术将在以下三个方面取得重要突破。

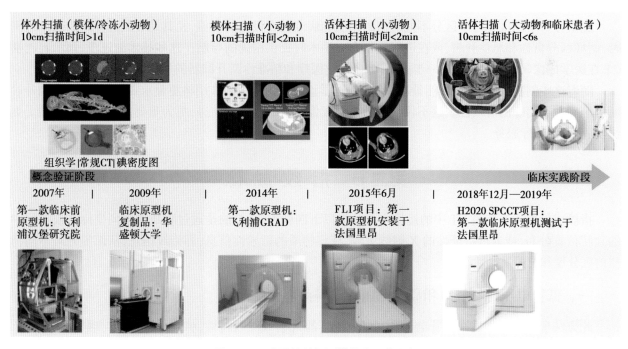

图 6-1-1　光子计数探测器技术研发历程

注:光子计数探测器技术自 2007 年以来经历了飞速的发展。初代原型机诞生于 2007 年德国汉堡,2009 年在美国圣路易斯被复制。2014 年,在以色列海法进一步开发了新的原型机,紧接着 2015 年在法国里昂安装了第一个临床前原型机。2018 年 12 月,第一个临床原型机在法国里昂的多个研究机构完成,2019 年光子计数探测器技术进入了临床试验阶段,并很快成为常规临床实践的一部分。

一、进一步提升空间分辨率

目前,双层探测器技术可实现的最小层厚为 0.625mm。光子计数探测器技术通过采用更小的像素尺寸,实现了更高的空间分辨率,层厚可达 0.2mm,能在不增加辐射剂量的情况下,提供更精细、可靠的图像。这在细微结构和组织边界的显示方面表现突出。然而,目前的技术受限于能量分辨率与空间分辨率的平衡,无法进一步缩小像素尺寸。像素尺寸减小虽提升了空间分辨率,但牺牲了能量分辨率,引发了更严重的电荷共享效应,降低了光子计数及能量成像的准确性。未来,能量分辨探测器的一个关键发展方向是解决这一难题,既保证高质量能量成像,又进一步提升空间分辨率。

二、消除图像噪声

双层探测器技术通过反相关噪声抑制技术来降低图像噪声,光子计数探测器技术则通过设定特定的能量阈值有效消除图像噪声,二者都实现了低噪声水平的 CT 成像,从而有效减少辐射剂量。但在临床实践中,尤其是在低剂量、高分辨扫描中,噪声仍是影响图像质量的重要因素,可能降低定量分析的准确性。因此,未来能量分辨探测器技术的另一重要发展方向是彻底解决噪声问题,实现真正的"零"噪声图像,以达到磁共振般的组织对比度和定量准确性。这些技术进步将极大地推动医学成像领域的发展,为临床诊断提供更加精确、高效的工具。

三、优化能量分辨率

在能量 CT 的未来发展中,能量分辨率的优化是另一个关键方向。目前光子计数探测器技术的多能量成像还没有真正在临床落地,但未来必然会克服这一技术难题。多能量成像不仅可增强能量 CT 在多样化的患者群体和临床场景中的适应性,而且通过单独测量每个 X 射线光子的能量,可以实现更多的物质识别和定量。这一点在提供更准确、细致的图像信息方面尤为重要。

能量分辨率的优化对于区分不同类型的组织和病变具有极高的价值,尤其是在处理复杂的临床案例时,例如区分良性和恶性肿瘤,或在进行微创介入手术时提供精确的导航。这些技术的进步,预示着能量 CT 在医学成像领域的应用将进一步扩展,为个性化医疗和精准诊断开辟新的用途。

随着这些创新技术的发展,能量 CT 在未来医学诊断和治疗中的作用将更显重要,预期能大大提升诊断的准确性和治疗的有效性。这不仅代表了医学成像技术的一大步前进,更为重要的是为患者提供了更优质、高效的医疗服务。

第二节 指 纹 成 像

指纹成像技术在能量 CT 中的运用主要分为以下四种方法,目的是通过物质在不同坐标系或空间中的独特位置分布,或通过特征性的 X 射线吸收,获得物质的特异性信息,即指纹信息,从而提升对不同物质的区分度和定量准确性。

一、低管电压(横坐标)和高管电压(纵坐标)图像空间

此方法根据不同物质在低管电压和高管电压下的 X 射线吸收特性,将它们区分开。理想情况下,指纹效果在管电压图像空间中表现为不同物质具有明显的不同位置,从而使不同物质容易被区分和识别。

二、低能级(横坐标)和高能级(纵坐标)图像空间

与管电压方法类似,物质在低能级和高能级图像空间中的位置反映了它们对不同能量 X 射线的吸收特性。不同的是,采用单能量成像(keV)代替了常规的混合能量成像(kVp),通过去除线束硬化伪影可以更有效地获得指纹信息,以提高识别精度。

三、康普顿效应-光电效应投影空间

此方法通过康普顿效应数据和光电效应数据,代替了上述的高、低能量数据。在康普顿效应-光电效应空间中,不同物质的位置取决于它们对 X 射线的散射和吸收行为。目前该方法仅限于双层探测器技术。双层探测器技术满足"同源、同时、同向"的基本要求,并且是基于投影数据域的数据分析,实现了更有效的指纹信息识别,可进一步区分上述两种方法无法区分的物质,如有效原子序数非常接近的碘和钡。

四、K 缘成像

K 缘成像是一种利用 X 射线的光电效应进行成像的技术,其核心在于探测不同元素对特定能量 X 射线的吸收特性。当 X 射线的能量达到特定元素的内壳层电子(通常是 K 壳层)的结合能时,会发生一个突增的吸收,这被称作"K 缘",如图 6-2-1 所示。在 K 缘能量以上,光电效应是主导相互作用,可以高效地移除内壳层电子。精确测量在 K 缘附近能量的 X 射线吸收差异,可以对包含该元素的组织进行成像。

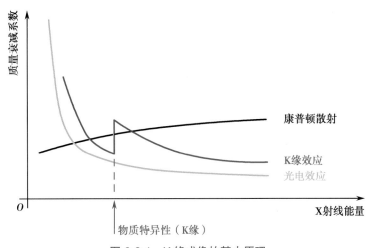

图 6-2-1　K 缘成像的基本原理

注:在不同能量水平(E)下,物质对 X 射线的吸收主要分为光电效应和康普顿散射两种效应,但在 K 缘的特定能量水平(红色箭头指示处),可以看到吸收系数突然显著上升,这就是所谓的 K 缘。在 K 缘这一水平,材料对 X 射线的吸收显著增加,这是由于 K 缘效应是一种特殊形式的光电效应,在 E 刚好超过 K 缘时,出现特征性峰值,K 缘成像的基本原理就是检测该峰值。

K 缘成像的临床价值如下。①提高对比度:K 缘成像可以凸显靶向物质,使其更容易被识别和区分;②提高定量精度:K 缘成像对特定元素(如钆、金)的特异性检测可以实现更精确的定量;③提高疾病检测能力:特别是在心血管成像和癌症诊断中,K 缘成像可以帮助识别血管内斑块或肿瘤的微小变化。

第三节　多对比剂成像

能量 CT 技术的发展,为医学成像提供了前所未有的可能性。多对比剂成像便是其中之一,它通过利用不同对比剂的独特 X 射线吸收特性,为医学成像提供了更为丰富的功能信息。多对比剂成像在能量 CT 技术中的应用,主要体现在以下几个方面。

一、增强成像对比度

多对比剂成像可以增强组织间的对比度,使得不同组织在影像中更容易区分。这对于病变的定位和定性具有重要作用。

二、优化功能成像

多对比剂成像可以反映患者体内不同组织的功能状态,优化对血流、灌注等生理功能的评估效能。

三、降低辐射剂量

多对比剂成像可以通过减少扫描次数,降低辐射剂量,减轻患者和医生的辐射暴露。

目前,受限于能量 CT 成像的技术及新型对比剂临床化的进程,多对比剂成像尚未实现临床化。实现多对比剂成像临床化也是未来重要的发展方向之一,该技术的突破主要依赖对比剂的发展。

(一) 临床化对比剂

目前在能量 CT 中广泛使用的临床对比剂包括以下几种。

1. 碘（I）　有效原子序数为 53,K 缘能量约为 33.2keV,广泛用于血管和软组织的医学成像。

2. 钡（Ba）　有效原子序数为 56,K 缘能量约为 37.4keV,常用于胃肠道研究中的对比增强。

3. 钆（Gd）　有效原子序数为 64,K 缘能量约为 50.2keV,用于 MRI 和特定能量 CT 应用中的对比增强。

(二) 潜在的新型对比剂

未来可能在能量 CT 中应用的潜在的新型对比剂,包括:

1. 镱（Yb）　有效原子序数为 70,K 缘能量约为 61.3keV,目前安全性不详。

2. 铪（Hf）　有效原子序数为 72,K 缘能量约为 65.4keV,目前安全性不详。

3. 钽（Ta）　有效原子序数为 73,K 缘能量约为 67.4keV,目前安全性不详。

4. 金（Au）　有效原子序数为 79,K 缘能量约为 80.7keV,安全性高,但成本也较高。

5. 铋（Bi）　有效原子序数为 83,K 缘能量约为 90.5keV,目前安全性不详。

(三) K 缘成像与多对比剂应用

K 缘成像技术是一种利用物质在 K 缘附近的特征性 X 射线吸收进行成像的方法。在能量 CT 领域,该技术具有重要意义,它能够精确测量和区分诸如钡、钆、镱、铪、钽、金和铋等多种物质,为医学成像提供了更为细致的物质对比和分析。

K 缘成像技术通过精确控制和选择能量阈值,能够准确地测量和区分目标物质的存在和浓度。这一能力使得 K 缘成像在能量 CT 领域成为一种突破性技术,既能够实现精确的物质定量,也能够实现多对比剂成像。如图 6-3-1 所示,常规增强 CT 需要进行至少三次扫描,分别为注射对比剂前的平扫以及注射对比剂后的动脉期和静脉期。基于 K 缘成像技术,未来能量 CT 的发展方向之一是通过一次扫描获得与常规 CT 三次扫描相同的信息。具体方法是先进行一种对比剂注射,待该对比剂循环至静脉前,再注射第二种对比剂;然后在第二种对比剂循环至动脉期时进行扫描,通过对两种对比剂的 K 缘成像,分别实现相应的动脉期和静脉期评估;最后,通过虚拟平扫技术获取注射对比剂前的信息。这将显著提高时间效率和成像质量,降低患者的辐射剂量和医疗成本,并提供更全面的诊断信息。随着对新对比剂的探索和应用,能量 CT 在医学成像领域的应用范围和准确度有望得到进一步提升。

未来的多对比成像技术为利用 K 缘成像在单次扫描中实现双期增强成像。这种技术通过先后注射两种不同的对比剂,利用每种对比剂对不同能量 X 射线的特征性吸收进行区分。

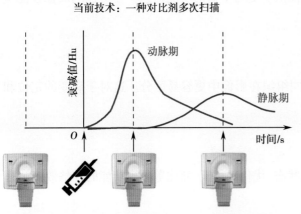
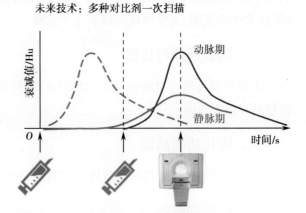

图 6-3-1　常规 CT 多期增强与基于 K 缘成像的多对比剂成像

第四节　分子影像学

分子影像学在能量 CT 技术的发展中占据重要位置,特别是纳米颗粒的标记与功能化,为精准医疗和先进诊断带来了新的可能性。纳米颗粒技术的进步使得能量 CT 不仅能提供结构信息,而且能提供关于药物分布和代谢的功能性信息。这些纳米颗粒可以被精确设计,用于靶向特定的细胞或组织,并携带特定的标记物或药物。

一、靶向性和功能化成像

结合纳米技术,能量 CT 能够更精确地识别和定位疾病,例如通过特定的生物标志物标记的纳米颗粒来追踪癌症。此外,纳米颗粒的功能化使得能量 CT 可以监测靶向治疗的效果,为个性化治疗的制订和监测提供关键信息。

二、临床治疗应用

纳米颗粒的功能化为能量 CT 提供了直接参与治疗过程的可能性,例如通过精确成像引导药物输送或微创手术。

三、基于光谱的分子影像与正电子发射断层显像对比

相比于传统的 PET 成像,基于光谱的分子影像技术具有显著优势,特别是在安全性方面。与 PET 使用放射性标记分子不同,基于光谱的分子影像技术使用的是无放射性的标记分子。这减少了患者的辐射暴露,同时能提供等同或更高的成像质量。

随着纳米技术和光谱成像技术的进一步发展,分子影像学有望在未来成为精准医疗的核心组成部分,这将提高诊断的准确性和及时性,并为复杂疾病的治疗提供新的策略。在安全性方面,无放射性标记分子的使用将降低患者的健康风险,同时提高成像的敏感性和特异性。未来,分子影像学有望成为癌症等疾病的早期发现、监测和治疗的关键技术,通过技术的创新和融合,为患者提供更安全、有效和个性化的治疗方案。结合人工智能、组学技术,能量 CT 的分析和诊断能力将大幅提升。人工智能可以帮助解读复杂的成像数据,提高诊断的准确性和效率。分子影像学的这些创新和未来发展方向,将推动能量 CT 成为更加综合、高效和个性化的医疗工具。通过技术的不断进步,能量 CT 将在提高诊断准确性、降低辐射剂量以及扩展临床应用方面取得显著成就。

(韩太林　陈庭宇　温德英　钱玲玲)

参 考 文 献

[1] ODA S, NAKAURA T, UTSUNOMIYA D, et al. Clinical potential of retrospective on-demand spectral analysis using dual-layer spectral detector-computed tomography in ischemia complicating small-bowel obstruction. Emerg Radiol, 2017, 24(4): 431-434.

[2] ZHANG D M, XIE Y T, WANG Y N, et al. Initial clinical experience of virtual monoenergetic imaging improves stent visualization in lower extremity run-off CT angiography by dual-layer spectral detector CT. Acad Radiol, 2020, 27(6): 825-832.

[3] RAJIAH P, RONG R, MARTINEZ-RIOS C, et al. Benefit and clinical significance of retrospectively obtained spectral data with a novel detector-based spectral computed tomography-initial experiences and results. Clin Imaging, 2018, 49: 65-72.

[4] BAE K, JEON K N, CHO S B, et al. Improved opacification of a suboptimally enhanced pulmonary artery in chest CT: experience using a dual-layer detector spectral CT. AJR Am J Roentgenol, 2018, 210(4): 734-741.

[5] NIEHOFF J H, WOELTJEN M M, LAUKAMP K R, et al. Virtual non-contrast versus true non-contrast computed tomography: initial experiences with a photon counting scanner approved for clinical use. Diagnostics(Basel), 2021, 11(12):

2377.

[6] AMATO C,KLEIN L,WEHRSE E,et al. Potential of contrast agents based on high-Z elements for contrast-enhanced photon-counting computed tomography. Med Phys,2020,47(12):6179-6190.

[7] ROESSL E,PROKSA R. K-edge imaging in X-ray computed tomography using multi-bin photon counting detectors. Phys Med Biol,2007,52(15):4679-4696.

[8] JACOBSEN M C,THROWER S L,GER R B,et al. Multi-energy computed tomography and material quantification:current barriers and opportunities for advancement. Med Phys,2020,47(8):3752-3771.

第七章　中枢神经系统临床专病应用

第一节　中枢神经系统扫描技术及评估方法

一、能量CT规范化扫描技术

目前能量CT成像技术主要分为三种。第一种，使用单球管快速切换管电压来完成两种不同能量X射线的数据采集，即快速管电压切换技术（GSI）。第二种，基于双球管双探测器采集系统的双源CT，采用不同能级的X射线同时曝光，两组相互垂直的探测器分别采集数据，即双源CT技术。第三种，利用不同的探测器对同一束连续X射线的不同能量段进行数据采集的能量CT，即双层探测器技术。前两种是基于球管的能量CT扫描技术，第三种是基于探测器的能量CT扫描技术。

扫描模式采用锥形束容积逐层采集（轴扫）或者螺旋采集。检查时，受检者取仰卧位，头部固定。首先扫描定位像，随后在定位像上确认扫描范围，以听眦线作为扫描基线，范围由枕骨大孔至颅顶。

（一）扫描参数

1. GSI扫描技术要点

（1）普通扫描：轴扫或螺旋扫描模式；管电压：80/140kVp组合；管电流：使用Manual模式，315mA；准直：40mm；旋转时间：0.8s；螺距：0.516（螺旋）；扫描视野：HEAD 25cm。层厚：1mm；层间距：1mm；重建图像矩阵：512×512；滤波函数：Helical Plus；迭代算法：ASIR 50%，使用Monochromatic模式重建70～140keV能级图像；窗宽（W）窗位（C）：W80，C40。

（2）血管增强扫描：螺旋扫描模式；管电压：80/140kVp组合；管电流：使用Manual模式，365mA；准直：40mm；旋转时间：0.5s；螺距：0.516；扫描视野：HEAD 25cm。层厚：1mm；层间距：1mm；重建图像矩阵：512×512；滤波函数：Helical Plus；迭代算法：ASIR 50%，使用Monochromatic模式重建70～140keV能级图像；窗宽（W）窗位（C）：W800，C100。

2. 双源CT扫描技术要点

（1）普通扫描：螺旋扫描模式；管电压：80/140kVp组合；管电流：使用CARE DOSE 4D剂量调试模式，A球管有效剂量310mAs，B球管有效剂量155mAs；准直：40×0.6mm；旋转时间：0.5s；螺距：0.7；扫描视野：HEAD 30cm。层厚：1mm；层间距：1mm；重建图像矩阵：512×512；滤波函数：H20f smooth；迭代算法：SAFIRE 50%，按需重建70～140keV能级图像；窗宽（W）窗位（C）：W80，C40。

（2）增强扫描：螺旋扫描模式；管电压：80/140kVp组合；管电流：使用CARE DOSE 4D剂量调试模式，A球管有效剂量222mAs，B球管有效剂量111mAs；准直：64×0.6mm；旋转时间：0.33s；螺距：0.7；扫描视野：HEAD 30cm。层厚：1mm；层间距：1mm；重建图像矩阵：512×512；滤波函数：H20f smooth；迭代算法：SAFIRE 50%，按需重建70～140keV能级图像；窗宽（W）窗位（C）：W800，C100。

3. 基于探测器的能量CT扫描技术要点

（1）普通扫描：轴扫模式；管电压：120kVp；管电流：使用Doseright智能模式，有效管电流250mAs，噪声系数37；准直：16×0.625mm；旋转时间：0.8s；扫描视野：HEAD 30cm。层厚：1mm；层间距：1mm；重建图像矩阵：512×512；保存光谱图像（spectral based image，SBI）数据，重建模式spectral level 0；滤波函数：brain standard，使用SBI重建70～140keV能级图像；窗宽（W）窗位（C）：W80，C40。

(2) 增强扫描:螺旋扫描模式;管电压:120kVp;管电流:使用 Doseright 智能模式,有效管电流 150mAs,噪声系数 37;准直:64×0.625mm;旋转时间:0.33s;扫描视野:HEAD 30cm。层厚:1mm;层间距: 1mm;重建图像矩阵:512×512;保存 SBI 数据,重建模式 spectral level 0;滤波函数:brain standard,使用 SBI 重建 70~140keV 能级图像;窗宽(W)窗位(C):W800,C100。

(二) 对比剂注射方案及延迟扫描时间

1. 普通增强扫描

采用单筒高压注射器进行对比剂静脉团注,流速为 1.5~2.0ml/s(若为了观察动脉瘤、动脉畸形等血管病变,流速可提升至 3.0~4.0ml/s),用量为 50~70ml。头部增强的延迟扫描时间根据病变性质来设置,例如血管性病变延迟 25s,感染、囊肿延迟 3~5min,转移瘤、脑膜瘤延迟 5~8min。

2. 血管增强扫描(CTA)

采用双筒高压注射器进行对比剂静脉团注。推荐使用 350~400mg/ml 浓度非离子型碘对比剂, 4~5ml/s 注射速率,60~70ml 对比剂用量。对比剂注射完成后,立即以 5ml/s 的速率注射 30~40ml 生理盐水。对于儿童或血管条件较差者,可适当降低流速。采用动态监测触发技术,监测 ROI 设置在颈内动脉起始段,阈值为 100HU,触发后延迟 3~4s 开始扫描。对比剂注射方案如表 7-1-1 所示。

表 7-1-1　常规增强扫描与血管增强扫描的对比剂注射方案

扫描模式	注射模式	给药流速/(ml·s⁻¹)	生理盐水流速/(ml·s⁻¹)	对比剂浓度/(mg I·ml⁻¹)	触发扫描时间
常规增强扫描	单筒模式	1.5~2.0	无须使用	300 以上	经验法,根据病变设置延迟时间
血管增强扫描	双筒模式	5	5	350 以上	动态监测触发技术

二、能量 CT 形态学评估方法

常规 CT 使用普通连续 X 射线成像,所得到的数据只包含连续 X 射线的衰减系数,仅能使用常规的窗口技术来提升人眼对于病灶的检出率。而能量 CT 使用不同能级的连续 X 射线成像,可以重建出不同能级的单能 X 射线。根据光电效应和 K 缘效应,低能级的 X 射线可以增大增强图像上不同组织的对比差异,有助于更清楚、高效地区分病变组织和正常组织,从而提高肿瘤鉴别、边界划分、径线测量、体积计算等方面的准确度,使得临床治疗与评估更加精准,如图 7-1-1 所示。

颅内血管瘤常规推荐 CTA 检查,但由于颅骨遮挡,VR 显示较差,手动去骨步骤烦琐、时间花费大,往往较难满足临床需求。能量 CT 图像中骨质对不同能级射线吸收具有明显差异,能更准确地被识别并去除,从而清晰展示颅内血管。除此之外,对于血管条件较差或肾功能不全的患者,可在降低注射速率和对比用量的情况下,利用低能级图像进行血管重建和显示。

颅内出血是头颅 CT 的适应证之一,血肿在 CT 上的密度明显不同于骨骼、脑组织、脑脊液。CT 也是颅内出血后期随访的重要检查手段。常规 CT 无法鉴别出血和对比剂渗漏,光谱虚拟平扫图像可以识别并去除碘,结合碘密度图明确出血情况,如图 7-1-2 所示。

能量 CT 在颅内肿瘤方面的一大应用是显示肿瘤边界,这对靶区勾画十分重要。常规 CT 图像中,肿瘤组织的密度与周围脑组织的密度相近,因此难以显示较小的肿瘤。在低能级能量 CT 图像上,肿瘤的密度与周围脑组织的密度差异增强,其边界能被准确识别。增强的密度差异可以让半自动勾画工具更准确地提取组织与测量病变体积,这有利于对临床治疗方式的选择与术后评估。如图 7-1-3 所示,常规 CT 图像显示的脑膜瘤与周围脑组织及垂体分界不清,肿瘤与邻近组织易混淆;而 40keV 图像可以清楚显示脑膜瘤边界,提高与周围正常组织的区分度,并提示周围骨质及海绵窦无受侵。

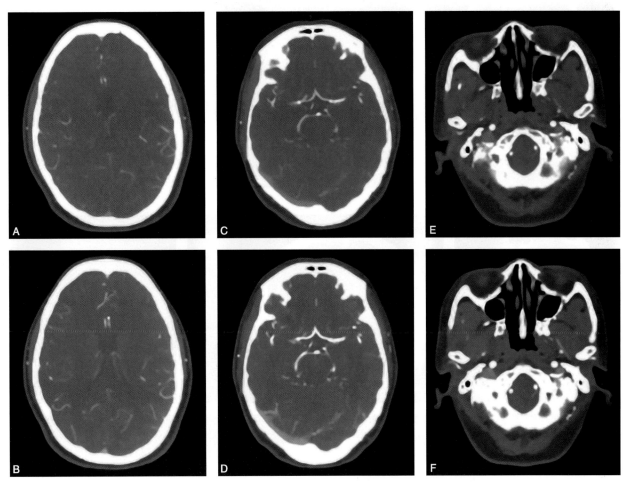

图 7-1-1　同一患者不同能级 CTA 显示的血管对比

注：A、C、E 为 120keV 图像；B、D、F 为 50keV 图像。低能级图像上血管与软组织对比更强。

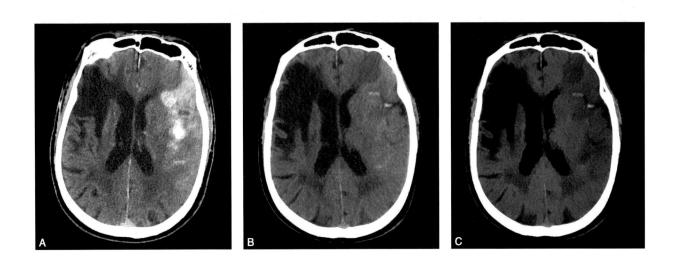

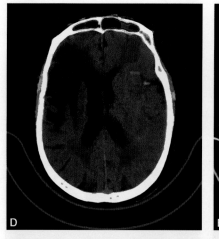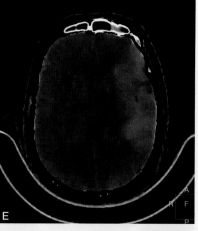

图 7-1-2　脑出血的虚拟平扫图与碘密度图

注：A 为治疗前常规 CT 图像；B、C、E 分别为治疗后 120keV 图像、虚拟平扫图像、碘密度图像；D 为 C 与 E 的融合图像。虚拟平扫与碘密度图提示左侧大脑半球无脑出血，高密度影为介入治疗后对比剂外渗。

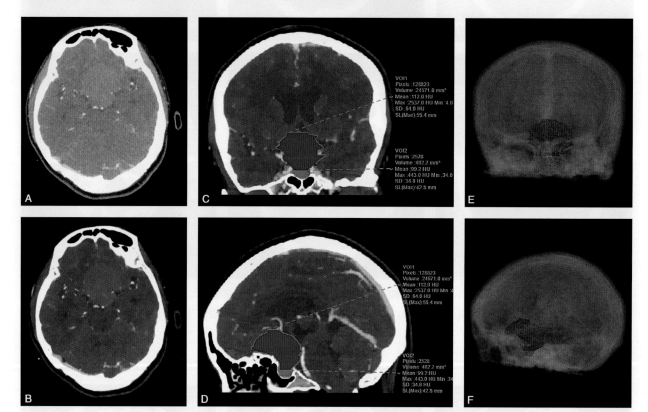

图 7-1-3　脑膜瘤的靶区勾画

注：A、B 分别为常规 CT 图像、单能量 40keV 图像；C、D 为冠状位、矢状位图像，肿瘤被标记为红色，垂体被标记为蓝色，二者分界清晰；E、F 为对应的体积测量图像，肿瘤及垂体体积分别为 24.5cm³ 和 0.48cm³。

三、能量 CT 功能学评估方法

常规 CT 成像是物质密度成像，相同密度的物质在影像上表现一样，存在"异物同影"的情况。能量 CT 基于原子序数来区分不同物质，通过分析物质能谱曲线图，理论上可区分密度相同但原子序数不同的两种物质。以往对瞬时性灌注评价多以主观评价为主或根据 CT 值强化程度进行评价，这类评价方式略单一且不能计算组织的碘灌注情况。能量 CT 通过碘密度图可定量测定组织的瞬时灌注情况。综上，能量 CT 可多样化定量评价组织功能状态。

1. 有效原子序数图　可提供物质成分信息，通过色彩量化的方式区分密度相同的不同物质成分，或确认组织来源相同的结构或病变。

2. **碘密度图**　可提供碘对比剂空间分布的相关信息,通过碘密度定量测定来反映组织或病变的一过性灌注信息。不同病变或组织的碘密度通常不同,如图 7-1-4 所示。

3. **衰减曲线、直方图、散点图**　可进行多个 ROI 的对比分析。如图 7-1-5 所示,不同组织来源 ROI 的曲线斜率通常显著不同,直方图和散点图无重合或部分重合;相同组织来源的 ROI 表现为曲线平行或重合,直方图和散点图重合。

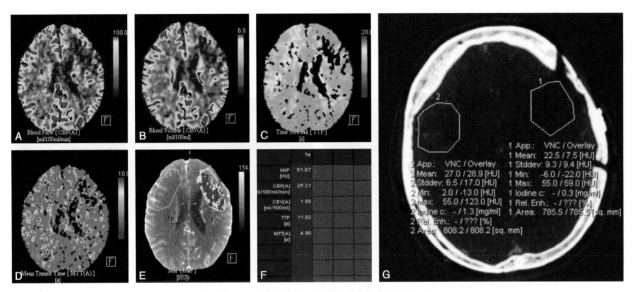

图 7-1-4　烟雾病术后的碘密度图与灌注相关性

注:A~D 分别为术后脑 CT 灌注成像的 CBF、CBV、TTP、MTT 的伪彩图,显示左侧额叶 CBF 和 CBV 较对侧明显降低,而 TTP 和 MTT 明显缺失,不可测量;E 为以定量参数值 CBF 和 CBV 定义的缺血性半暗带(黄色)和核心梗死区(红色);F 为左侧区域的定量参数值,表现为 CBF 和 CBV 明显降低,而 TTP 明显延长;G 为头部血管碘密度图,左侧 ROI 内碘密度含量 0.3mg/ml,而对侧 ROI 碘密度含量 1.3mg/ml,提示左侧 ROI 脑灌注明显不足,与脑 CT 灌注结果一致。

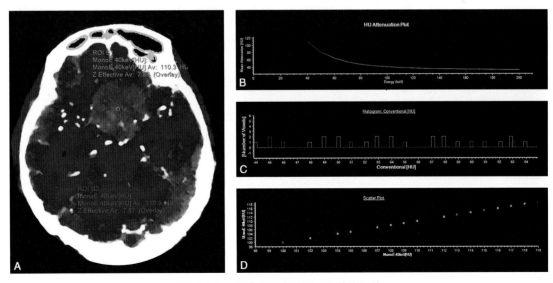

图 7-1-5　脑膜瘤患者能量 CT 功能评价

注:A 为轴位有效原子序数图;B~D 分别为脑膜瘤(蓝色 S1)和小脑幕处脑膜瘤(紫色 S2)的光谱衰减曲线、光谱直方图、光谱散点图。S1、S2 表现完全不同,提示成分及组织来源不同。

第二节　脑　肿　瘤

一、胶质瘤的分类分级

（一）临床表现

【病例】65 岁男性患者,头晕、头痛 1 个月余。

（二）影像表现

【病例】患者接受了增强 CT 检查,具体影像表现如图 7-2-1 所示。

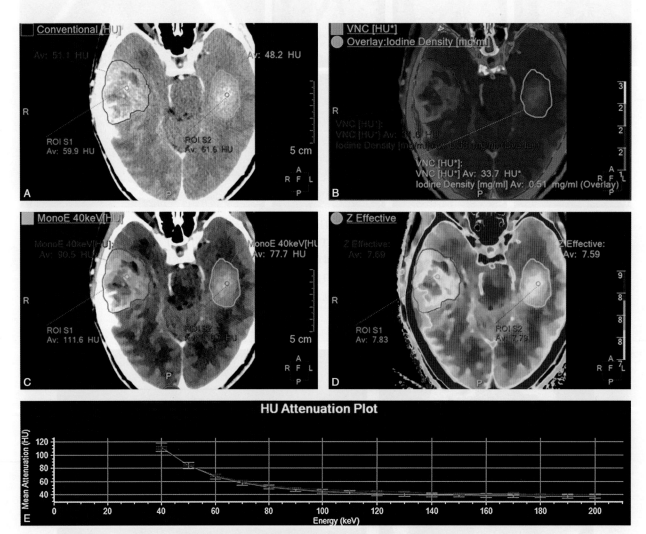

图 7-2-1　胶质母细胞瘤的能增强 CT 扫描与同源性分析

注:A 为常规增强 CT 图像,显示双侧颞叶肿块,右侧病变 S1 呈不均匀强化,左侧病变 S2 呈均匀明显强化,二者周围均见轻度脑水肿;B 为虚拟平扫与碘密度融合图,显示病灶 S1 与病灶 S2 的最大层面碘密度分别为 0.68mg/ml 和 0.51mg/ml,均大于 cut-off 值 0.485mg/ml,提示二者为高级别胶质瘤可能性大;C、D 分别为 40keV 图像和有效原子序数图,显示二者表现相似,具有相似的物质成分;E 为能量衰减曲线图,显示二者曲线斜率相同,曲线基本重合,提示病灶 S1 与病灶 S2 具有同源性。

（三）临床诊断

【病例】组织病理学诊断为胶质肿瘤；免疫组化显示肿瘤细胞 GFAP（+）、Oligo（部分+）、ATRX（+，未缺失）、IDH1（-）、H3 K27M（-）、P53（部分+）、Ki-67 阳性率活跃区 20%～25%；基因检测显示 *IDH1* 基因未检出第 132 密码子突变，*IDH2* 基因未检出第 172 密码子突变。最终临床诊断为胶质母细胞瘤（WHO 4 级）。

（四）病例讨论

胶质瘤（glioma）的术前分级评估对于制订胶质瘤的治疗方案极其重要。与常规 CT 相比，能量 CT 成像能更清晰地显示肿瘤边界及侵犯情况。如图 7-2-1 所示，脑肿瘤边界在能量 CT 的 40keV 图像上较常规 CT 显示得更清楚。能量 CT 还可以通过定量方法对胶质瘤的级别进行评估。动物实验显示，胶质瘤的碘密度与 Ki-67 阳性细胞呈显著相关。也有研究显示高级别胶质瘤的碘密度明显高于低级别胶质瘤，当设置 cut-off 值为 0.485mg/ml 时，其灵敏度和特异度分别可达 84.6% 和 85.5%。在本例患者中，病变 S1 与 S2 的碘密度均大于 cut-off 值 0.485mg/ml，提示二者为高级别胶质瘤可能性大，这与手术结果高度符合。能量 CT 通过显示碘密度来无创预测胶质瘤的级别，具有较高的诊断准确性。同时，能量 CT 通过分析病灶有效原子序数图和能量衰减曲线，发现病灶 S1 和 S2 具有相似的物质成分，提示二者同源。这说明能量 CT 可以对颅内多发病灶进行同源性判断。综上所述，能量 CT 在胶质瘤的术前评估中可以发挥重要作用。

二、脑膜瘤与脑膜的同源性分析

（一）临床表现

【病例】53 岁女性患者，视力减退、头痛半年。

（二）影像表现

【病例】患者接受了 MRI 及增强 CT 检查，具体影像表现如图 7-2-2、图 7-2-3 所示。

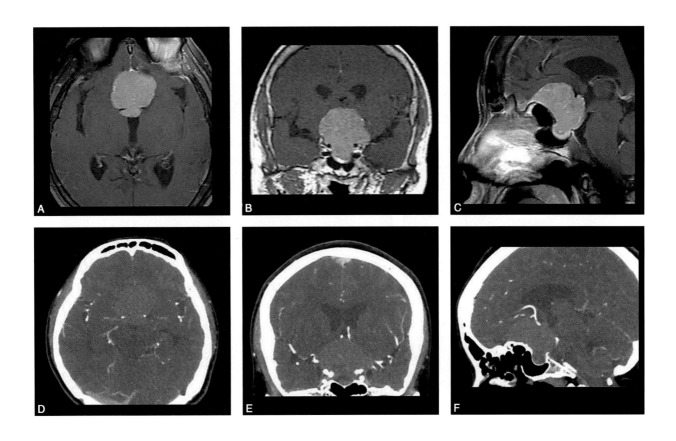

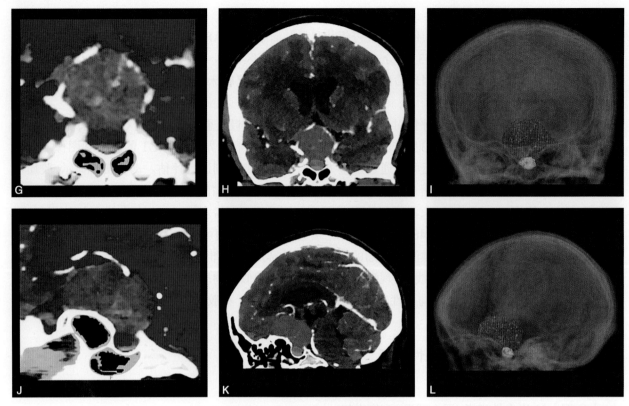

图 7-2-2　脑膜瘤的 MRI 与能量 CT 图像

注：A～C 分别为轴位、冠状位、矢状位 MRI 图像；D～F 分别为轴位、冠状位、矢状位常规 CT 图像；G～I 分别为冠状位有效原子序数图、单能量 40keV 图像、病灶与垂体体积测量图；J～L 分别为矢状位有效原子序数图、单能量 40keV 图像、病灶与垂体体积测量图。40keV 图像（H、K）清晰显示了肿瘤（红色）与垂体（绿色）的分界，二者体积分别为 20.5cm³ 和 0.72cm³。

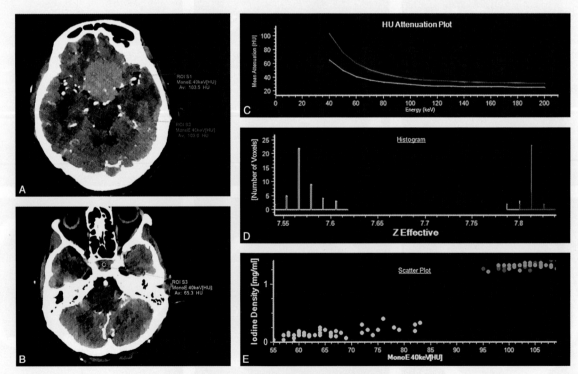

图 7-2-3　脑膜瘤与脑膜的同源性分析

注：A、B 分别为脑膜瘤（蓝色 S1）、小脑幕脑膜瘤（紫色 S2）及垂体（黄色 S3）的 ROI 测量；C～E 分别为相应的衰减曲线、直方图、散点图。S1 与 S2 的表现完全相同，提示二者的组织来源相同；相反，S1 与 S3 表现完全不同，提示二者的组织来源不同。

（三）临床诊断

【病例】脑膜瘤（WHO 1 级）。

（四）病例讨论

该病例的主要特点如图 7-2-4 所示。视力减退是鞍区脑膜瘤最常见的临床症状之一，可单侧或双侧受累。视力减退可在早期出现，常始于单侧，持续数月至数年。由于脑膜瘤多数起病隐匿，生长缓慢，诊断评估通常会延迟，从而导致严重的视力丧失。尽管鞍区脑膜瘤常具有典型脑膜瘤的 CT 和 MRI 特征，但依然容易被误诊为无功能性垂体腺瘤。脑膜瘤在 CT 扫描上表现为等密度，在 T_1 加权图像上通常为等信号，在 T_2 加权图像上为低信号，而垂体腺瘤（pituitary adenoma）往往表现出较高的 T_2 加权信号。该病需要与以下鞍区肿瘤相鉴别：垂体瘤、颅咽管瘤、生殖细胞瘤、胶质瘤、神经鞘瘤、脊索瘤等。

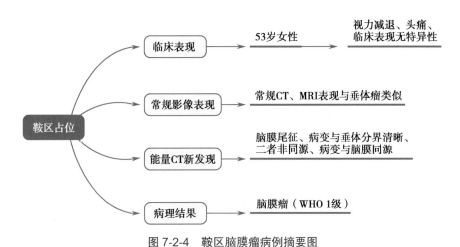

图 7-2-4　鞍区脑膜瘤病例摘要图

注：53 岁女性，临床表现为视力减退、头痛。鞍区脑膜瘤的常规影像学表现与垂体瘤类似，但能量 CT 提供了额外的诊断信息，提示为脑膜瘤，符合病理结果。

在这个病例中，能量 CT 清晰显示了脑膜瘤病变与垂体的分界，并且通过体积测量发现垂体大小在正常范围内，而在常规影像中因为分界不清，垂体可能被误认为是肿瘤的一部分。并且功能学评估分析发现病变与垂体的组织来源不同，但与脑膜的组织来源相同，如图 7-2-3 所示。因此，能量 CT 可以在鉴别鞍区占位时提供比常规 MRI 和 CT 更多的诊断信息。

综上所述，能量 CT 的影像诊断价值如下。①突出显示脑膜尾征；②凸显脑膜瘤与相邻结构（如垂体）的边界；③提供同源性分析：脑膜瘤与脑膜组织的衰减曲线、直方图、散点图相同，而与邻近其他结构（如垂体）不同。

三、脑转移瘤与原发灶的同源性分析

（一）临床表现

【病例】58 岁男性肺腺癌患者，为求进一步治疗入院。

（二）影像表现

【病例】患者接受了胸部及头部增强 CT 检查，具体影像表现如图 7-2-5 所示。

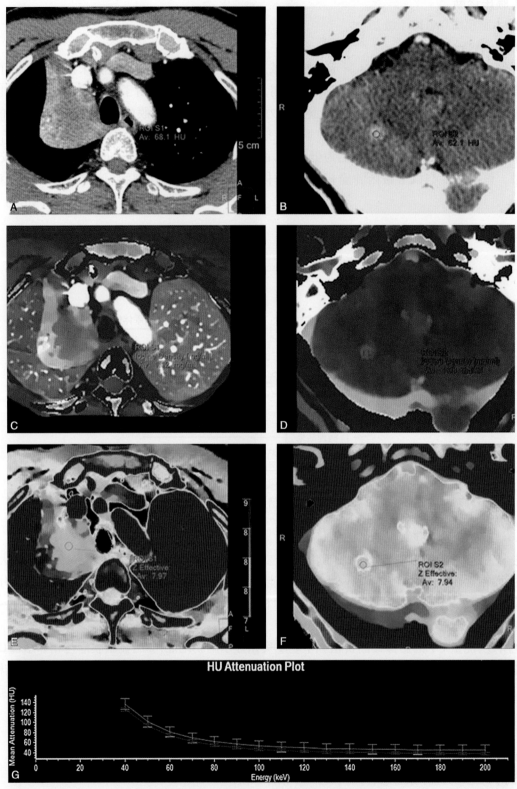

图 7-2-5　肺癌及脑转移瘤的增强扫描与同源性分析

注：A 为肺癌原发灶常规增强 CT 的 ROI；B 为脑转移灶常规增强 CT 的 ROI；C 为肺癌原发灶能量 CT 碘密度图的 ROI，碘密度是 1.12mg/ml；D 为脑转移灶能量 CT 碘密度图的 ROI，碘密度是 1.08mg/ml；E 为肺癌原发灶的有效原子序数图的 ROI，有效原子序数是 7.97；F 为脑转移灶的有效原子序数图的 ROI，有效原子序数是 7.94；G 为能量 CT 能量衰减曲线图对比分析，肺癌原发灶（蓝色）和脑转移灶（紫色）的曲线斜率相同，提示二者同源。

（三）临床诊断

【病例】肺癌伴脑转移瘤。

（四）病例讨论

确定脑转移瘤的原发病灶对制订肿瘤放化疗方案具有很高的临床价值。通过分析肺癌脑转移患者的原发灶及转移灶，我们发现肺癌原发灶及颅内转移灶在碘密度图、有效原子序数图以及能量衰减曲线图中具有较高的一致性，很好地展示了病理组织的同源性，如图 7-2-5 所示。该病例提示能量 CT 检查有助于判断脑内转移瘤的来源。

四、垂体瘤的鉴别诊断

（一）临床表现

【病例】55 岁男性患者，因头痛入院。

（二）影像表现

【病例】患者接受了 MRI 及增强 CT 检查，具体影像表现如图 7-2-6～图 7-2-10 所示。

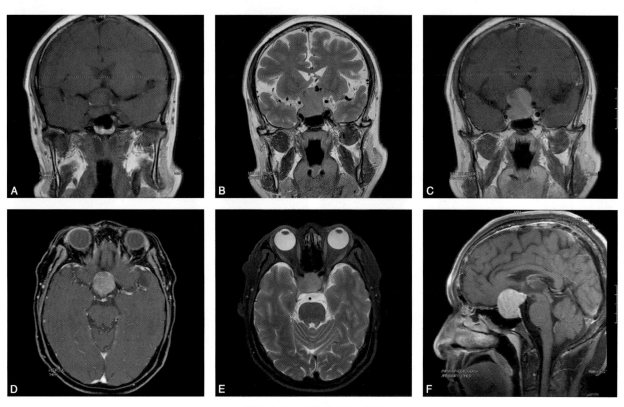

图 7-2-6　垂体瘤 MRI 检查

注：A 为冠状位 T_1WI；B 为冠状位 T_2WI；C 为冠状位增强 T_1WI；D 为轴位增强 T_1WI；E 为轴位平扫 T_2WI；F 为矢状位增强 T_1WI。肿块平扫时表现为等 T_1、等 T_2 信号，具有典型的"雪人征"，增强扫描时均匀明显强化。

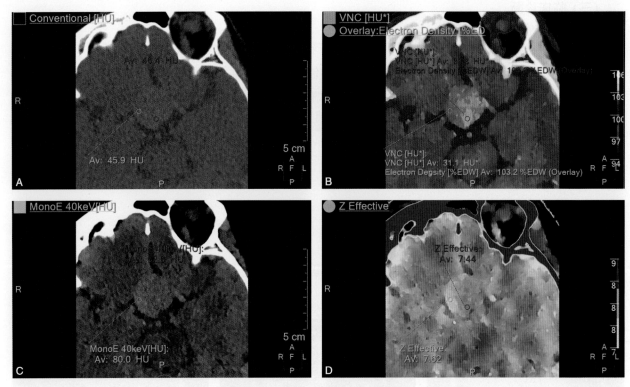

图 7-2-7　垂体瘤能量 CT 平扫检查

注：A 为常规 CT 图像；B 为虚拟平扫与电子密度融合图；C 为 40keV 图像；D 为有效原子序数图。A 显示肿瘤密度均匀，B～D 显示肿瘤密度不均匀。

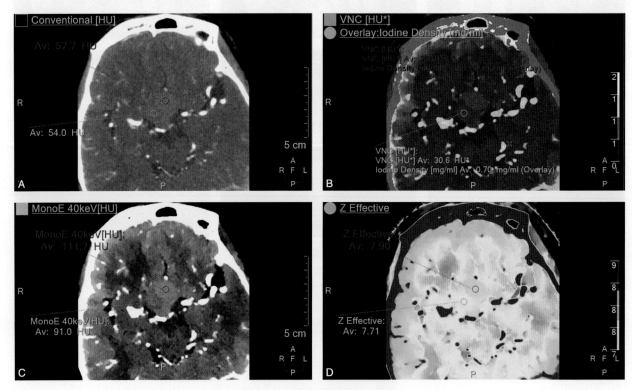

图 7-2-8　垂体瘤增强 CT 检查

注：A 为常规增强 CT 图像；B 为虚拟平扫与碘密度融合图；C 为 40keV 图像；D 为有效原子序数图。A 显示肿瘤均匀强化，B～D 显示肿瘤不均匀强化。

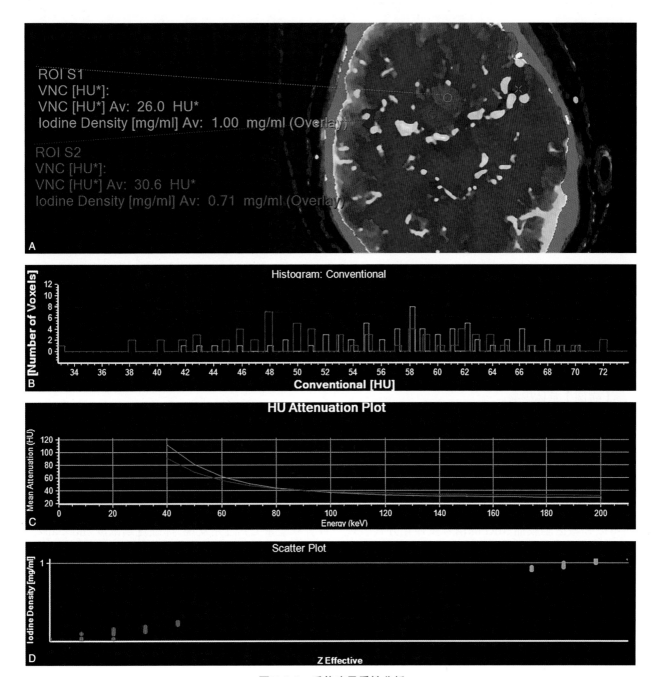

图 7-2-9 垂体瘤异质性分析

注：A 为虚拟平扫与碘密度融合图；B～D 分别为病灶高活性区（蓝色 S1）及低活性区（紫色 S2）的直方图、能量衰减曲线和 Zeff-ID 散点图。S1 与 S2 在 B 中基本完全重合，提示病变的两个区域在常规 CT 上均为等密度，无明显异质性，而在 C 和 D 中呈分离趋势，提示肿瘤具有明显异质性。

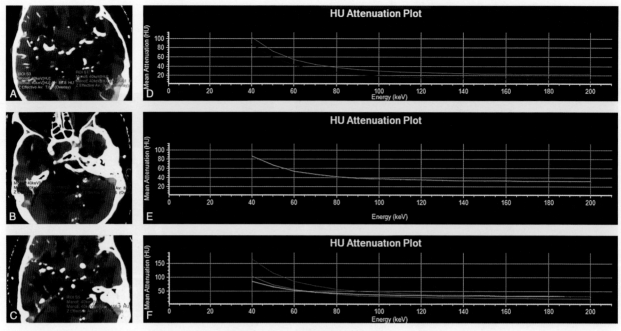

图 7-2-10 垂体瘤同源性分析

注：A 为肿瘤高活性区（S1）、低活性区（S3）的虚拟平扫与碘密度融合图；B 为神经垂体（S2）与腺垂体（S4）的虚拟平扫与碘密度融合图；C 为脑膜（S5）的虚拟平扫与碘密度融合图；D 示 S1 与 S2 的能量衰减曲线平行；E 示 S3 与 S4 的能量衰减曲线重合；F 提示 S1 和 S3 均与 S5 的能量衰减曲线完全不同。综上所述，肿瘤与垂体同源，与脑膜不同源。

（三）临床诊断

【病例】垂体腺瘤。

（四）病例讨论

该病的主要特点如图 7-2-11 所示。鞍区肿瘤在大多数情况下生长缓慢且隐匿，临床评估和诊断常被延误。如果肿瘤为功能性垂体腺瘤，可出现垂体腺瘤分泌的相应激素水平改变，有助于早期诊断。如果较大肿瘤压迫局部结构，可导致前额部或双颞部疼痛。鞍区占位的鉴别诊断包括垂体瘤、脑膜瘤、颅咽管瘤、生殖细胞瘤、胶质瘤、神经鞘瘤、脊髓瘤等。虽然本例垂体瘤有典型的"雪人征"，但是无功能性垂体腺瘤可以和鞍区脑膜瘤 MRI 的信号及强化方式表现一致。双能量 CT 研究发现，标准化碘浓度（normalized iodine concentration，NIC）、能谱曲线斜率（slope of the spectral Hounsfield unit curve，λHU），以及动脉期和静脉期之间的平均 CT 值有助于鉴别鞍区脑膜瘤和垂体瘤。

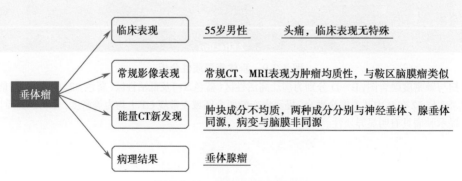

图 7-2-11 垂体瘤病例摘要图

注：55 岁男性，临床表现为非特异性头痛。常规 CT、MRI 发现鞍区均质性占位，与鞍区脑膜瘤类似。能量 CT 证实肿块成分存在不均质性，与神经垂体、腺垂体同源，符合病理结果。

　　在这个病例中,无论在 MRI 还是常规 CT 图像上,肿瘤都表现为成分均质且强化均匀。然而,能量 CT 提示肿瘤具有明显的异质性且强化不均匀,有别于脑膜瘤成分的均质性。另外,功能学评估发现病变与腺垂体的组织来源相同,与鞍区脑膜瘤的组织来源明显不同,如图 7-2-10 所示。因此,能量 CT 可能在鞍区占位的鉴别诊断中提供了常规 MRI 和 CT 额外的诊断信息。

　　综上所述,能量 CT 的影像诊断价值如下。①显示肿瘤成分的异质性;②较常规 CT 有利于肿瘤检出;③提供同源性分析:垂体瘤与神经垂体、腺垂体的衰减曲线相同,而与脑膜瘤的不同,从而避免误诊。

第三节　脑血管疾病

一、急性缺血性脑卒中早期缺血的检查

(一)临床表现

【病例】60 岁男性患者,因意识障碍 4 小时入院。入院前 4 小时,同事发现患者出现意识障碍,呼之有反应,但言语模糊,诉右侧肢体乏力,有小便失禁,无发热、抽搐或口吐白沫。

(二)影像表现

【病例】患者接受了能量 CT 平扫及增强检查,具体影像表现如图 7-3-1、图 7-3-2 所示。

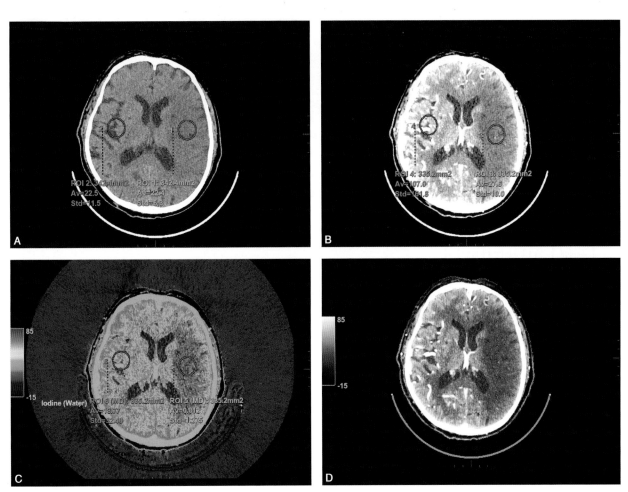

图 7-3-1　急性缺血性脑卒中的 CT 检查

注:A 为常规平扫图像;B 为 55keV 图像;C 为单能量与碘密度图融合图像;D 为有效原子序数图。A 图显示左侧脑梗死区与健侧对应区域的 CT 值差异不明显;B～D 图显示脑梗死区 CT 密度值明显低于健侧。

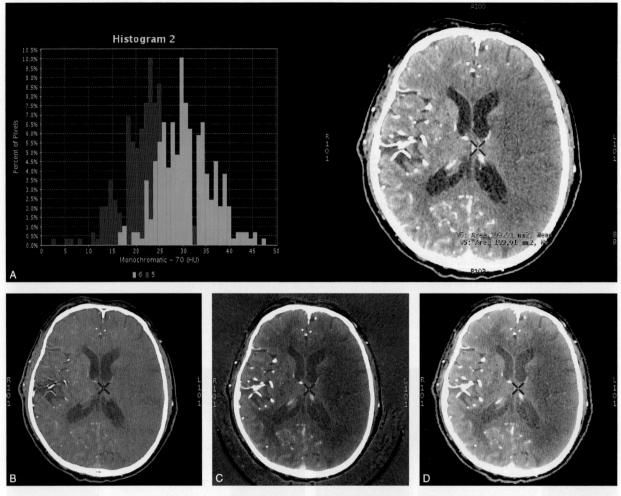

图 7-3-2　急性缺血性脑卒中 ROI 直方图

注：A 为 70keV 的 ROI 直方分布图；B～D 分别为水（碘）图、碘（水）图、有效原子序数图，无伪彩。A 示脑梗死区（ROI 5）直方图峰值较健侧（ROI 6）明显前移，B～D 示脑梗死区脑实质密度减低，血供减少。

（三）临床诊断

【病例】急性缺血性脑卒中。

（四）病例讨论

急性缺血性脑卒中患者通常需要在溶栓"黄金时间窗"即发病 4.5 小时内，立即进行溶栓治疗，挽救缺血的脑组织。因此，早期诊断急性缺血性脑卒中对减少疾病的致残率或致死率至关重要。但是，急性缺血性脑卒中患者早期 CT 平扫密度改变不明显，容易漏诊，而能量 CT 相较于常规 CT，可以在一定程度上提高缺血灶的检出率。直方图还可以反映不同脑组织的 CT 值分布差异，可以进一步评估脑梗死区的范围和程度。

综上所述，能量 CT 的影像诊断价值是：①提高急性缺血性脑卒中患者的早期检出率；②判断脑梗死区的范围和程度。

二、基于 CTA 的脑灌注缺损的检出

（一）临床表现

【病例】46 岁男性烟雾病患者，在进行血运重建手术治疗后接受脑 CTP 检查。

（二）影像表现

【病例】患者接受了脑 CTP 检查，具体影像表现如图 7-3-3 所示。

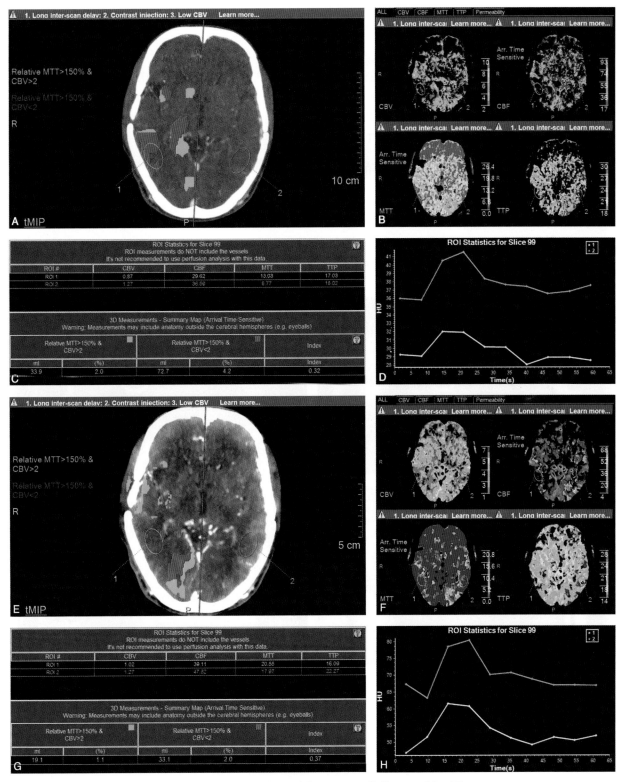

图 7-3-3 基于常规增强图像与 40keV 图像的 CTP 成像对比

注：A～D 为常规 CTP 相关图像；E～H 为 40keV 的 CTP 相关图像；A、E 为灌注缺损 t-MIP 融合图；B、F 为灌注缺损伪彩图；C、G 为灌注缺损定量分析表；D、H 为时间密度曲线图。常规 CTP 显示脑梗死区体积为 72.7cm³（红色区域：MTT>150%，CBV<2）；切换到 40keV 时，对比剂增强效果显著提升，脑梗死区体积为 33.1cm³；C、G 图显示 40keV 图像上，脑梗死区 ROI 1 的 CBV 和 CBF 均高于基于常规增强图像的测量值，但低于健侧 ROI 2 的测量值。此外，由于造影剂显影浅淡，CTP 分析提示为低剂量造影剂注射，所以可认为常规 CTP 所示的脑梗死区的位置和面积是被过高估计的。

（三）临床诊断

【病例】烟雾病。

（四）病例讨论

迄今为止，关于能量 CT 与常规 CT 在急性缺血性脑卒中应用领域的临床对比研究很少，特别是涉及脑血流灌注异常的研究。与常规 CTP 比较，使用低单能量重建的 MTT、CBF 图更能有效显示脑血流灌注异常的位置和范围，但二者在 CBV 图上没有显著差别。结合本病例的影像学表现，能量 CT 在显示缺血性脑卒中的血流灌注方面可能优于常规 CTP。

三、活动性出血与非活动性出血的鉴别

（一）临床表现

【病例】50 岁男性患者，突发右侧肢体麻木，于当地医院诊断为左侧顶叶动静脉畸形破裂。

（二）影像表现

【病例】患者接受了增强 CT 检查，具体影像表现如图 7-3-4～图 7-3-6 所示。

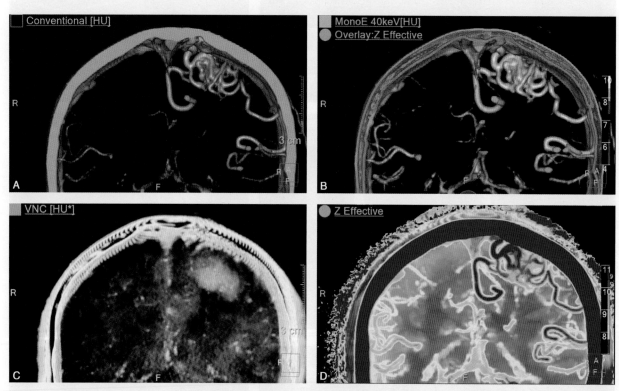

图 7-3-4 动静脉畸形的增强 CT 检查

注：A 为增强 CT 三维重建图；B 为 40keV 图；C 为虚拟平扫图；D 为有效原子序数图。在显示血管畸形方面，B 的图像对比度显著优于 A。

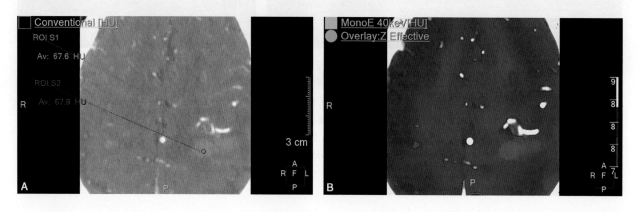

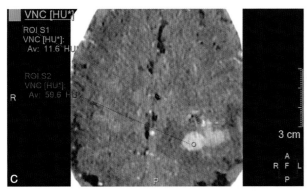
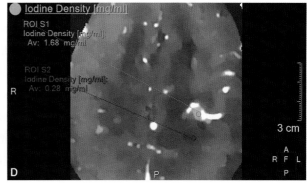

图 7-3-5　基于增强扫描的活动性与非活动性出血灶的对比分析

注：A 为增强 CT 图；B 为 40keV 与有效原子序数融合图；C 为虚拟平扫图；D 为碘密度图。活动性出血灶（S1）与非活动性出血灶（S2）在增强 CT 图像上均呈等密度；B～D 显示活动性出血灶 S1 的碘密度高而虚拟平扫测量值低，非活动性出血灶 S2 表现相反，说明能量 CT 可辅助鉴别活动性出血与非活动性出血。

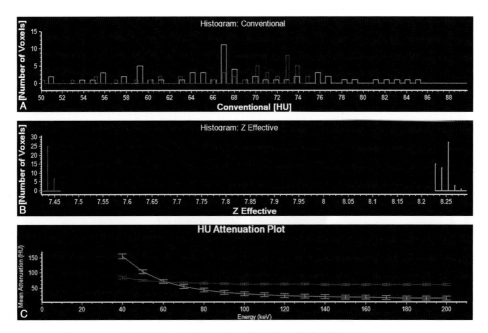

图 7-3-6　活动性与非活动性出血灶的光谱分析

注：A 为常规 CT 值直方图；B 为有效原子序数直方图；C 为能量衰减曲线图。蓝色为活动性出血灶（S1），紫色为非活动性出血灶（S2）。A 示病灶 S1 与 S2 的 CT 值直方图重合；B 示病灶 S1 原子序数值显著高于 S2；C 示 S1 和 S2 的曲线形态完全不同，前者的曲线斜率显著高于后者，提示二者的 CT 密度相等但物质成分不同。

（三）临床诊断

【病例】左侧顶叶动静脉畸形破裂伴出血。

（四）病例讨论

研究表明活动性出血是颅内血肿进展的重要因素，跟死亡率密切相关。然而，常规 CT 检查难以区分活动性出血与非活动性出血。能量 CT，尤其是低能级图（＜70keV），能清晰显示活动性出血灶及其范围，一般表现为血肿边缘的斑点征。能量衰减曲线图通过定量分析血肿内的物质成分，可进一步确认活动性出血是否存在。

四、出血转化与对比剂渗漏的鉴别

（一）临床表现

【病例 1】88 岁男性患者，因"右侧肢体无力伴言语不能 3 小时"入院。现病史：3 小时前，患者家属发现患者无明显诱因出现意识状态差,嗜睡,右侧肢体无力,向右倾倒,未摔伤,无法站立、行走,伴无法言语,口角歪斜。患者患有高血压 3 年余,血压最高 163/95mmHg(1mmHg=0.133 322kPa),口服降压药(具体不详)。既往史:7 年余前,患者于外院诊断"房颤",平时间断心房颤动,自测心率 45～55 次/min。2 年余前,患者于外院诊断"脑梗死",行静脉溶栓治疗后发生出血,遗留记忆力减退、反应略迟钝,无肢体瘫痪。查体:T 36.2℃,P 64 次/min,R 20 次/min,BP 203/90mmHg,SpO_2 90%。患者神志嗜睡,查体不配合,双侧瞳孔等大等圆约 3.0mm,对光反射灵敏。高级神经功能活动不配合,双眼左侧凝视,右侧中枢性面瘫及舌瘫,右上肢肌力 0 级,肌张力正常,右下肢肌力 2 级,肌张力正常。右侧病理反射阳性。左侧肢体肌力、肌张力、痛触觉正常。NIHSS 评分为 16 分。常规 CT 平扫提示左侧大脑半球缺血性脑卒中。完善相关检查后,患者接受了血管内取栓手术治疗。术后第 1 天,常规 CT 复查提示左侧额颞顶叶新增大片状高密度影,考虑出血灶或造影剂渗漏(contrast extravasation)。

【病例 2】53 岁男性患者,因"反应迟缓 4 年余,突发头痛加重 2 小时"入院。4 年余前,患者无明显诱因出现反应迟缓,伴记忆力减退,伴间歇性答非所问、间歇性头痛,不伴恶心、呕吐、意识丧失等不适,未行治疗。2 小时前,患者突发头痛加重,不伴恶心、呕吐、意识丧失等不适。既往史:5 年余前,患者于外院诊断"右下肢血栓",规律口服"地奥司明"(具体不详)。查体:未见明显异常。常规 CT 平扫提示左侧额叶脑梗死。完善相关检查后,患者接受了静脉溶栓治疗。

(二)影像表现

【病例 1】患者接受了能量 CT 检查,具体影像表现如图 7-3-7 所示。

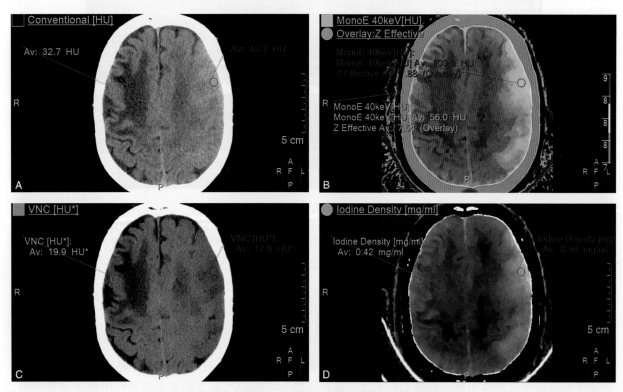

图 7-3-7　病例 1 患者发生造影剂渗漏的影像表现

注:A 为常规 CT 图,显示左侧额颞顶叶(红圈)片状高密度影,较右侧相应区域(绿圈)稍高;B 为 40keV 与有效原子序数融合图,显示左侧额颞顶叶局部(红圈)密度值(100.0HU)、有效原子序数(7.88)均较右侧(绿圈)密度值(56.0HU)、有效原子序数(7.54)更大;C 为虚拟平扫图,显示左侧额颞顶叶局部(红圈)密度降低,测量值为 17.9HU,较右侧相应区域(绿圈)密度值(19.9HU)稍低;D 为碘密度图,显示左侧额颞顶叶(红圈)碘密度显著增高,为 0.96mg/ml,明显高于右侧相应区域(绿圈)的 0.42mg/ml,提示造影剂渗漏。

【病例2】患者接受了能量CT检查,具体影像表现如图7-3-8所示。

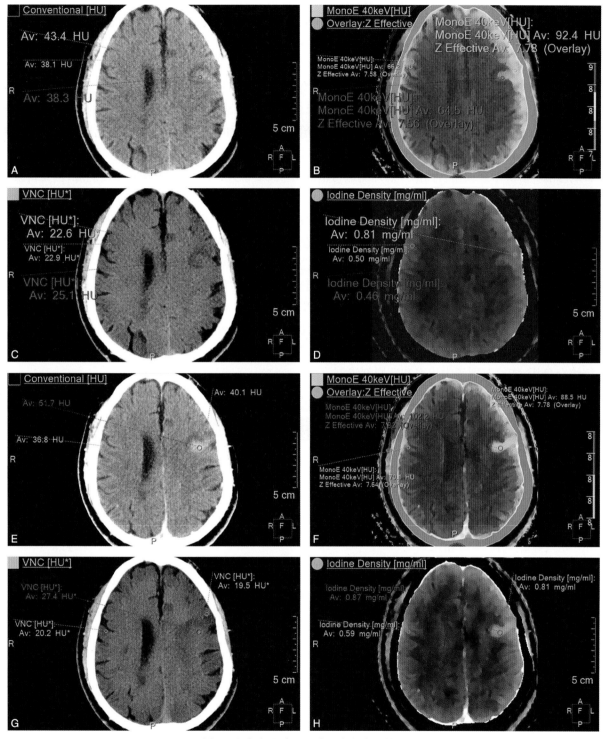

图7-3-8　病例2患者发生造影剂渗漏合并出血转化的影像表现

注：A～D和E～H分别为增强前、后的常规CT图、40keV与有效原子序数融合图、虚拟平扫图、碘密度图。常规CT图显示左侧额叶局部密度(38.3HU,红圈)稍高于正常皮质密度(右侧绿圈,38.1HU),稍低于邻近皮质密度(左侧绿圈,43.4HU);能量CT图显示该区域(红圈)的单能量40keV的密度值(64.5HU)、有效原子序数(7.56)及碘密度(0.46mg/ml)均明显低于邻近皮质(左侧绿圈,值分别为92.4HU、7.78、0.81mg/ml),而虚拟平扫图的密度值(25.1HU)稍高于邻近皮质(左侧绿圈,22.6HU),提示为出血。另外,邻近皮质(左侧绿圈)的碘密度(0.81mg/ml)明显高于对侧正常皮质(右侧绿圈,0.50mg/ml),提示该病灶为造影剂渗漏;增强扫描后,病灶(红圈)的碘密度增加了0.41mg/ml,提示为出血,而其邻近皮质(左侧绿圈)碘密度没有变化,进一步明确该区域为渗漏的造影剂,且均符合上述平扫时0.6mg/ml为造影剂和出血的分界线标准,造影剂渗漏一般不会在1min之内出现显著的碘密度增加。

（三）临床诊断

【病例1】缺血性脑卒中血管内取栓术后造影剂渗漏。

【病例2】左侧额叶缺血性脑卒中静脉溶栓治疗后病灶区出血转化和邻近皮层造影剂渗漏。

（四）病例讨论

静脉溶栓和血管内治疗是目前治疗急性缺血性脑卒中的主要方法，可以明显降低急性缺血性脑卒中对患者的致残率和致死率。然而，在临床上仍然有较多患者在血管再通后发生出血转化（hemorrhagic transformation），其中80%的致命性出血发生在溶栓后12小时内。缺血性脑卒中患者在治疗期间处于抗凝、抗血小板状态，一旦发生出血转化，如不及时诊断和治疗，可显著加重病情。另外，由于急性期大动脉闭塞脑梗死后血脑屏障部分受损或者血管内手术直接造成血管损伤，部分患者在脑血管造影后存在不同程度的造影剂渗漏。静脉溶栓或血管内治疗后即刻进行常规头颅CT检查，可以早期发现高密度病灶，但是传统的CT平扫仅靠密度判断，不能准确区分出血病灶与造影剂渗漏。故常规CT对诊断缺血性脑卒中出血转化有一定困难，尤其在围手术期治疗时——在对抗凝、抗血小板药物使用时机的选择上存在局限。

已有多篇文献报道了能量CT在鉴别脑出血与造影剂渗漏中的价值。虽然在常规CT平扫中，造影剂与出血的密度相近，但能量CT通过衰减曲线和单能量图像、对物质识别能力更强的有效原子序数图与虚拟平扫图，以及能够选择性地将碘的密度效应显示出来的碘密度图，能够有效地鉴别诊断出血与造影剂外渗。此外，根据能量CT具有多参数显示的特点，可以定量鉴别出血与造影剂渗漏，如表7-3-1所示。文献报道，能量CT诊断早期出血病灶的敏感度高达为100.00%，特异性为95.00%，阳性预测值为87.50%，阴性预测值为100.00%。这两个病例通过对单能量图像、虚拟平扫图、碘密度图、有效原子序数图等多参数进行综合分析，能够鉴别颅内出血和造影剂渗漏。

表7-3-1 能量CT多参数定量鉴别出血转化与造影剂渗漏

参数	出血转化	造影剂渗漏
CT值（平扫）/HU	38.3	43.4
有效原子序数（平扫）	7.56	7.78
CT值（40keV）/HU	64.5	92.4
碘密度（平扫）/(mg·ml^{-1})	0.46（<0.6）	0.81（>0.6）
虚拟平扫（平扫）/HU	25.1	22.6
碘密度（增强）/(mg·ml^{-1})	0.87	0.81
虚拟平扫（增强）/HU	27.4	19.5
碘密度（增强）-碘密度（平扫）/(mg·ml^{-1})	0.41	0

综上所述，能量CT在鉴别急性缺血性脑卒中静脉溶栓或血管内治疗后的出血转化与造影剂渗漏中，可提供比常规CT扫描更多、更准确的诊断信息。能量CT的价值是：通过单能量图像、虚拟平扫图、碘密度图、有效原子序数图等多参数定性及定量分析，有效鉴别出血和造影剂渗漏，提供更准确的诊断信息，为后续抗凝、抗血小板等特异性治疗提供参考。

五、脑动脉瘤弹簧圈栓塞术后评估

（一）临床表现

【病例】52岁女性患者，健康体检时偶然发现左侧颈内动脉后交通段动脉瘤，随后接受了动脉瘤介入栓塞治疗。

（二）影像表现

【病例】栓塞治疗6个月后，患者在门诊复查了头部CTA。具体影像表现如图7-3-9所示。

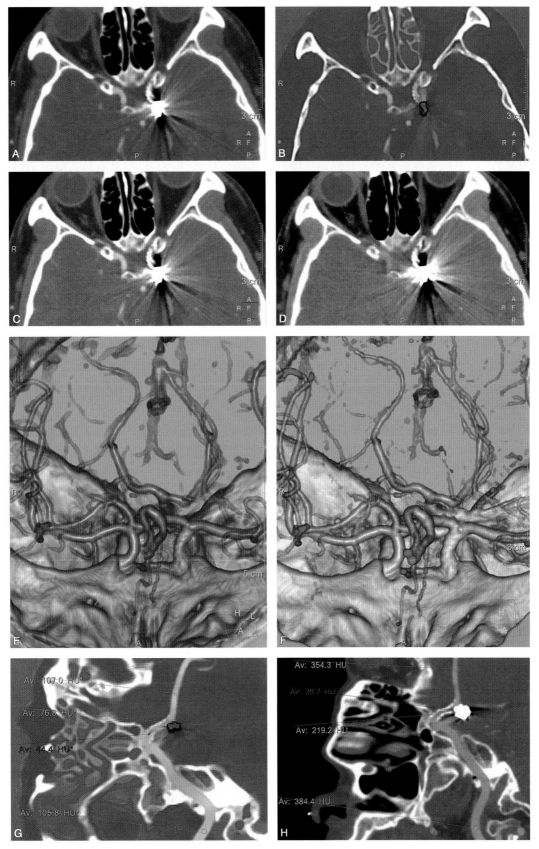

图 7-3-9　动脉瘤弹簧圈栓塞术后的 CT 检查

注：A 为常规 CT 图；B 为 70keV 与虚拟平扫减影图；C 为 70keV 图；D 为虚拟平扫图；E 为 70keV 与虚拟平扫减影后的三维重建图；F 为常规 CT 的三维重建图，E 中的弹簧圈及伪影均被消除；G 为 70keV 与虚拟平扫减影图，弹簧圈及伪影基本被抑制，邻近血管未见明显狭窄；H 为常规 CT 图，错误显示邻近血管存在明显狭窄。

（三）临床诊断

【病例】动脉瘤栓塞治疗术后，术区血管无明显狭窄。

（四）病例讨论

外科夹闭和血管内弹簧圈栓塞术（coil embolization）是目前治疗颅内动脉瘤的重要方法。较高的复发率是动脉瘤介入栓塞在临床应用上最大的不足之处，需要长期随访，以便早期发现动脉瘤复发并及时干预。影像随访是术后动脉瘤复查的主要手段，可以评估术后动脉瘤残余、动脉瘤夹位置、栓塞材料位置与载瘤动脉之间的关系，以及载瘤动脉与远端血管的通畅情况等。数字减影血管造影（digital subtraction angiography，DSA）是弹簧圈栓塞术后观察血管解剖结构的金标准，但为有创，具有较高辐射剂量，检查耗时长，存在一定的血栓栓塞风险。然而，在常规 CT 检查图像中，由动脉瘤夹和弹簧圈产生的金属伪影又严重影响图像质量，干扰影像评估，尤见于动脉瘤残余、复发和再生长方面。

随着 CT 技术的不断发展，能量 CT 的单能量成像技术、金属伪影消除技术及虚拟平扫等后处理技术可以有效去除体内金属置入物伪影对图像质量的影响。能量 CT 成像单能量图像能级越高，去金属伪影效果越好。其中，120keV 为最佳单能量成像点，70keV 为去除伪影的分界点。对于无金属伪影干扰的血管而言，单能量成像图像能级越低，血管显示越好。通常最佳显示血管的单能量图像能级范围为57～63keV。如果采用 CT 复查弹簧圈栓塞术治疗后的颅内动脉瘤，既需要有效去除金属伪影（高能级），又需要最优化显示血管（低能级），两种目的的存在矛盾。在这个病例中，由于填塞的弹簧圈较多，70keV 图像和虚拟平扫图像不能有效去除弹簧圈伪影，进一步将 70keV 图像与虚拟平扫图像进行减影及三维重建以后，可以看到弹簧圈及伪影基本被抑制或消除了，邻近血管未见明显狭窄，而常规 CT 图像则显示弹簧圈邻近血管存在明显狭窄。

综上所述，在对颅内动脉瘤患者弹簧圈栓塞治疗术后的长期随访过程中，能量 CT 在显示栓塞材料、载瘤动脉位置及二者关系等方面，可提供比常规 CT 更多、更准确的诊断信息。能量 CT 的价值是：①通过减影技术，减少弹簧圈的金属伪影及容积效应的影响，清晰显示栓塞材料、载瘤动脉及二者关系；②准确判断动脉瘤是否有残余及弹簧圈是否造成载瘤动脉狭窄等，防止因伪影引起的漏诊和误诊。

六、颅内动脉狭窄支架置入术后评估

（一）临床表现

【病例】52 岁男性患者，因"左侧小脑及脑干梗死"行左侧椎动脉 V3～V4 段支架置入手术治疗。

（二）影像表现

【病例】患者在血管支架置入术后 2 年接受了 CTA 随访检查，具体影像表现详见图 7-3-10、图 7-3-11。

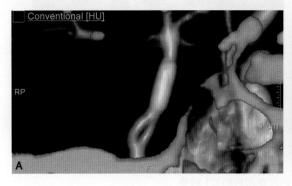
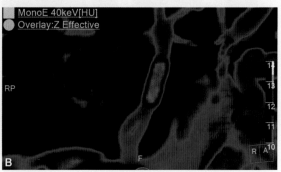

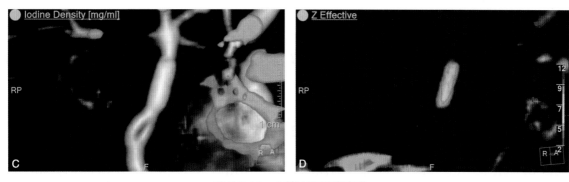

图 7-3-10 血管支架影像表现

注：A 为常规 CTA 容积再现图；B～D 分别为 40keV 与有效原子序数融合图、碘密度图、有效原子序数图。

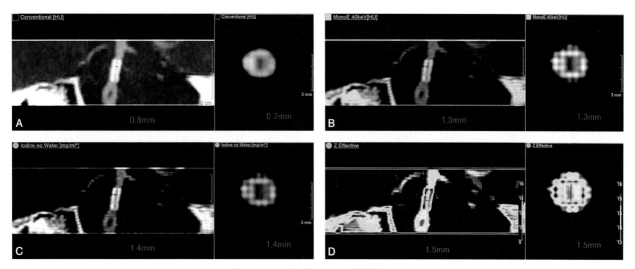

图 7-3-11 血管支架内腔影像表现

注：A 为常规 CT 图，测量支架腔内的有效直径为 0.8mm（长轴面）或 0.7mm（横断面）；B～D 分为 40keV 图、无水碘密度图及有效原子序数图，测量支架腔内的有效直径分别为 1.3mm、1.4mm、1.5mm。

（三）临床诊断

【病例】左侧椎动脉 V3～V4 段支架置入后再狭窄（in-stent restenosis）。

（四）病例讨论

支架置入治疗后血管重度再狭窄是颅内动脉粥样硬化性狭窄患者卒中复发及预后不良的独立危险因素。再狭窄一直是困扰支架置入治疗动脉狭窄的瓶颈问题，尤其是颅内血管重度再狭窄，与脑缺血症状及脑卒中复发相关。目前，支架置入后再狭窄的准确机制尚不清楚，内膜增生是再狭窄的主要原因，可能与扩张创伤、支架置入后血栓形成，以及血管壁对支架的炎症反应等有关。不同研究中颅内动脉粥样硬化性狭窄的治疗方式、随访时间及随访的影像设备不同，对再狭窄发生率的报道结果有很大的差异。因此，对支架置入后再狭窄的准确诊断与评估是防止此类患者再发脑卒中的重要一环。

检测方式的不同对支架内再狭窄的判定有一定影响。目前，临床上采用的常用方法包括经颅多普勒超声、DSA、CTA、MRI 血管壁成像等。上述诊断方法存在一些不足，如经颅多普勒超声对超声技师的经验要求高、测量的重复性较差，DSA 创伤性较大，金属伪影严重影响 CTA 图像质量，MRI 扫描时间较长等。目前新一代的能量 CT，可以通过多种后处理技术清晰显示支架内部的情况，同时大幅降低辐射剂量。在这个病例中，血管内支架的线束硬化伪影干扰了周边结构，影响图像质量；而能量 CT 通过单能量 40keV 图像、碘密度图、无水碘密度图、有效原子序数图及虚拟平扫图等后处理，减少了上述伪影，更清晰地显示了支架外观及腔内情况，有助于更准确评估支架腔内的有效直径，避免了常规 CT 过度评估或诊断支架内再狭窄的情况。

综上所述,在对颅内动脉粥样硬化性狭窄患者支架置入后的随访过程中,能量 CT 在评估支架内部结构、再狭窄程度等方面,可提供比常规 CT 更多、更准确的诊断信息。能量 CT 的价值是:①减少支架的线束硬化伪影及容积效应的影响,清晰显示支架外观及腔内情况;②清晰显示支架内的狭窄情况,准确评估再狭窄程度。

第四节　中枢神经系统专病应用述评

能量 CT 成像技术已经经历了 10 余年的探索,目前可采用 X 射线发射端的不同 kVp 或双层探测器达到能量分离的效果。前者需要事先选择常规模式或能量模式后再进行扫描,后者经过一次扫描可同时获得常规 CT 图像及能量 CT 图像,而无须预判。能量 CT 基于物质成分分析可以生成碘密度图、虚拟平扫图、VMI 等多种参数图像,提供常规 CT 图像所不能提供的定性和定量信息。这是近些年备受关注的 CT 技术发展方向,即在不增加辐射剂量甚至降低辐射剂量的前提下获取更多的影像诊断信息,并拓展到不同的临床应用中。本节旨在讨论能量 CT 在中枢神经系统,尤其是在神经系统肿瘤和脑血管疾病方面的专病应用。

一、技术背景

常规 CT 一般利用混合能量 X 射线管在峰值电压 120kVp 下所测得的 CT 值来反映组织密度,无法准确区分密度相同但成分不同的物质。豪斯菲尔德早在 1973 年就提出了能量 CT 成像可以区分具有不同原子序数的物质,例如碘(Z=53)和钙(Z=20)。能量 CT 成像的基本原理是进一步解析和分离 X 射线作用于人体所产生的光电效应和康普顿散射这两种不同的 X 射线衰减效应。由于不同的物质具有比例不同的两种效应,可以通过求解二元二次方程式来区分不同物质。双能量 CT 及光子计数探测器技术均基于此成像原理来分析两种效应的比例,从而达到鉴别物质的目的。能量 CT 成像技术的主要分类参见第三章图 3-0-1。

能量 CT 应用在中枢神经系统的常用图像包括常规 CT 图像、碘密度图、去碘密度图、虚拟平扫图、VMI、有效原子序数图、电子密度图、能量衰减曲线图等。与其他双能量 CT 不同的是,双层探测器技术可以提供真正的常规 CT 图像。碘密度图主要用于定量测定碘强化程度。研究表明碘密度可作为评估组织灌注的生物标记物之一。虚拟平扫图不仅在替代真实平扫上具有一定价值,比如减少重复扫描、降低辐射剂量,还在介入治疗后评估方面优于常规 CT 图像。VMI 相当于单一能量纯射线衰减后的图像,目前已经实现了 40～200keV 范围内的高质量成像,明显提高了病变及组织的对比度和可视化,优化了 CT 对脑肿瘤和脑灰、白质结构的评估,更有利于显示病灶。有效原子序数图是反映组织结构中各体素对应有效原子序数的伪彩图。双层探测器技术测定有效原子序数的误差基本控制在 1% 之内,凸显了其在中枢神经系统中的临床应用价值。能量衰减曲线图能够反映 ROI 在不同能级下的变化趋势,从而帮助判断不同病变是否同源。

二、神经系统肿瘤的专病应用

能量 CT 成像在神经系统肿瘤专病方面的应用包括神经系统肿瘤的筛查(检出)、诊断及鉴别诊断(定性)、围手术期评估(分期分级、预后评估)、随访及放疗计划等。低能级图像如 40keV 在显示肿瘤边界方面效果显著,即使是在非对比剂增强的情况下也能较好地显示脑的灰、白质边界和肿瘤,特别是白质内肿瘤,如图 7-4-1 所示。能量 CT 成像为鉴别鞍区占位性病变提供了有前景的定量方法,例如碘密度、HU 曲线斜率和平均 CT 值可作为区分鞍部脑膜瘤和垂体腺瘤的重要参数。碘密度图还可以显示和量化实性肿瘤的强化成分及血供特点。

国内临床研究显示,虽然高级别胶质瘤的碘密度和 CT 强化值均高于低级别胶质瘤,但碘密度在鉴别高、低级别胶质瘤方面的受试者操作特征曲线(receiver operating characteristic curve,ROC curve)下面积达

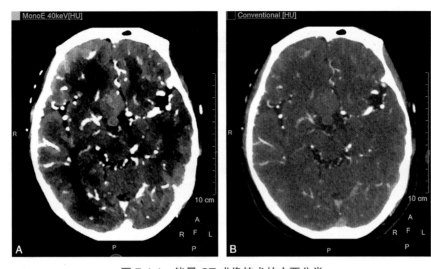

图 7-4-1　能量 CT 成像技术的主要分类

注：A 为 40keV 图；B 为 120keV 常规 CT 图。A 比 B 更好地显示了肿瘤的边界与内部结构。

0.931，诊断效能更高，可用于辅助胶质瘤术前分级及预后评估。此外，与常规 CT 和磁共振检查相比，能量 CT 能帮助鉴别胶质瘤复发和治疗带来的脑实质改变。与灌注 CT 相比，能量 CT 能够以远低于前者的辐射剂量预测脑膜瘤的血管密度，其可作为代替灌注 CT 评估脑膜瘤血管分布的有效检查手段。在检测潜在肿瘤方面，与常规增强 CT 相比，碘密度图及虚拟平扫图的融合图像具有更高的敏感性和特异性，能量 CT 可用来鉴别不明原因急性脑出血中的脑肿瘤出血和单纯脑出血。有韩国学者在 2017 年发表了能量成像用于指导脑肿瘤手术治疗的病例报道，展示了现代能量 CT 发展的成果：在磁共振 T_1 加权图像上，高级别胶质瘤术后区域的高信号掩盖了病灶的强化信息，但双层探测器能量 CT 的碘密度图却清晰显示了术区边缘残留的肿瘤组织，这被后续的二次手术病理结果所证实。

能量 CT 在放疗计划中的应用主要体现在对阻止本领比（stopping power ratio）的准确计算上，从而提高放射治疗范围的精度，降低放射治疗计划中的不确定性。

三、脑血管疾病的专病应用

能量 CT 在脑血管疾病中的应用主要分为脑缺血和脑出血两个方面。低能级单能量 CT 可提高头颈 CTA 的图像质量并减少造影剂剂量，更适用于肾功能不全的患者，也可用于多种原因引起的显影不佳而导致成像失败的病例。能量多参数图可以用于急性脑出血的诊断及病因鉴别，例如虚拟平扫图可鉴别出血与造影剂渗漏、40keV 图可显示活动性出血的"点征"等。高能级图可以去除线束硬化伪影，利于显示颅底、硬脑膜下和硬脑膜外血肿等病变。研究表明，基于能量 CT 平扫扫描的虚拟平扫图在评估急性脑梗死的体积、对比度噪声比、敏感性方面优于常规 CT 图像。在一项有 63 例患者的诊断研究中，有 18 例患者的诊断结果因使用能量信息而改变，其中，推翻了 4 例常规 CT 诊断的颅内出血，确诊了 4 例常规 CT 遗漏的颅内出血，并调整了 3 例患者的出血分级。多项血管内机械取栓的研究证实，能量 CT 常规扫描提供的能量多参数信息可准确鉴别出血转化和碘对比剂渗漏。在区分血管内治疗后高密度病灶是出血还是非出血方面，虚拟平扫图结合碘密度图的诊断准确性可接近 100%。对接受了脑膜中动脉栓塞术的慢性硬脑膜外血肿患者，这种方法也可用于鉴别造影剂渗漏、出血转化及二者的合并症，可减少留观时间，改善患者预后。虚拟平扫图和碘密度图的结合也可以拓展应用于排查心源性栓子，在常规头颈部 CTA 检查中额外提供心、肺等的相关信息。在颅内血管相关场景下，能量 CT 参数阈值区分物质的应用情况如表 7-4-1 所示。

单能量图像的能级范围为 40～200keV，不同的能级适用于诊断不同的脑出血或脑缺血。例如，低能级图像（如 40keV）有利于显示白质的高密度病灶（如出血）和灰质的中低密度病灶（如缺血），如图 7-4-2 所

表 7-4-1 常见血管相关病变的物质鉴别及定量阈值

物质鉴别	定量阈值	备注
囊性病变的囊壁血管 vs 钙化	虚拟平扫图 51.6HU（大于该值考虑血管壁钙化）	直接增强扫描
取栓术后易出血 vs 不易出血	碘密度 2.7mg/ml（大于该值考虑出血风险高）	介入前增强扫描
造影剂渗漏 vs 出血转化	碘密度 0.6mg/ml（大于该值考虑造影剂渗漏）	介入后平扫扫描

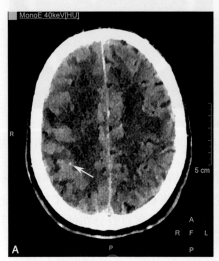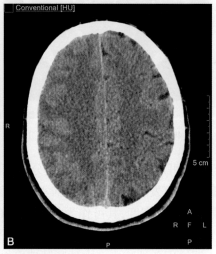

图 7-4-2 低能级 CT 图像检测微小脑出血

注：A 为 40keV 图；B 为常规 CT 图。A 比 B 更容易检出漏诊的微出血灶白色箭头。

示；而高能级图像（如 120keV）有利于显示白质的中低密度病灶（如缺血）和灰质的中高密度病灶（如出血）。研究表明，70keV 图像比常规 CT 图像具有更准确的 Alberta 脑卒中项目早期 CT 评分（Alberta Stroke Program Early CT Score，ASPECTS）。

基于 X 射线探测端的能量 CT 成像方式可以在动态灌注扫描中，利用能量信息结合灌注参数进一步为临床提供更多信息，包括 ASPECTS、心源性栓子检测、颈动脉斑块及脑灌注评估等。在动态 CTP 评价脑灌注方面，50～70keV 单能量图像被证实显著优于 80～120kVp 常规 CT 图像。

能量 CT 在消除颅内金属引起的线束硬化伪影方面也独具优势。CT 血管成像是动脉瘤外科夹闭和血管介入术后随访的重要手段，可以显示残余动脉瘤及支架置入后再狭窄、动脉瘤夹及栓塞物位置、置入物与载瘤动脉的关系，以及载瘤动脉与远端血管的充盈情况等。然而，在常规 CT 图像中，置入物的线束硬化伪影严重影响图像质量，尤其影响对小动脉瘤残余、复发及支架置入后再狭窄的准确评估。能量 CT 的 VMI、虚拟平扫图及线束硬化伪影消除等后处理技术可以有效去除金属置入物伪影，更清晰地显示动脉瘤夹、弹簧圈（见图 7-3-9）或血管支架（见图 7-3-11）等金属置入物与术区血管的具体位置及其相互关系，可以准确地判断动脉瘤是否残余，弹簧圈是否造成载瘤动脉狭窄，以及支架内是否存在狭窄等，可有效防止线束硬化伪影引起的漏诊和误诊。

四、小结

能量 CT 成像在中枢神经系统的应用优势主要包括提高图像质量，降低颅骨伪影、金属置入物伪影，提高病变可视化，挽救失败检查，减少进一步检查次数，实现物质识别和定量分析，以及一站式综合分析评估等。能量 CT 成像技术的发展推动了能量多参数图像的常规化应用，拓展了 CT 在中枢神经系统成像的应用范围。

（袁元 李秀丽 黎磊 陶博 夏超 王璐静 王彦姝 胡娜 月强）

参 考 文 献

［1］HAN L,HUANG X Y,LIU X W,et al. Evaluation of the anti-angiogenic effect of bevacizumab on rat C6 glioma by spectral computed tomography. Acta Radiol,2021,62（1）:120-128.

［2］LIU J L,ZHOU J L,LI J,et al. Evaluation of rat C6 malignant glioma using spectral computed tomography. Exp Ther Med,2017,14（2）:1037-1044.

［3］LI Y Y,ZHANG Z,WANG X C,et al. Dual-layer detector spectral CT-a new supplementary method for preoperative evaluation of glioma. Eur J Radiol,2021,138：109649.

［4］CHI J H,MCDERMOTT M W. Tuberculum sellae meningiomas. Neurosurg Focus,2003,14（6）:e6.

［5］NIMMANNITYA P,GOTO T,TERAKAWA Y,et al. Characteristic of optic canal invasion in 31 consecutive cases with tuberculum sellae meningioma. Neurosurg Rev,2016,39（4）:691-697.

［6］ZHAO Y,ZHANG H,LIAN W,et al. Collision tumors composed of meningioma and growth hormone-secreting pituitary adenoma in the sellar region:case reports and a literature review. Medicine（Baltimore）,2017,96（50）:e9139.

［7］CAO G Q,ZHANG J,LEI X Y,et al. Differentiating primary tumors for brain metastasis with integrated radiomics from multiple imaging modalities. Dis Markers,2022,2022：5147085.

［8］WU L M,LI Y L,YIN Y H,et al. Usefulness of dual-energy computed tomography imaging in the differential diagnosis of sellar meningiomas and pituitary adenomas:preliminary report. PLoS One,2014,9（3）:e90658.

［9］HIXSON H R,LEIVA-SALINAS C,SUMER S,et al. Utilizing dual energy CT to improve CT diagnosis of posterior fossa ischemia. J Neuroradiol,2016,43（5）:346-352.

［10］NOGUCHI K,ITOH T,NARUTO N,et al. A novel imaging technique（X-map）to identify acute ischemic lesions using noncontrast dual-energy computed tomography. J Stroke Cerebrovasc Dis,2017,26（1）:34-41.

［11］VAN OMMEN F,DANKBAAR J W,ZHU G M,et al. Virtual monochromatic dual-energy CT reconstructions improve detection of cerebral infarct in patients with suspicion of stroke. Neuroradiology,2021,63（1）:41-49.

［12］VAN OMMEN F,BENNINK E,DANKBAAR J W,et al. Improving the quality of cerebral perfusion maps with monoenergetic dual-energy computed tomography reconstructions. J Comput Assist Tomogr,2021,45（1）:103-109.

［13］KIM S J,LIM H K,LEE H Y,et al. Dual-energy CT in the evaluation of intracerebral hemorrhage of unknown origin:differentiation between tumor bleeding and pure hemorrhage. AJNR Am J Neuroradiol,2012,33（5）:865-872.

［14］PHAN C M,YOO A J,HIRSCH J A,et al. Differentiation of hemorrhage from iodinated contrast in different intracranial compartments using dual-energy head CT. AJNR Am J Neuroradiol,2012,33（6）:1088-1094.

［15］CHO S B,BAEK H J,RYU K H,et al. Initial clinical experience with dual-layer detector spectral CT in patients with acute intracerebral haemorrhage:a single-centre pilot study. PLoS One,2017,12（11）:e0186024.

［16］NAVEED M Z,WANG P,LEE R,et al. Utilizing dual energy CT to distinguish blood from contrast leakage following middle meningeal artery embolization for chronic subdural hematomas. J Neurointerv Surg,2021,13（10）:964-967.

［17］RIEDERER I,FINGERLE A A,ZIMMER C,et al. Potential of dual-layer spectral CT for the differentiation between hemorrhage and iodinated contrast medium in the brain after endovascular treatment of ischemic stroke patients. Clin Imaging,2021,79：158-164.

［18］BERNSEN M L,VEENDRICK P B,MARTENS J M,et al. Initial experience with dual-layer detector spectral CT for diagnosis of blood or contrast after endovascular treatment for ischemic stroke. Neuroradiology,2022,64（1）:69-76.

［19］CHRZAN R,ŁASOCHA B,BRZEGOWY P,et al. Dual energy computed tomography in differentiation of iodine contrast agent staining from secondary brain haemorrhage in patients with ischaemic stroke treated with thrombectomy. Neurol Neurochir Pol,2022,56（1）:68-74.

［20］ZHENG H P,YANG M,JIA Y X,et al. A novel subtraction method to reduce metal artifacts of cerebral aneurysm embolism coils. Clin Neuroradiol,2022,32（3）:687-694.

［21］ZOPFS D,LENNARTZ S,PENNING L,et al. Virtual monoenergetic images and post-processing algorithms effectively reduce CT artifacts from intracranial aneurysm treatment. Sci Rep,2020,10（1）:6629.

［22］孙瑄,杨明,余泽权,等. 症状性颅内动脉粥样硬化性狭窄血管内治疗中国专家共识 2022. 中国卒中杂志,2022,17（8）:863-888.

［23］BRATKE G,HICKETHIER T,BAR-NESS D,et al. Spectral photon-counting computed tomography for coronary stent imaging:evaluation of the potential clinical impact for the delineation of in-stent restenosis. Invest Radiol,2020,55（2）:61-67.

［24］RIEDERER I,FINGERLE A A,BAUM T,et al. Acute infarction after mechanical thrombectomy is better delineable in virtual non-contrast compared to conventional images using a dual-layer spectral CT. Sci Rep,2018,8(1):9329.

[25] STEFFEN P,AUSTEIN F,LINDNER T,et al. Value of dual-energy dual-layer CT after mechanical recanalization for the quantification of ischemic brain edema. Front Neurol,2021,12:668030.

[26] MELLANDER H,BENGTSSON P,FRANSSON V,et al. Virtual monoenergetic images by spectral detector computed tomography may improve image quality and diagnostic ability for ischemic lesions in acute ischemic stroke. Acta Radiol, 2023,64(4):1631-1640.

[27] GASSERT F G,SCHACKY C E,MÜLLER-LEISSE C,et al. Calcium scoring using virtual non-contrast images from a dual-layer spectral detector CT:comparison to true non-contrast data and evaluation of proportionality factor in a large patient collective. Eur Radiol,2021,31(8):6193-6199.

[28] TANOUE S,NAKAURA T,NAGAYAMA Y,et al. Virtual monochromatic image quality from dual-layer dual-energy computed tomography for detecting brain tumors. Korean J Radiol,2021,22(6):951-958.

[29] TUNLAYADECHANONT P,TRITANON O,CHANSAKUL T,et al. Dual-energy computed tomography-derived iodine density and spectral attenuation analysis for differentiation of inverted papilloma and sinonasal squamous cell carcinoma/ lymphoma. J Comput Assist Tomogr,2022,46(6):953-960.

[30] ONISHI S,FUJIOKA C,KAICHI Y,et al. Utility of dual-energy CT for predicting the vascularity of meningiomas. Eur J Radiol,2020,123:108790.

[31] ZOPFS D,LENNARTZ S,ABDULLAYEV N,et al. Generally applicable window settings of low-keV virtual monoenergetic reconstructions in dual-layer CT-angiography of the head and neck. Quant Imaging Med Surg,2021,11(8):3408-3417.

[32] GULKO E,ALI S,GOMES W,et al. Differentiation of hemorrhage from contrast enhancement using dual-layer spectral CT in patients transferred for acute stroke. Clin Imaging,2021,69:75-78.

第八章　头颈部临床专病应用

第一节　头颈部扫描技术及评估方法

一、能量 CT 规范化扫描技术

(一)基于球管的能量 CT 扫描技术

1. GSI 扫描技术要点　扫描模式 GSI,旋转时间 0.6s,采集层厚 2.5mm,低剂量迭代 ASIR-V40%,扫描 FOV 为 150mm×150mm,对比剂用量 50~70ml 或 0.9~1.2ml/kg,高压注射器团注给药,速率 2.0~3.5ml/s,动脉期于对比剂注射开始 25~30s 启动扫描,静脉期于对比剂注射 55~60s 开始扫描。GSI 数据管理主机重建动脉 40keV/70keV 图像及碘(水)基物质图,影像存储与传输系统直接阅片和诊断。主机重建 GSI 数据文件夹,工作站进行单能量与碘基图融合及能谱曲线分析。

2. 双源 CT 扫描技术要点　球管管电压分别为 80kVp、Sn150kVp,参考管电流分别为 130mAs、65mAs,旋转时间 0.5s,螺距 0.6,扫描 FOV 为 150mm×150mm,准直 128×0.6mm,重建层厚、层间距均为 1.5mm。增强扫描采用碘对比剂 50~70ml,以 2.0~3.0ml/s 的速率经肘静脉注入,采用自动扫描触发软件 (bolus tracking)触发扫描,监测点位于左侧颈总动脉,阈值达到 100HU 时触发扫描动脉期,延迟 30s 进行静脉期扫描。扫描完成后将数据传输至后处理工作站(syngo.via VB10)进行双能量图像数据分析,由线性融合(融合因子 0.6)获得常规增强 CT 图像。

(二)基于探测器的能量 CT 扫描技术

1. 平扫技术要点　采用轴位扫描模式,扫描参数设置:120kVp,250mAs,旋转时间 0.75s,准直 32×0.625mm,图像矩阵均为 512×512,迭代算法 idose[4] 等级选择 3~4,滤波函数为脑部标准(brain standard,UB)算法,层厚层间距 0.625mm×0.625mm,同时重建 SBI。

2. 增强扫描技术要点　采用螺旋扫描模式,对比剂用量 50~70ml 或 0.9~1.2ml/kg,采用高压注射器进行团注给药,速率 2.0~3.5ml/s,动脉期于对比剂注射开始 25~30s 启动扫描或选择降主动脉动态监测触发扫描,阈值为 150HU,延迟时间为 6s 或最小值,静脉期于对比剂注射 55~60s 开始扫描,如表 8-1-1 所示。

表 8-1-1　不同能量 CT 的扫描参数

能量 CT 成像技术		管电压/kVp	管电流/mAs	剂量指数/mSv	旋转时间/s	螺距	准直/mm	重建算法	滤波函数
基于球管	快速管电压切换技术	80/140	200	/	0.6	0.992	128×0.625	ASIR-V:40%	Stnd
	双源 CT 技术	70/Sn150	150/83	/	0.5	0.6	128×0.6	IRIS SAFIRE	Br40
基于探测器	双层探测器技术	120	250	13.2	0.75	0.5	32×0.625	idose[4]:3~4	UB

二、能量 CT 形态学评估方法

(一)肿瘤边界及周围侵犯情况

基于能量 CT 成像可实现更清晰地显示肿瘤边界及更好地评估肿瘤对周围组织的侵犯情况,如图

8-1-1 所示,常规 CT 图像显示肿瘤与周围软组织分界欠清,而 40keV 图像可清晰显示肿瘤的边界,可与周围正常组织明确区分,周围骨质及周围软组织未见受侵。

(二)肿瘤体积测量

基于能量 CT 成像可实现更精准地提取组织和测量体积。采用 40keV 单能量图像进行靶向组织提取,可以分别进行单独显示和体积测量,如图 8-1-2 所示。

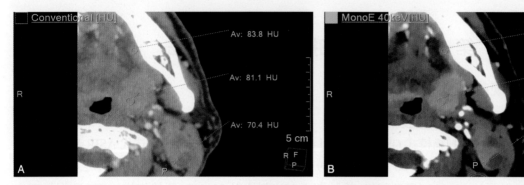

图 8-1-1　口咽癌患者平扫 CT 检查及后处理分析图

注:A 为口咽癌患者的常规 CT 轴位图;B 为咽癌患者的单能量 40keV 图。B 中肿瘤与周围组织分界更清楚。

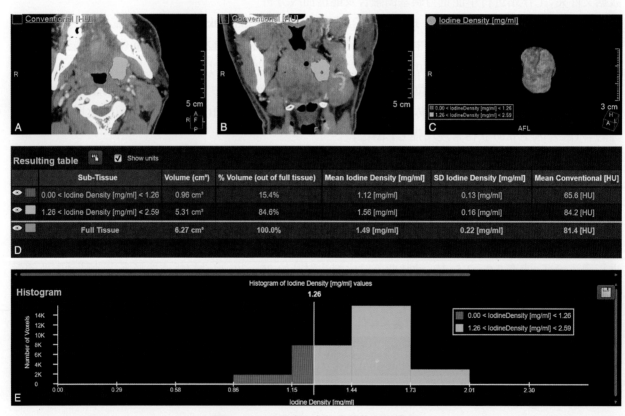

图 8-1-2　口咽癌患者相应的体积测量图

注:A、B 分别为轴位和冠状位能量组织分割平面图;C 为碘密度分割体积 VR 显示图;D 为两种物质成分体积以及碘密度图;E 为两种组织含碘量的直方图。

三、能量 CT 功能学评估方法

(一)有效原子序数图

有效原子序数图可提供物质成分相关的信息,通过色彩量化的方式可以区分密度相同的不同物质成分,或识别组织来源相同的结构或病变。

(二) 碘密度图

碘密度图可提供碘对比剂空间分布的相关信息,并可进行碘密度定量,代表了组织或病变的一过性灌注信息。不同的病变或组织,一般碘密度不同,如图 8-1-3 所示。

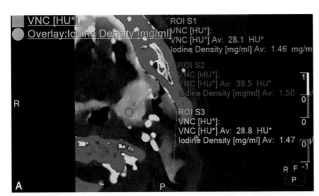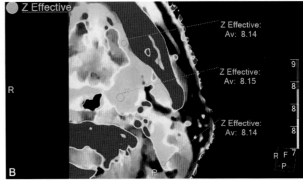

图 8-1-3 口咽癌患者的碘密度图及有效原子序数图

注:A 为口咽癌患者的碘密度图;B 为口咽癌患者的有效原子序数图。

(三) 衰减曲线、直方图、散点图

衰减曲线、直方图、散点图可用于多个 ROI 的对比分析。一般组织来源不同的 ROI 表现为曲线斜率显著不同,直方图和散点图部分重合或无重合,而组织来源相同的 ROI 表现为曲线平行或重合,直方图和散点图重合,如图 8-1-4 所示。

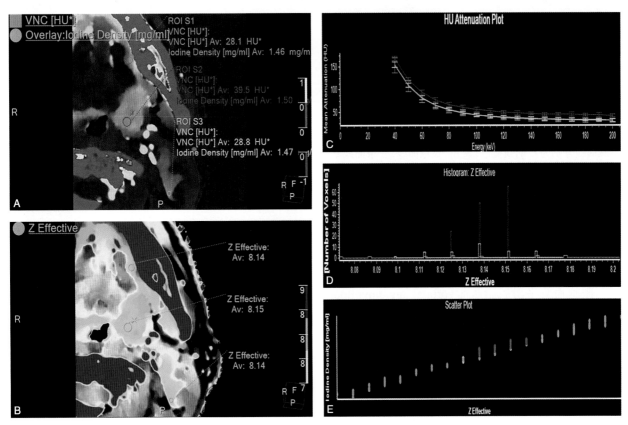

图 8-1-4 口咽癌患者的能量 CT 后处理图

注:A、B 分别为横断位碘密度图、有效原子序数图;C~E 分别为正常组织(蓝色 S1)和口咽癌(紫色 S2)的光谱曲线、光谱直方图、光谱散点图,S1、S2 表现均不同。

第二节　眼　科　疾　病

一、眼眶血管平滑肌脂肪瘤

（一）临床表现

【病例】36 岁男性患者,右眼异物溅入后红肿不适 2 年,因右眼球胀痛不适、眼睑肿胀及下垂的情况加重 5 个月余入院。

（二）影像表现

【病例】患者接受了平扫 CT 检查,具体影像表现如图 8-2-1 所示。

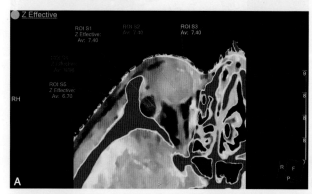
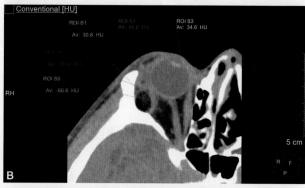
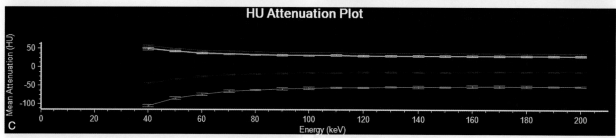

图 8-2-1　右眼眶病灶平扫 CT 检查及同源性分析

注:A 为有效原子序数图;B 为常规 CT 图;C 为能量衰减曲线图。A 所示的病灶 S1 与 B 所示的眼肌 S2 和 S3 对应的能量衰减曲线分别为 C 的浅蓝色、紫色、黄色曲线,三条曲线基本重合,考虑三者为同源;A 所示的病灶 S4 和 S5 对应的能量衰减曲线分别为红色和深蓝色,曲线趋于水平,考虑为脂肪组织。

（三）临床诊断

【病例】送检标本可见纤维囊壁样组织,囊壁见大量慢性炎细胞浸润,淋巴组织增生,间质玻璃样变性,局灶见多核巨细胞。另见泪腺组织及少量鳞状上皮及皮脂腺结构,泪腺组织见大量淋巴细胞浸润。

（四）病例讨论

眼眶血管平滑肌脂肪瘤(orbital angiomyolipoma,OA)是一种罕见的良性肿瘤,发生在眼眶区域。这种肿瘤由血管平滑肌细胞和脂肪细胞组成,通常表现为渐进性的无痛性眼球突出或视觉障碍。

眼眶血管平滑肌脂肪瘤的发病率较低,所以对它的确诊和治疗具有一定的挑战性,通常会使用影像学检查(如 CT 或 MRI)来帮助诊断。但是较小的病灶,以及在 CT 上显示和周围眼肌密度相似的病灶,常规 CT 对它的诊断仍是个难题。能量 CT 可以提供不同能量级别的图像,更准确地识别和定位病变,有利于对小病灶的检出,帮助减少漏诊,并且同源性分析也可以进一步帮助诊断。在病例中,患者有右眼异物的病史,平扫 CT 仅显示右眼泪腺后方肌锥外见不规则混杂密度肿块,范围大小约 3.1cm×1.1cm,边缘见软组织影环绕,病灶外缘紧贴外侧眶壁,眶壁骨质毛糙,局部骨膜增厚疑似 Codman 三角形成,病灶向内延伸与右侧提上睑肌分界不清,对于这种不典型的小病灶进行平扫很容易漏诊,而能量 CT 可以通过后处理在平扫时就清晰地显示肿瘤的边界。在增强扫描时,常规 CT 上病灶内软组织成分呈明显不均匀强化,但能量 CT 对病灶范围的显示更为清晰,而且有效原子序数图能提供定量的指标,显示病灶周围环绕的软组织密度成分与右侧眼眶内正常眼外肌肉成分相似。能量 CT 的同源性分析进一步提示病灶内成分包含肌肉及脂肪。

综上所述,经过能量 CT 扫描后,可以获得更高的组织分辨率。这一优势有助于两个方面:①它可以提高早期小病灶的检出率,从而更早地发现病变;②它可以帮助评估病灶的形态,以便选择最佳的治疗方案。在确定了病灶存在的基础上,同源性分析是一种有用的工具,可以帮助鉴别诊断。同源性分析可以比较病灶和正常组织之间的相似程度,从而确定病灶的性质。这种分析可以提供更全面的信息,帮助制订更具针对性的治疗方案。此外,能量 CT 可以通过后处理获得更多的定量指标,这些指标为相关的科学研究提供了资料,这些数据可以用于疾病预后、治疗效果评估等方面。

二、甲状腺相关性眼病

(一)临床表现

【病例】44 岁女性患者,甲状腺功能亢进病史 3 年余,突眼 1 年余、眼肌肿胀 5 个月余就诊。

(二)影像表现

【病例】患者接受了平扫 CT 检查,具体影像表现如图 8-2-2 所示。

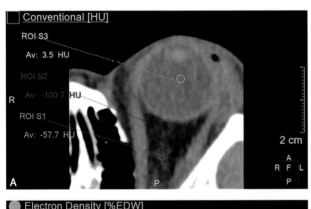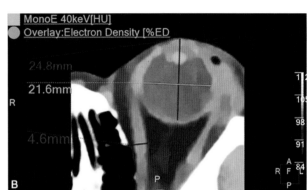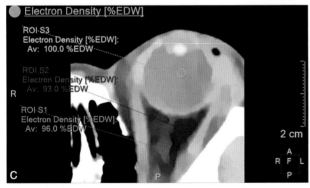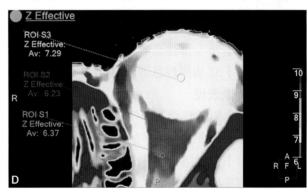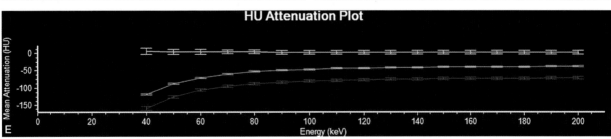

图 8-2-2 右眼眶甲状腺相关性眼病患者平扫 CT 检查及同源性分析

注:A 为常规 CT 图,示球后脂肪模糊不清;B 为 40keV 与电子密度融合图,示眼肌增粗且眼球前后径显著大于左右径;C 为电子密度图,示炎性区 S1 与正常区 S2 的差异显著且边界清晰;D 为有效原子序数图,示 S1 与 S2 的有效原子序数基本相同,提示为相同物质成分;E 为能量衰减曲线图,示 S1 与 S2 的曲线形态完全相同且斜率为负,提示二者均为脂肪组织,S3 的曲线斜率基本为 0,提示为纯水样组织。

（三）临床诊断

【病例】甲状腺相关性眼病（thyroid-associated ophthalmopathy，TAO）。

（四）病例讨论

甲状腺相关性眼病，以往称为格雷夫斯眼病（Graves' ophthalmopathy，GO），是一种与甲状腺功能亢进相关的自身免疫性疾病，主要影响眼部和眼周组织，其典型的临床特征包括突眼、眼痛、眼睑和眼周肿胀、复视、视力受损，以及对光的过敏反应和流泪。大约有 25%~50% 的 TAO 患者眼肌可能受累，主要检查手段包括临床评估、血液检查以及 CT 或 MRI 等影像学检查。当眶脂体内发生局灶炎症时，常规 CT 难以将 TAO 与其他病变鉴别开来。能量 CT 可以证实炎性组织与眶脂体的同源性，有利于 TAO 的检出。

在病例中，患者有甲状腺功能亢进病史，平扫双侧眼球突出，左侧约 2.4cm，右侧约 2.2cm，球后脂肪增多，双侧眼外肌增粗，以肌腹增粗为主。能量 CT 电子密度图及有效原子序数图示炎性区与正常区差异显著且边界清晰，具有相同物质成分；有效原子序数图显示炎性区与正常区的有效原子序数基本相同，提示为相同物质成分；能量衰减曲线图示炎性区与正常区的曲线形态完全相同且斜率为负。

综上所述，能量 CT 在对 TAO 的诊断中展现出了显著的优越性，利用电子密度图和有效原子序数图，炎症区与正常区的区别及它们的边界得以明显展现。此外，炎症区与正常区的能量衰减曲线完全一致，展现出负斜率特性，反映出它们具有相同的物质成分。能量 CT 的高组织分辨率，使得其对 TAO 的识别率提升，有利于早期治疗并作出最佳治疗选择。最后，能量 CT 的后处理可以得到众多定量指标，为疾病预后、对治疗效果的评估等提供重要数据，从而有利于制订出更优化的治疗方案。

第三节　耳 科 疾 病

一、乳突胆脂瘤成分分析

（一）临床表现

【病例 1】27 岁男性患者，因左耳耳鸣 10 余年，伴耳道痂壳 1 年余入院。

【病例 2】76 岁女性患者，因左耳流脓伴听力下降 20 余年入院。

【病例 3】52 岁男性患者，因右耳耳鸣、听力下降 10 余年入院。

（二）影像表现

【病例 1】患者接受了平扫 CT 检查，具体影像表现如图 8-3-1A、图 8-3-1B 所示。

【病例 2】患者接受了平扫 CT 检查，具体影像表现如图 8-3-1C、图 8-3-1D 所示。

【病例 3】患者接受了平扫 CT 检查，具体影像表现如图 8-3-2 所示。

（三）临床诊断

【病例 1】胆脂瘤（cholesteatoma）。

【病例 2】胆脂瘤。

【病例 3】胆脂瘤。

（四）病例讨论

外耳道流脓是胆脂瘤患者最常见的问题。胆脂瘤早期临床表现缺乏特异性，随着病程进展，患者通常出现单侧或双侧听力下降及耳鸣，持续数月至数年。由于胆脂瘤可以破坏邻近骨质，造成严重的颅内外并发症，所以需要早期诊断和及时治疗。

胆脂瘤在常规 CT 中表现为鼓室及鼓窦的软组织密度影，邻近骨质受包绕破坏。薄层 CT 具有良好的空间分辨率，能够细微观察听小骨骨质结构，但是对软组织影的性质不能作出准确判断。MRI 具有良好的软组织分辨率，对积液和黏膜肥厚有较高的敏感性，通常表现为局部区域的 T_2WI 高信号，DWI 高信号，

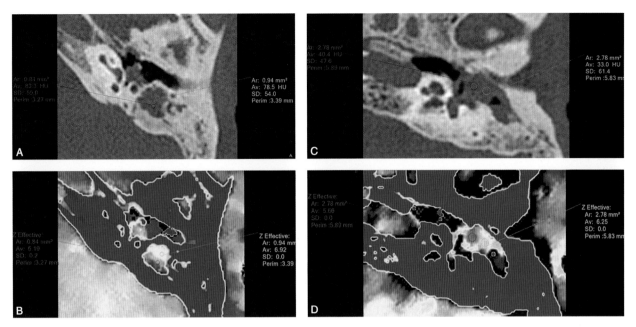

图 8-3-1　乳突胆脂瘤患者平扫 CT 扫描

注：A、C 为常规 CT 图像；B、D 为有效原子序数图。病灶位于左侧中耳乳突内，常规 CT 图像无法准确分辨胆脂瘤与炎性成分的差异，二者表现为等密度。有效原子序数图可以分辨密度相等的不同物质成分，可对胆脂瘤与炎性成分进行鉴别，炎性成分（绿色 ROI）的有效原子序数显著高于胆脂瘤（红色 ROI）。

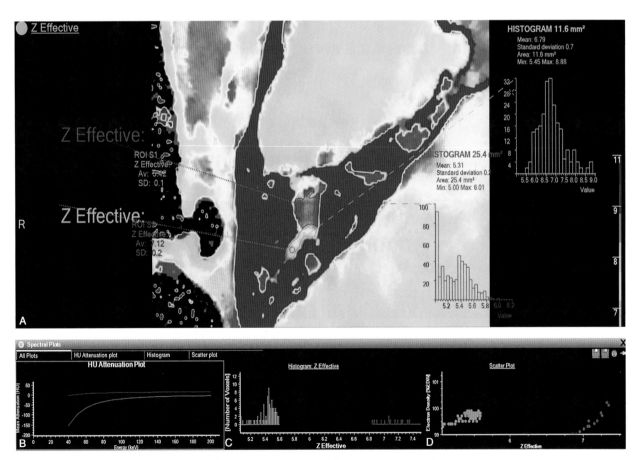

图 8-3-2　乳突胆脂瘤患者同源性分析示意图

注：A 为有效原子序数图；B 为光谱曲线斜率图；C 为光谱直方图；D 为光谱散点图。胆脂瘤区域（S1）、炎性成分区域（S2）在 4 图中均存在显著差异，进一步提示二者为密度相同的不同物质成分。

ADC 为低信号。但 MRI 检查在显示骨质破坏上不如高分辨率 CT 清楚,而且扫描时间长,尤其是对于植入了人工耳蜗及中耳腔有活动植入物的患者,具有一定限制。在这几例病例中,能量 CT 清晰地显示了胆脂瘤的软组织密度及邻近骨质破坏,扫描时间短,并且通过有效原子序数图分析发现病变与炎性物质的光谱参数不同,提示为两种物质。

综上所述,能量 CT 可提供比常规 CT 和 MRI 更多的诊断信息。能量 CT 的价值是:①凸显胆脂瘤与相邻结构(如邻近骨质)的边界;②利用胆脂瘤与炎症的衰减曲线、直方图、散点图不同,精确诊断胆脂瘤,实现尽早干预。

二、迷路病变

(一)临床表现

【病例】43 岁女性患者,因头晕 2 年余,逐渐加重,最近半年偶尔出现眩晕,持续 10 余秒,最近 2 次眩晕持续半小时,左耳鸣、听力下降 10 余年就诊。

(二)影像表现

【病例】患者接受了颞骨高分辨率 CT 及 MRI 内耳水成像检查,具体影像表现如图 8-3-3 所示。颞骨高分辨率 CT 图像及 MRI 内耳水成像均发现左侧内耳道及前庭沿迷路分布病变,考虑炎性或肿瘤性病变均有可能,无法为临床诊断或治疗提供更多的信息。能量 CT 重建得到了患者双侧内耳的电子密度图和有效原子序数图,如图 8-3-4 所示。电子密度图显示的是组织内部电子的密度。双侧内耳的电子密度值相差不大,说明双侧内耳内仍为液体而非实性肿块的可能性更大。有效原子序数图反映的是组织所含物质的有效原子序数,主要用于区分不同物质的组成成分。有效原子序数图中水的理论值为 7.24,炎性、感染性或液体蛋白含量较高时则有效原子序数高于 7.24,肿瘤的有效原子序数更高。在该患者的有效原子序数图中,左侧内耳绿色 ROI 的有效原子序数(8.56)高于右侧内耳(7.34),支持炎症。

(三)临床诊断

【病例】迷路炎(labyrinthitis)。

(四)病例讨论

迷路炎即内耳炎,为细菌或病毒等感染,进入内耳骨迷路或膜迷路引起的炎症性病变,是中耳胆脂瘤

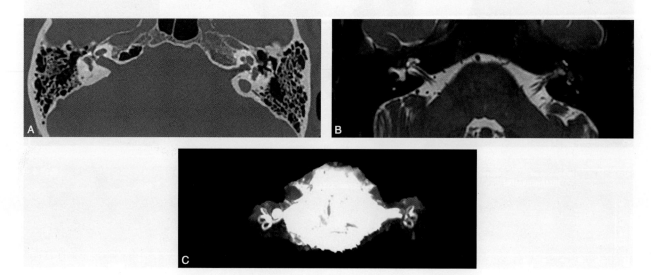

图 8-3-3   颞骨高分辨率 CT 图像及 MRI 内耳水成像影像表现

注:A 为颞骨高分辨率 CT 图像,见左侧内耳道及前庭沿迷路分布稍高密度影(右侧前庭内 CT 值约 35HU,左侧前庭内 CT 值约 87HU);B、C 为 MRI 内耳水成像,见左侧内耳道及前庭沿迷路分布的低信号及充盈缺损影。

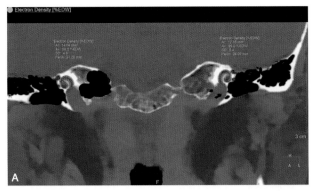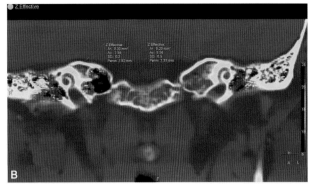

图 8-3-4　能量 CT 多参数重建

注：A 为电子密度图，示右侧 ROI 的电子密度值为 99.2% EDW、左侧 ROI 的电子密度值为 99.0% EDW（相对于水的密度），二者相差不大；B 为有效原子序数图，示左侧内耳绿色 ROI 原子序数值为 8.56，高于右侧的 7.34，支持炎症。

及化脓性中耳乳突炎较常见的并发症。迷路炎在颞骨高分辨率 CT 上显示为骨迷路骨质模糊或吸收，甚至可见迷路骨化，早期增强后内耳可见明显强化。在 MRI T_2WI 上显示为内耳迷路信号减低。

迷路炎有时较难辨别，需与健侧进行对比，连续层面观察。颞骨高分辨率 CT 可以显示中耳区的炎性病变或胆脂瘤，以及邻近的迷路瘘管或前庭窗、蜗窗的扩大。但内耳迷路内腔可无异常改变，颞骨高分辨率 CT 对早期迷路炎的纤维化表现显示欠佳。增强扫描时由于早期肉芽组织和新生血管的存在，可出现病变区的强化，骨化期病变区无强化。

MRI 可发现较早期的迷路病变，T_2WI 及内耳水成像序列灵敏显示内耳液体信号变化。迷路炎通常表现为迷路低信号或无信号，其中低信号代表纤维化组织，无信号代表骨化。骨化在 CT 上一般有阳性表现，与迷路占位性病变较难鉴别。

能量 CT 特有的回顾性光谱重建，比常规颞骨高分辨率 CT 有着更高的能量分辨率。能量 CT 通过光谱多参数图像重建的电子密度图和有效原子序数图分析显示炎性病变与水或软组织占位的光谱参数不同，易于早期发现病变，并与占位性病变相鉴别，为疾病诊断及临床治疗提供有力的佐证。

综上所述，能量 CT 可提供比常规 CT 和 MRI 更多的诊断信息。迷路病变往往因结构小而复杂，诊断较为困难，特别是早期病变较易漏诊、误诊。能量 CT 的价值是：①能量 CT 扫描时间短、辐射剂量低、流程简便，且可进行多参数回顾性图像重建，可先于常规 CT 发现病变；②能量 CT 通过电子密度及有效原子序数可对迷路病变进行定性，并鉴别炎症与占位性病变，从而进一步精确诊断，实现尽早干预。

三、耳硬化症

（一）临床表现

【病例】45 岁男性患者，发现双耳听力下降 4 年，加重伴耳鸣 1 年就诊。

（二）影像表现

【病例】患者接受了高分辨率 CT 颞骨检查，并进行了光谱多参数图像重建，具体影像表现如图 8-3-5 所示。有效原子序数图反映的是组织所含物质的有效原子序数，骨性病灶区域原子序数值低于正常值时，提示炎性病变可能。电子密度图显示的是组织内部电子云的密度。如果病变的电子密度降低，但病变的有效原子序数无降低，这说明病变的化学物质成分基本没变，但物理密度降低。钙抑制图是基于物质分离算法，将组织内钙质成分的 CT 值替换为接近无钙时的 CT 值所得到的图像，其目的是去除高密度钙质干扰。当骨髓钙质减少、发生水肿或软组织增多时，密度应高于正常骨髓中去除钙质成分后的密度，即病变区域的 Ca Supp 值高于正常。

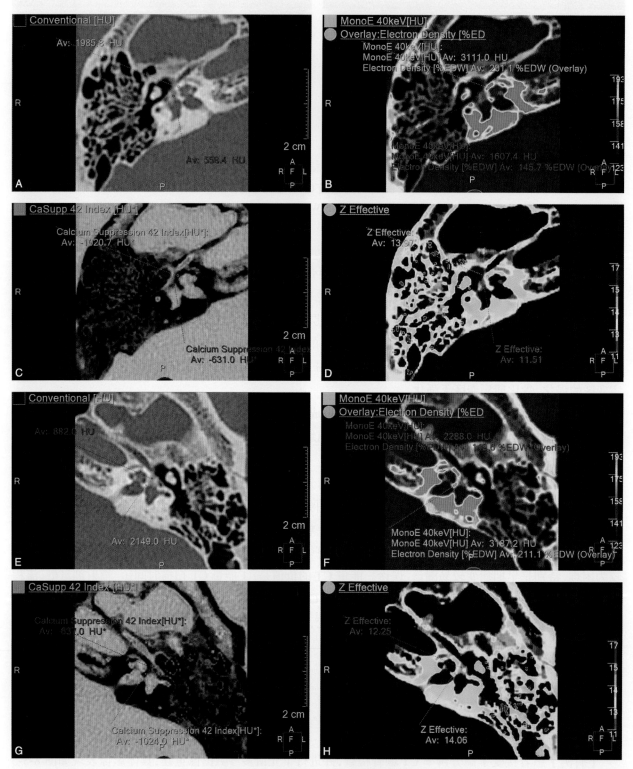

图 8-3-5 耳硬化症的 CT 影像表现

注：A、E 为常规 CT 图像，示双侧耳蜗周围及前庭旁见条状密度减低影，耳蜗呈"双环征"；B、F 为电子密度图，示红色 ROI 电子密度平均值（右侧 145.7% EDW，左侧 149.6% EDW）较绿色 ROI（右侧 201.1% EDW，左侧 211.1% EDW）减低，提示病灶区域物理密度降低；C、G 为钙抑制图，示红色 ROI 钙抑制指数（右侧 −631.0HU，左侧 −637.0HU）较绿色 ROI（右侧 −1 020.7HU；左侧 −1 024.0HU）增高，提示病灶区骨质吸收，血管丰富的海绵状新生骨及结缔组织间质增多，或可提示病灶处于海绵化期；D、H 为有效原子序数图，示双侧红色 ROI 原子序数值（右侧 11.51，左侧 12.25）低于绿色 ROI 原子序数值（右侧 13.97；左侧 14.06），提示炎性病变可能。

（三）临床诊断

【病例】耳硬化症（otosclerosis），后续拟接受手术治疗。

（四）病例讨论

耳硬化症传统上是一种临床诊断，可结合听力下降、鼓膜完整、声导抗、纯音听阈、盖莱试验等症状与检查结果相结合作出诊断。当临床诊断不能明确时，特别是当患者存在感音性听力障碍时，常规高分辨率CT是重要的检查手段之一，对疾病的诊断和指导治疗均有重要意义。但因耳部结构较小，病变密度随时间变化，常规高分辨率CT对耳硬化症的分期诊断有一定的局限性。

耳硬化症的特征表现为骨迷路包囊灶性骨质吸收，髓腔扩大，血管增多，呈海绵样变、破骨、成骨现象。其病理改变为无序骨吸收灶，新骨沉积，血管增生和结缔组织间质增多。海绵化期主要表现为内耳骨迷路的骨质破坏、骨质吸收，致密骨被血管丰富的海绵状新生骨取代。成熟期海绵状新生骨血供减少、出现钙化，骨质逐渐致密，病变范围逐渐累及前庭窗、镫骨脚板及其环状韧带，导致前庭窗狭小甚至封闭，镫骨活动度降低、镫骨底板增厚，上述病理过程在临床上的表现为患者出现渐进性听力下降。

根据病变累及部位不同，耳硬化症的影像学表现可分为前庭窗型、耳蜗型及混合型。前庭窗型最常见，其次为混合型，单独耳蜗型最少见。前庭窗型耳硬化症病灶累及前庭窗周围骨质及镫骨板，海绵化期前庭窗前区见点状、片状及条状密度减低区域，但前庭窗前区出现低密度病灶并不是耳硬化的特征性表现，诊断还需要结合临床表现及年龄。成熟期病变累及镫骨，CT表现为镫骨板弥漫性增厚或局部增厚，为耳硬化症的特征性表现。耳蜗型耳硬化症病灶分布在耳蜗周围，典型CT表现为耳蜗周围出现弧形低密度影，称为"双边征"或"双环征"。文献报道耳蜗各转密度有一定的差异，在病变表现不明显的时候需要进行CT值测量，低于该转特定的CT值时可怀疑耳硬化症，但这种差别极小，常易漏诊，能量CT通过电子密度图、有效原子序数图及钙抑制图分析可早于肉眼观察发现病变，并提示病灶范围及分型。混合型耳硬化症表现为前庭窗周围及耳蜗周围同时受累，半规管周围亦常受累。

综上所述，能量CT可提供比常规CT更多的诊断信息。能量CT的价值是：①能量CT比常规颞骨高分辨率CT更早发现早期隐匿性病变。常规CT图像易遗漏的耳硬化症早期病灶，在有效原子序数图、电子密度图及钙抑制图分析中明显增加了对比，显示清晰，实现了早发现、早干预，对疾病的治疗和预后有重要意义。②提供更准确的分期。传统的耳硬化症的分期主要是观察病变累及范围及密度改变，对较小病灶或同时存在海绵化期及成熟期的病变分期诊断存在不准确的可能性，能量CT通过钙抑制图及对Ca Supp值的精确测量，可以准确提示病灶区域骨质改变为骨质吸收或增加，或可为耳硬化症分期提供更精确的诊断支持。

第四节　鼻咽癌等头颈部肿瘤

一、鼻咽癌复发灶的检测及肿瘤范围的准确勾画

（一）临床表现

【病例】56岁男性患者，鼻咽癌放化疗后2年，因涕中带血、左耳闷胀、听力下降1年入院。

（二）影像表现

【病例】患者接受了增强CT检查，具体影像表现如图8-4-1～图8-4-3所示。

（三）临床诊断

【病例】鼻咽癌累及右侧上颌窦、右侧颅底、左侧下鼻甲。

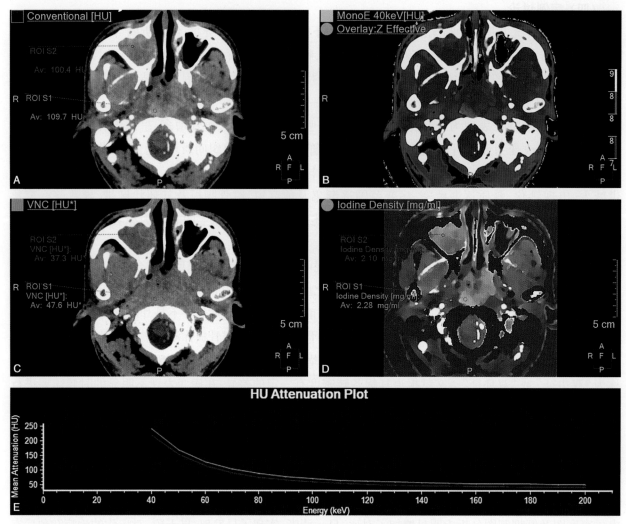

图 8-4-1 鼻咽部病灶范围的优化显示及同源性分析

注：A 为常规 CT 图像；B 为 40keV 与有效原子序数融合图；C 为虚拟平扫图像；D 为碘密度图；E 显示病灶 S1 与病灶 S2 相应的能量衰减曲线斜率相同，提示二者的组织来源相同。

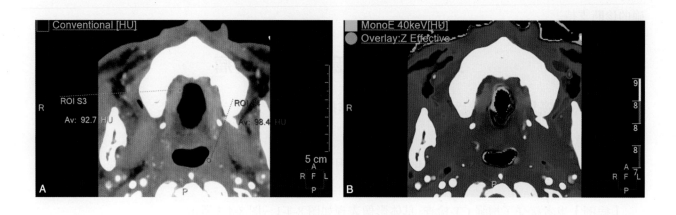

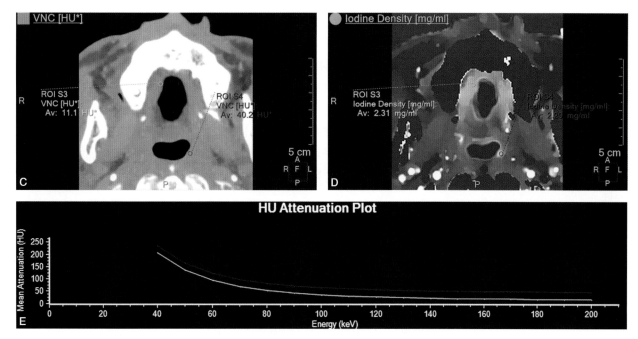

图 8-4-2　口咽部病灶范围的优化显示及同源性分析

注：A 为常规 CT 图像；B 为 40keV 与有效原子序数融合图；C 为虚拟平扫图像；D 为碘密度图；E 显示病灶 S3 与病灶 S4 相应的能量衰减曲线斜率相同，提示二者的组织来源相同。

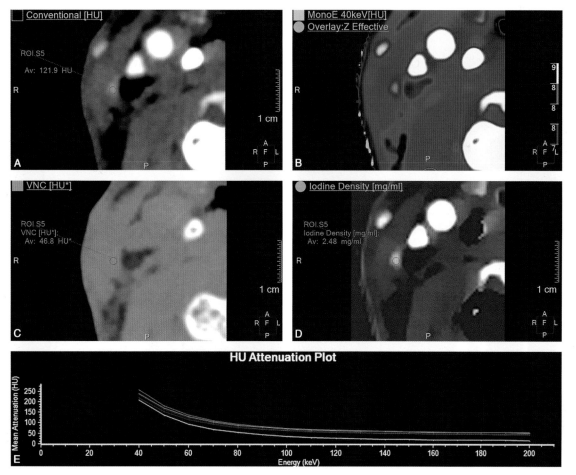

图 8-4-3　颈部淋巴结的优化显示及同源性分析

注：A 为常规 CT 图像；B 为 40keV 与有效原子序数融合图；C 为虚拟平扫图像；D 为碘密度图；E 显示淋巴结 S5 与病灶 S1～S4 相应的能量衰减曲线斜率基本相同，提示五个病灶全部为同源。

(四）病例讨论

鼻咽癌（nasopharyngeal carcinoma）放化疗后影像学随访对判断肿瘤复发至关重要，但是对于放化疗后表现与肿瘤早期复发的鉴别，常规 CT 及 MRI 存在一定的局限性，能量 CT 具有一定的优势。40keV 图像可有效提高软组织对比度，清晰显示肿瘤边界及对周围组织侵犯情况。碘密度图可对病灶定量测量碘密度，弥补传统单参数 CT 值缺陷，更好判断病变血供情况。研究表明头颈部鳞癌的碘密度定量阈值为 1.58mg/ml，大于阈值考虑头颈部鳞癌。转移性淋巴结的碘密度定量阈值为 1.72～2.56mg/ml，大于阈值考虑转移。40keV 与有效原子序数融合图显示病变累及的部位，较常规 CT 图像更明确、更清晰。还可以用光谱曲线分析原发灶与疑似转移灶摄碘能力是否类似，进而评估转移的可能性。

在这个病例中，常规 CT 能发现患者鼻咽部不均匀强化肿块，但是边界不清，能量 CT 的 40keV 与有效原子序数融合图能更清晰地显示病变的范围及侵犯的组织。右侧上颌窦占位，常规 CT 很难定性，但是碘密度定量值提示头颈鳞癌。口咽部病变在常规 CT 上不能显示，但是碘密度定量值提示肿瘤累及。右侧颈部小淋巴结，常规 CT 不能判断是否为转移性淋巴结，但是碘密度定量值提示为转移性淋巴结。同时，鼻咽部、右侧上颌窦、口咽部、右侧颈部淋巴结的光谱曲线分析，提示五个病灶全部为同源，考虑鼻咽癌复发伴右侧上颌窦、口咽侵犯，右侧颈部淋巴结转移（metastatic lymph node）。

二、颈部淋巴瘤累及范围的准确勾画与累及部位的判断

(一）临床表现

【病例】46 岁女性患者，确诊弥漫大 B 细胞淋巴瘤 3 年，患者因扪及左颈部肿物 3 个月入院。

(二）影像表现

【病例】患者接受了增强 CT 检查，具体影像表现如图 8-4-4～图 8-4-7 所示。

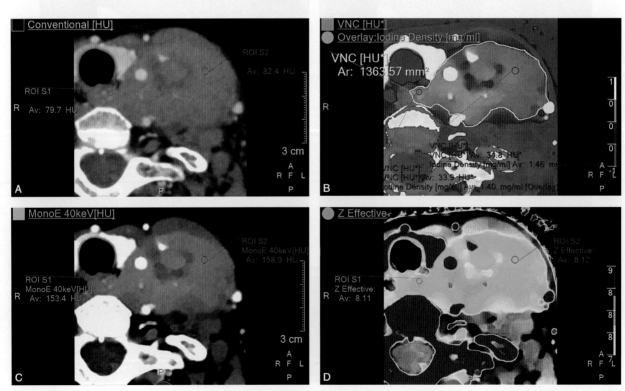

图 8-4-4　食管受累层面病灶边界优化显示及定量分析

注：A 为常规 CT 图像；B 为虚拟平扫与碘密度融合图；C 为 40keV 图像；D 为有效原子序数。A 显示肿瘤边界不清，无法明确病变范围；B～D 示肿瘤面积约 1 363.57mm²，定量值均提示食管左侧壁 S1 与病灶 S2 相近。

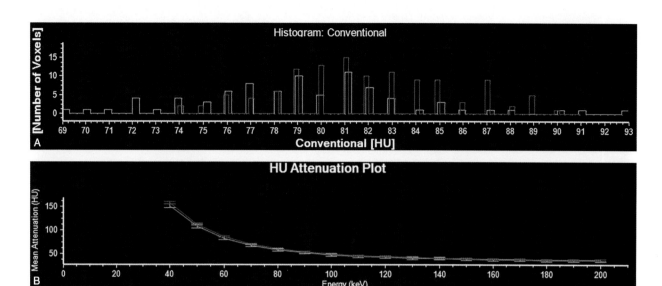

图 8-4-5　食管受累层面病灶的同源性分析

注：A 为常规 CT 值直方图，示食管左侧壁 S1 与病灶 S2 不完全重合，提示二者可能不同源；B 显示病灶 S1 与病灶 S2 相应的能量衰减曲线斜率相同，提示二者同源。

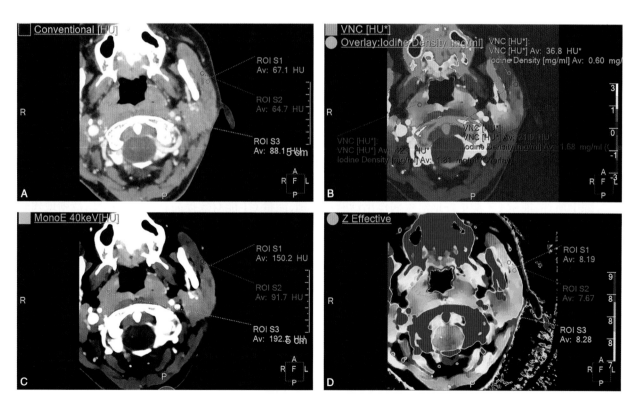

图 8-4-6　口咽受累层面病灶边界优化显示及定量分析

注：A 为常规 CT 图像；B 为虚拟平扫与碘密度融合图；C 为 40keV 图像；D 为有效原子序数。A 显示肿瘤边界处 S1 与周围正常组织 S2 的 CT 值相近而与口咽部病变 S3 不同，而 B～D 定量值均提示 S1 与 S3 相似而与 S2 不同。

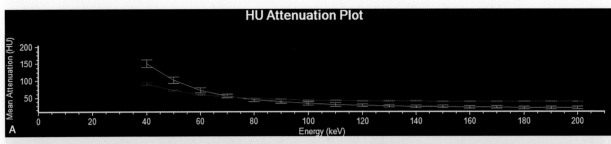

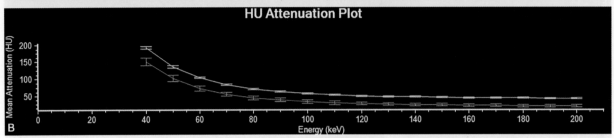

图 8-4-7 口咽受累层面病灶的同源性分析

注：A 显示病灶 S1 与正常组织 S2 相应的能量衰减曲线斜率不同，提示二者不同源；B 显示病灶 S1 与病灶 S3 相应的能量衰减曲线斜率相同，提示二者同源。

（三）临床诊断

【病例】淋巴瘤（lymphoma）复发。

（四）病例讨论

淋巴瘤累及范围的判断对临床治疗至关重要。这是一例淋巴瘤复发的病例，患者以左侧颈部包块就诊，常规 CT 显示左侧颈动脉鞘间隙巨大肿块，边界不清，与食管左侧壁分界不清，能量 CT 的虚拟平扫与碘密度融合图可以准确勾画病变的边界，并且定量测量病灶面积，碘密度图定量值显示食管左侧壁与肿块相近，提示食管左侧壁受累及。同源性分析也显示食管左侧壁与肿块的能量衰减曲线斜率相同，提示二者同源，进一步说明食管左侧壁受累及。

这个病例的口咽及左侧腮腺在平扫可见病变，但是无法定性，能量 CT 通过碘密度图、有效原子序数图定量值提示口咽和左侧腮腺与正常组织不同，通过同源性分析显示左侧腮腺病变和口咽病变同源，和正常组织不同，提示淋巴瘤累及。

综上所述，能量 CT 能更好地对疾病作出诊断及鉴别，能量 CT 能有效提高软组织对比度，清晰地勾画病灶边界及对周围组织的侵犯情况，并准确计算肿瘤面积。此外，能量 CT 能够评估淋巴结转移的情况。同源性分析能够发现可疑灶与原发灶的摄碘能力是否类似，进而评估其转移的可能性。

第五节 甲状腺疾病

一、甲状腺结节的良恶性鉴别

（一）临床表现

【病例 1】51 岁女性患者，发现甲状腺多发结节 15 年入院。

【病例 2】36 岁女性患者，发现甲状腺双侧叶多发结节 1 个月余。

【病例 3】71 岁女性患者，发现甲状腺结节半年。

（二）影像表现

【病例 1】患者接受了增强 CT 检查，具体影像表现如图 8-5-1 所示。

【病例2】患者接受了增强CT检查,具体影像表现如图8-5-1、图8-5-2所示。

【病例3】患者接受了增强CT检查,具体影像表现如图8-5-1所示。

（三）临床诊断

【病例1】结节性甲状腺肿。

【病例2】甲状腺乳头状癌。

【病例3】甲状腺神经内分泌肿瘤。

（四）病例讨论

在病例2中,甲状腺左侧叶可见稍低密度结节,边缘模糊,增强扫描后呈明显强化,但边界仍显示欠清,而能量CT可以清楚显示病灶的大小以及与甲状腺包膜的距离,碘密度图定量显示了该病灶的碘摄

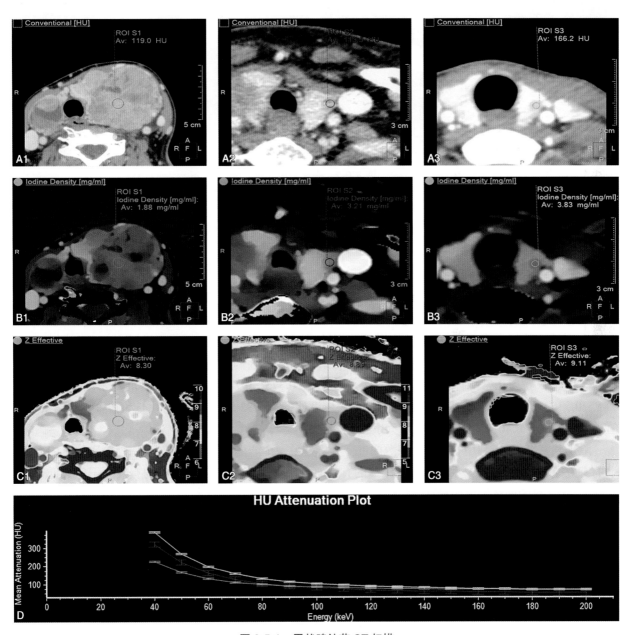

图 8-5-1　甲状腺结节 CT 扫描

注:A1～A3为常规CT图像;B1～B3为碘密度图像;C1～C3为有效原子序数图;D为能量衰减曲线图。ROI S1为病例1,ROI S2为病例2,ROI S3为病例3。常规增强CT图像显示3例患者甲状腺见明显强化结节,边界欠清;碘密度图及有效原子序数图清晰显示出病灶的边界和范围,三者的碘密度摄取值分别为1.88mg/ml、3.21mg/ml、3.83mg/ml;S2、S3曲线斜率均高于S1。

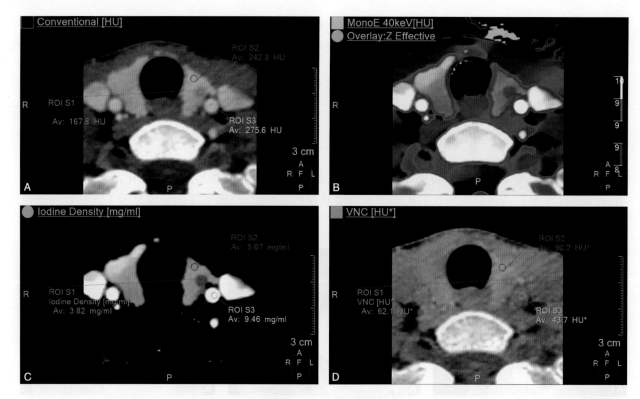

图 8-5-2 光谱图像分析

注：A 为增强 CT 图像；B 为 40keV 与有效原子序数融合图像；C 为碘密度图；D 为虚拟平扫图像。轴位 CT 图像显示甲状腺左侧叶稍低密度结节，边界欠清，增强扫描呈弱强化。碘密度图清晰地显示该病灶的范围及碘密度，病灶值（ROI S1）为 3.82mg/ml，邻近正常甲状腺（ROI S2）值为 5.07mg/ml，动脉血管值（ROI S3）为 9.46mg/ml，病灶与正常腺体比值 = 3.82/5.07=0.75，病灶与动脉血管比值=3.82/9.46=0.40。

取值以及与同侧甲状腺实质和同层动脉血管摄取值的比值。根据文献报道，甲状腺囊肿、甲状腺良性结节（benign thyroid nodule）与甲状腺癌（thyroid carcinoma）间的碘密度绝对值、其与正常甲状腺腺体或血管碘密度的比值均存在差异，最低的为甲状腺囊肿，较低的为甲状腺癌，最高的为甲状腺良性结节。一些分子病理学研究报道，甲状腺滤泡细胞负责碘摄入量，在恶性病灶中，滤泡细胞被取代，导致碘摄入量下降。甲状腺癌与正常腺体的碘密度比值一般分布在 0.375～0.77，而与动脉血管的碘密度比值一般在 0.18～0.525。病例 2 患者的病灶与正常腺体的碘密度比值为 3.82/5.07=0.75，病灶与动脉血管的碘密度比值为 =3.82/9.46=0.40，二者均高度提示为甲状腺癌。

除了碘密度之外，利用有效原子序数图进行分析是另一个能提供甲状腺结节良恶性鉴别信息的方法。水的有效原子序数为 7.42，甲状腺良性结节的有效原子序数高于水，而甲状腺癌的有效原子序数低于水。此外，甲状腺癌的曲线斜率明显高于良性结节。

常规 CT 对于甲状腺结节的诊断价值有限，结节的 CT 值不是结节鉴别诊断的有用参数，而能量 CT 可以提供额外的诊断信息，以评估是否需要进行下一步的超声评估，如 CT 诊断为囊肿，而非实性结节，那么可能不需要做额外的检查。此外，能量 CT 对实性结节的良恶性鉴别也能提供重要的参考信息。

二、甲状腺癌转移性淋巴结与非转移性淋巴结的鉴别

（一）临床表现

【病例】66 岁男性患者，声音嘶哑 4 个月余，颈部疼痛 20 余天入院。

（二）影像表现

【病例】患者接受了 CT 检查，具体影像表现如图 8-5-3、图 8-5-4 所示。

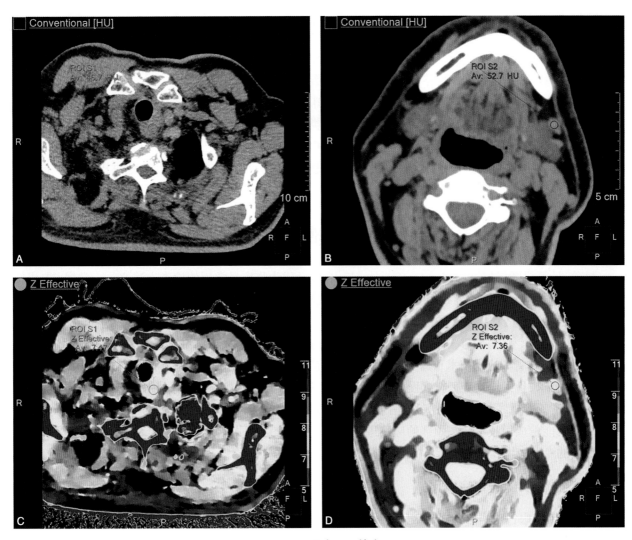

图 8-5-3　平扫 CT 检查

注：A、B 为平扫 CT 图像；C、D 为有效原子序数图。ROI S1 为淋巴结 1，ROI S2 为淋巴结 2。平扫显示气管左旁见一增大淋巴结，边界不清，较左侧颌下淋巴结密度稍减低，有效原子序数高于左侧颌下淋巴结，提示二者的化学物质成分不相同。

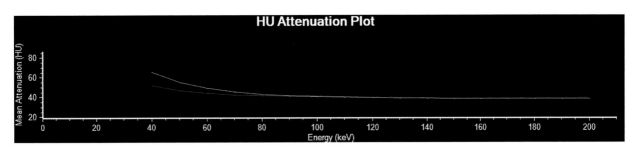

图 8-5-4　能量衰减曲线图

注：S1（蓝色）为气管旁淋巴结，S2（紫色）为左侧颌下淋巴结；随着能级（keV）水平的降低，二者的差异逐渐增大，在 40keV 获得了最佳的对比度，且气管旁淋巴结的曲线斜率显著高于左侧颌下淋巴结。

（三）临床诊断

【病例】甲状腺癌,伴气管旁淋巴结转移。

（四）病例讨论

在该病例中,患者行了甲状腺全切术,术后复查发现了气管旁增大的淋巴结,与气管分界不清,内见斑片状钙化。有效原子序数图分析显示与左侧颌下淋巴结的有效原子序数不同,提示可能为两种物质,提示左侧气管食管沟淋巴结可能是转移,但左侧颌下淋巴结不是转移。

有研究发现,靶淋巴结和原发病灶二者的曲线斜率的比值是判断淋巴结是否转移的良好指标,该比值与淋巴结的状态(转移或非转移)相关,与病理分类或个体无关。而在本例中,由于甲状腺已被切除,虽然无法与原发病灶进行斜率比较,但可选择常规 CT 判断阴性的淋巴结从而进行比较,提示其与阴性淋巴结性质不同,有利于临床进行下一步评估。综上所述,能量 CT 有助于甲状腺癌淋巴结转移的临床诊断。

第六节　头颈部专病应用述评

目前,计算机断层扫描(computer tomography,CT)已成为临床最常用的检查方法之一。常规 CT 成像仅测量 X 射线总衰减效应,导致组织能量相关信息缺失。相较之下,能量 CT 成像通过对每个体素的光电效应与康普顿散射的加权系数进行解析,从而提供了更丰富的影像信息。近 10 年来,CT 的发展方向已经逐渐向能量 CT 转变,并逐步在临床应用中得到了拓展,以实现更早、更精准的诊断。能量成像技术可分为基于 X 射线球管的成像技术和基于 X 射线探测器的成像技术。后者由于能够严格满足"同源、同时、同向"的基本要求,且无须改变工作流程,在临床应用方面更易于推广。能量成像技术可以提供单能量图像、碘密度图、有效原子序数图等多种参数信息,在头颈部疾病的诊断和治疗中已广泛应用。以下将分为四个专病部分对能量成像技术在头颈部的应用进行详细阐述,分别是眼科疾病、耳科疾病、头颈部肿瘤以及甲状腺疾病的专病应用。

一、眼科疾病的专病应用

能量 CT 在眼科疾病的应用非常广泛,其中主要包括对眼眶占位性病变的鉴别诊断、眼肌以及视神经的评估等方面。能量 CT 作为一种先进的医疗成像技术,可提供包括高分辨率的图像、三维立体重建、组织密度和组织成分等详细信息,因此在眼科疾病的诊断和治疗中具有很大的优势。(图 8-6-1)

（一）淋巴瘤与其他眼眶淋巴增生性疾病的鉴别

在定量分析眼眶淋巴瘤及与其他眼眶淋巴增生性疾病的鉴别诊断中,能量 CT 的诊断价值明显高于常规 CT。其中,碘密度和 40～70keV 单能量区间的能量衰减曲线斜率表现出最佳的诊断效能。

（二）血管平滑肌脂肪瘤的鉴别诊断

发生在眼眶内的血管平滑肌脂肪瘤,一般脂肪成分通常较为明显,而血管成分则相对不明显,在这种情况下,确定平滑肌成分是诊断的关键,能量 CT 可以利用能量衰减曲线来帮助明确判断,如图 8-6-1 所示。此外,在不增加辐射剂量的前提下,能量 CT 可为临床医生提供关键信息,从而有助于制订更加及时、精准的治疗方案。这样的技术优势使得能量 CT 在眼科疾病诊断中具有很高的应用价值,可为患者带来更好的诊疗体验。

（三）眼肌的评估

能量 CT 多参数影像技术,如碘密度图和有效原子序数图,可为眼肌活性和功能评估提供支持。首先,通过碘密度图,我们可以了解眼肌的血流分布情况。正常情况下,眼肌的碘分布应呈现均匀状态。当眼肌出现炎症或其他病变时,其血流分布可能会发生改变,从而在碘密度图上表现出异常。其次,利用有效原子序数图,我们可以对眼肌的组织结构进行评估。有效原子序数与物质的密度和原子组成密切相关,因此

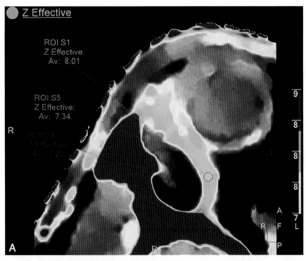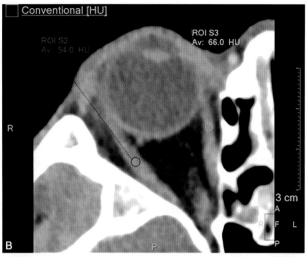
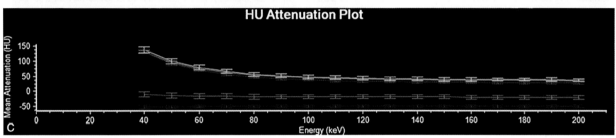

图 8-6-1　眼眶内占位的鉴别诊断

注:A 中病灶 S1 与 B 所示的眼肌 S2 和 S3 对应的能量衰减曲线分别为 C 中的蓝色、粉色、黄色曲线,三条曲线基本重合,考虑三者为同源;A 所示的病灶 S4 和 S5 对应的能量衰减曲线分别为 C 中的红色和紫色曲线,两条曲线趋于水平,考虑为含脂组织。

可以用来描述眼肌的组织成分。当眼肌发生病理性改变时,其组织结构可能会发生明显的变化,如纤维化、脂肪化等,这些变化在有效原子序数图上可被观察到。

(四)视神经的评估

能量CT多参数中的碘密度图或有效原子序数图,可以用于确定视神经的位置和形态,进而评估病变,为疾病的诊断和治疗提供帮助。能量 CT 技术还可以用来对神经源性肿瘤进行溯源判断。神经源性肿瘤通常由神经元或胶质细胞等形成,其能量衰减曲线与正常组织有所不同,通过对能量衰减曲线的分析,我们可以确定肿瘤的来源和性质,为治疗提供参考。

二、耳科疾病的专病应用

在耳科疾病方面,主要影像检查方法为高分辨率 CT 成像和磁共振成像。高分辨率 CT 成像广泛应用于内耳领域,它是一种快速、非侵入性的检查方法,能够提供高分辨率的图像,帮助医生更好地观察内耳的结构和病变情况。相对于传统的高分辨率 CT 成像技术,能量 CT 在评估内耳硬化症和胆脂瘤等疾病方面具有一定的优势。能量 CT 采用不同能量的 X 射线进行成像,从而能够提供更多的组织信息和成像细节,能更准确地诊断和评估这些疾病的程度和范围。

(一)耳硬化症的评估

在颞骨CT检查中,深度学习已被证明可能是诊断耳硬化症的有效工具,其通过利用大量的训练数据和复杂的神经网络,识别出耳硬化症的特征表现。然而,目前深度学习在临床实践中的广泛应用仍面临诸多挑战,例如计算需求高、模型解释性差以及数据隐私问题大等。相较之下,能量 CT 多参数成像技术具有一定的优势,其利用多种能量测量技术,可同时获得有效原子序数图和电子密度图,这些图像能更敏感地反映颞骨内部的结构和成分变化,提供更多耳病信息。

(二)胆脂瘤

常规高分辨率 CT 成像可对内耳的结构进行评估,但单一参数的 CT 往往没有足够的密度分辨率,因而无法区分一些等密度的病变,如胆脂瘤与炎性成分等。在能量 CT 有效原子序数图上,胆脂瘤表现为脂肪特性,可与炎性组织明确区分。此外,胆脂瘤的能量衰减曲线与皮下脂肪成分一致,亦与炎性成分显著不同。

三、头颈部肿瘤的专病应用

头颈部肿瘤主要以鼻咽癌为代表,治疗方法通常以放疗为主,能量 CT 在放疗计划中相较于常规 CT 具有显著的优势。一方面,它能实现更精确的散射线-初级射线比(scatter-to-primary ratio,SPR)和剂量学评估;另一方面,对于放疗靶区的勾画也更为精准。此外,在诊断方面,头颈部磁共振成像容易受到吞咽运动的影响,而常规 CT 的组织分辨率亦有限,因此能量 CT 多参数成像在头颈部肿瘤诊断方面的优势较为突出。

(一)检出率的提升

能量 CT 在 40keV 水平上显著提高了对头颈部肿瘤的检出率,以及肿瘤边界和神经滋养血管的可视性。与常规 CT 图像相比,能量 CT 的碘融合图和 40keV 图像在头颈部原发性鳞状细胞癌的初步评估方面效果更好。40keV 图像和碘密度图还有助于对头颈部鳞状细胞癌复发灶的早期确诊,可以帮助区分复发性病变、治疗后的变化或非复发性淋巴结,减少不必要的活检。

(二)诊断准确性的提升

能量 CT 中的碘密度图和能量衰减曲线在鼻腔内翻性乳头状瘤和鳞状细胞癌、淋巴瘤鉴别诊断中具有重要的应用价值。鳞状细胞癌与淋巴瘤的碘密度和光谱衰减曲线斜率明显高于内翻性乳头状瘤,使用最佳定量阈值(1.74mg/ml、3.34HU/keV)可提高诊断准确性。此外,内翻性乳头状瘤的碘密度或光谱衰减曲线斜率的增高还可作为预测恶性转化风险的指标,在提高鼻腔肿瘤诊断和预测恶性转化风险方面具有重要意义。

(三)侵袭性预测

能量 CT 是术前评估舌鳞状细胞癌侵袭性的有效工具,可以提供关于舌鳞状细胞癌特征的定量信息,如碘密度、能量衰减曲线、肿瘤血管及神经滋养血管等,从而有助于评估舌鳞状细胞癌的生物学行为和侵袭性,在决定治疗策略和预测患者预后方面具有重要价值。

(四)TNM 分期准确性的提升

光谱碘密度和有效原子序数在对头颈部鳞状细胞癌与正常黏膜的定量和定性鉴别中具有重要作用,有助于提高对组织分化程度的识别,从而提高对局部肿瘤分期的准确性。光谱碘密度和有效原子序数在对上消化道头颈部鳞状细胞癌与正常黏膜之间的区分方面具有显著效果,能够提高 14% 的肿瘤分期准确性。如图 8-6-2 所示,利用能量 CT 多参数及能量衰减曲线可对鼻咽癌的原发灶、转移灶及转移性淋巴结进行准确的鉴别。

(五)治疗计划精准性

能量 CT 通过使用有效原子序数图和碘密度图,改进了放射治疗中剂量计算相关的 SPR 预测。肿瘤边界可视化水平提升,有助于实现精确靶区勾画。能量 CT 在质子、氦和碳离子束治疗脑肿瘤放射治疗计划中非常有应用价值,此外,能量 CT 可改善质子、氦和碳离子束治疗的射程计算准确性,与常规 CT 相比可降低 0.6%～4.4%(0.4～2.1mm)的 SPR 误差,辐射剂量可降低 0.5～6.8Gy。全新一代皓克 Spectral CT 具有更好的 SPR 预测能力,射程不确定性可降低 0.9%,放射治疗边界偏差可控制在 1mm 以内。

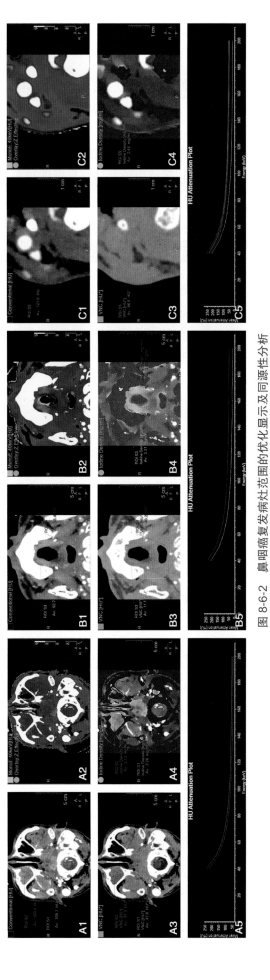

图 8-6-2 鼻咽癌复发病灶范围的优化显示及同源性分析

注：A1、B1、C1 为常规 CT 图像；A2、B2、C2 为 40keV 与有效原子序数融合图；A3、B3、C3 为虚拟平扫图像；A4、B4、C4 为碘密度图；A5 显示病灶 S1 与病灶 S2 相应的能量衰减曲线斜率相同，提示二者的组织来源相同；B5 显示病灶 S3 与病灶 S4 相应的能量衰减曲线斜率相同，提示二者的组织来源相同；C5 显示淋巴结 S5 与病灶 S1～S4 相应的能量衰减曲线斜率基本相同，提示五个病灶全部为同源。

四、甲状腺疾病的专病应用

(一)甲状腺微钙化的检出

光谱虚拟平扫技术用于检测甲状腺钙化是一种可行的方法,可以同时抑制内源性碘和外源性碘,同时,能量 CT 虚拟平扫有助于对甲状旁腺腺瘤的诊断,可降低 20% 的辐射剂量。

(二)甲状腺结节的定性

能量 CT 碘密度可鉴别甲状腺结节的良恶性。基于能量 CT 定量参数和常规 CT 特征的影像组学是一种有效、可视的无创性工具,对鉴别良性和恶性甲状腺微小结节具有良好的预测效果。不同性质甲状腺病变的鉴别阈值如表 8-6-1 所示。

表 8-6-1　头颈部病变常用的能量 CT 多参数鉴别诊断阈值

病变鉴别	定量阈值	备注
头颈部鳞癌 vs 正常颈部黏膜	①碘密度:1.58mg/ml(大于该值考虑头颈部鳞癌) ②有效原子序数:8.08(大于该值考虑头颈部鳞癌)	扫描延迟期
眼眶淋巴瘤 vs 炎性假瘤	①碘密度:1.00mg/ml(大于该值考虑眼眶淋巴瘤) ②光谱曲线斜率:1.99HU/keV(大于该值考虑眼眶淋巴瘤)	
鼻内翻性乳头状瘤 vs 鳞癌 & 淋巴瘤	①碘密度:1.74mg/ml(小于该值考虑鼻内翻性乳头状瘤) ②光谱曲线斜率:3.34HU/keV(小于该值考虑鼻内翻性乳头状瘤)	40~70keV 区间斜率
甲状腺癌 vs 良性结节	碘密度:3.55mg/ml(大于该值考虑良性结节)	
甲状腺癌 vs 囊性结节	碘密度:1.18mg/ml(小于该值考虑囊性结节)	
转移性淋巴结 vs 非转移性淋巴结	①碘密度:1.715~2.56mg/ml(大于该值考虑转移性淋巴结) ②细胞外容积:36.45%(大于该值考虑转移性淋巴结)	

(三)甲状腺肿瘤的 TNM 分期

能量 CT 高能级图像可减少金属伪影,提升周围组织及淋巴结的可评估性,110~200keV 和 O-MAR 的组合产生了最佳的去金属伪影效果,更有利于精准地进行 TNM 分期。与常规 CT 值差值法相比,碘密度法 ECV 在诊断甲状腺乳头状癌患者转移性颈部淋巴结方面表现出相同或更好的诊断性能,有利于消除动脉期 CT 颈根伪影对诊断的影响以及降低辐射剂量。

五、小结

能量 CT 成像是一个不断发展的领域。能量 CT 成像技术尽管在探测器、X 射线源、重建链和其他参数方面存在显著差异,但它们都为临床提供了额外的 X 射线能量相关信息,带来了潜在的临床价值。能量 CT 多参数在头颈部的应用主要有:①病灶的优化显示和早期检出。②对头颈部肿瘤来说,可以实现良恶性鉴别及恶性转化的风险预测(常用的疾病鉴别阈值见表 8-6-1);基于肿瘤边界的优化显示和转移性淋巴结的识别,有助于 T 分期和 N 分期的优化;此外,也有助于制订精准放疗计划。

(严伟杰　胡馨月　纪琳　余茂丽　方之家　孙玲　王雅杰　伍定平　月强)

参 考 文 献

[1] ALAM M S,SUBRAMANIAN N,KOKA K,et al. Orbital angioleiomyoma:a rare orbital neoplasm. Orbit,2016,35(2):113-116.

[2] AZHDAM A M,WANG Y,DOUGLAS R S,et al. Angioleiomyoma of the nasolacrimal duct:case report and literature review. Orbit,2022,41(6):783-785.

[3] WONG S W,LAYBOURNE J,IRION L,et al. A rare case of orbital angioleiomyoma. Orbit,2021,40(1):60-64.

[4] PERROS P,NEOH C,DICKINSON J. Thyroid eye disease. BMJ,2009,338:b560.

［5］WEILER D L. Thyroid eye disease：a review. Clin Exp Optom，2017，100（1）：20-25.

［6］KÖSTER O，STRÄHLER-POHL H J.Stellenwert der hochauflösenden CT in der Diagnostik der erworbenen Mittelohrcholesteatome. Rofo，1985，143（3）：322-326.

［7］GANAHA A，OUTA S，KYUUNA A，et al. Efficacy of diffusion-weighted magnetic resonance imaging in the diagnosis of middle ear cholesteatoma. Auris Nasus Larynx，2011，38（3）：329-334.

［8］MAKSIMOVIĆ Z，RUKOVANJSKI M. Intracranial complications of cholesteatoma. Acta Otorhinolaryngol Belg，1993，47（1）：33-36.

［9］SCHAEFFER C J，LEON S M，OLGUIN C A，et al. Accuracy and reproducibility of effective atomic number and electron density measurements from sequential dual energy CT. Med Phys，2021，48（7）：3525-3539.

［10］DE ALBUQUERQUE MARANHÃO A S，GODOFREDO V R，DE OLIVEIRA PENIDO N. Suppurative labyrinthitis associated with otitis media：26 years'experience. Braz J Otorhinolaryngol，2016，82（1）：82-87.

［11］LOUREIRO R M，SUMI D V，SOARES C R. Temporal bone imaging opportunities with ultra-high-resolution computed tomography. J Audiol Otol，2023，27（1）：51-53.

［12］JULIANO A F，GINAT D T，MOONIS G. Imaging review of the temporal bone：part Ⅰ.Anatomy and inflammatory and neoplastic processes. Radiology，2013，269：17-33.

［13］CAKMAK V，CAKMAK P. Does otosclerosis affect the dimensions of the facial canal and cochlear aquaduct?. Eur Arch Otorhinolaryngol，2021，278（6）：1845-1852.

［14］HSU C C，JEAVON C，FOMIN I，et al. Dual-layer spectral CT imaging of upper aerodigestive tract cancer：analysis of spectral imaging parameters and impact on tumor staging. AJNR Am J Neuroradiol，2021，42（9）：1683-1689.

［15］LI L，CHENG S N，ZHAO Y F，et al. Diagnostic accuracy of single-source dual-energy computed tomography and ultrasonography for detection of lateral cervical lymph node metastases of papillary thyroid carcinoma. J Thorac Dis，2019，11（12）：5032-5041.

［16］TUNLAYADECHANONT P，PANYAPING T，KAEWKERD B. Role of quantitative spectral CT analysis for differentiation of orbital lymphoma and other orbital lymphoproliferative disease. Eur J Radiol，2020，133：109372.

［17］TUNLAYADECHANONT P，TRITANON O，CHANSAKUL T，et al. Dual-energy computed tomography-derived iodine density and spectral attenuation analysis for differentiation of inverted papilloma and sinonasal squamous cell carcinoma/lymphoma. J Comput Assist Tomogr，2022，46（6）：953-960.

［18］王小艺，赵燕风，吴宁，等. 能谱CT在鉴别淋巴瘤与头颈部转移淋巴结中的应用价值. 中华肿瘤杂志，2015，（5）：361-366.

［19］LEE D H，LEE Y H，SEO H S，et al. Dual-energy CT iodine quantification for characterizing focal thyroid lesions. Head Neck，2019，41（4）：1024-1031.

［20］KOGAI T，HERSHMAN J M，MOTOMURA K，et al. Differential regulation of the human sodium/iodide symporter gene promoter in papillary thyroid carcinoma cell lines and normal thyroid cells. Endocrinology，2001，142（8）：3369-3379.

［21］LI M，ZHENG X P，LI J Y，et al. Dual-energy computed tomography imaging of thyroid nodule specimens：comparison with pathologic findings. Invest Radiol，2012，47（1）：58-64.

［22］LIANG H，LI A Y，LI Y F，et al. A retrospective study of dual-energy CT for clinical detecting of metastatic cervical lymph nodes in laryngeal and hypopharyngeal squamous cell carcinoma. Acta Otolaryngol，2015，135（7）：722-728.

第九章 心血管临床专病应用

第一节 心血管扫描技术及评估方法

一、能量 CT 规范化扫描技术

(一) 基于球管的能量 CT 扫描技术

1. **单球管高、低管电压瞬时切换** 选择预先设置好的能量扫描方案,在扫描时采用高、低管电压快速瞬时切换,以单一探测器接收进行数据采集。进行 CCTA 时,根据患者心率选择合适的扫描参数与心电门控模式:①前瞻性心电门控,患者心率<60 次/min;②回顾性心电门控,患者心率≥60 次/min。其他采集参数如表 9-1-1 所示。

2. **双源 CT** 使用双球管双能量扫描,配置两套球管和探测器,在扫描过程中,每个探测器分别接受 X 射线。进行 CCTA 时,根据患者心率选择合适的扫描参数与心电门控模式:①前瞻性心电门控,患者心率<70 次/min;②回顾性心电门控,患者心率≥70 次/min。其他采集参数见表 9-1-1。

(二) 基于探测器的能量 CT 扫描技术

双层探测器技术使用混合能量管电压(120kVp),采用双层探测器分别接收高、低能量 X 射线实现能量成像。进行 CCTA 时,根据患者心率选择合适的扫描参数与心电门控模式:①前瞻性心电门控,患者心率<70 次/min;②回顾性心电门控,患者心率≥70 次/min。其他采集参数见表 9-1-1。

(三) 心血管 CTA 对比剂注射方案

使用阈值触发扫描技术,在主动脉根部设置 ROI,触发阈值常规设置 100HU。CCTA 扫描对比剂用量 0.8~1.0ml/kg,注射时间 10~13s 计算对比剂流速,接着注射 30~40ml 生理盐水。心肌延迟强化对比剂用量 1.4ml/kg,最大对比剂用量不超过 100ml,CCTA 扫描结束后 7~8min 扫描。

表 9-1-1 不同能量 CT 的扫描参数

能量 CT 成像技术		管电压/kVp	管电流/mAs	准直/mm	层厚/mm	重建算法	矩阵
基于球管	快速管电压切换技术	80/140	600	64×0.625	0.625	50% ASIR-V	512×512
	双源 CT 技术	70/150(或其他)	145(70kVp)/103(150kVp)	64×0.6	0.6 或 0.75	Admire-3	512×512
基于探测器	双层探测器技术	120	200(作为参考)	128×0.625	0.7	iDose(4)	512×512

二、能量 CT 形态学评估方法

(一) 改善图像质量和降低对比剂用量

CCTA 碘对比剂用量 0.8~1.0ml/kg,注射流速>5ml/s。对比剂用量、流速、浓度、对比剂外渗、患者静脉循环障碍等都可能影响对比剂到达目标血管,影响图像质量。能量 CT 扫描可以重建 40~50keV 低能级图像,提高血管内的 CT 值,如图 9-1-1 所示。肾脏功能不全的患者需要评估冠状动脉时,可以降低至少一半的对比剂用量。

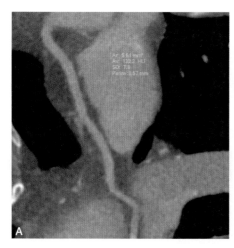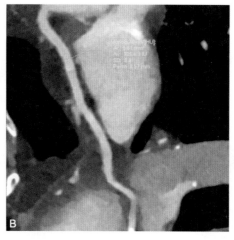

图 9-1-1 右冠状动脉曲面图像

注：A 为常规 CT 图；B 为 40keV 单能量图像。常规 CT 图像测量右冠状动脉近端 CT 值 132.2HU，40keV 图像测量右冠状动脉近端 CT 值 325.4HU。40keV 图像明显提高血管内的 CT 值，图像质量满足诊断要求。

（二）低辐射剂量扫描

能量 CT 使用前瞻性心电门控轴扫和管电流自动调节技术，辐射剂量可低至 1.5mSv。能量 CT 可以通过虚拟平扫获得钙化积分的图像，与真实平扫基本一致，减少一次钙化积分扫描，从而降低辐射剂量，如图 9-1-2 所示。

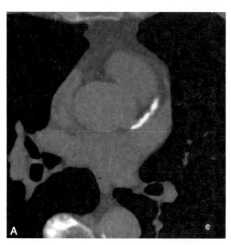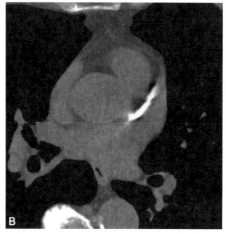

图 9-1-2 冠状动脉钙化图

注：A 为虚拟平扫图像；B 为常规 CT 平扫图像。虚拟平扫图像和常规 CT 图像均能显示冠状动脉左前降支钙化。

（三）斑块性质的评价

能量 CT 可以定量分析钙化斑块，可以减轻和消除钙化伪影，提高斑块定量的准确性。能量 CT 可以利用物质分离技术来提高其对斑块成分尤其是非钙化斑块成分的识别能力，可以提升鉴别脂质斑块和纤维斑块的能力。

三、能量 CT 功能学评估方法

（一）无水碘密度图

冠状动脉金属支架植入过后，行 CCTA 扫描容易产生线束硬化伪影，影响管腔的评价。能量 CT 高能级虽然可以减少线束硬化伪影,但是管腔内对比剂会被抑制。无水碘密度图可提高支架管腔的可视化,如图 9-1-3 所示。

(二) 碘密度图与有效原子序数图

能量 CT 可以提供碘密度图和有效原子序数图等多参数图像,在常规 CCTA 扫描过后可以利用碘密度图和有效原子序数图评估心肌是否缺血,如图 9-1-4 所示。

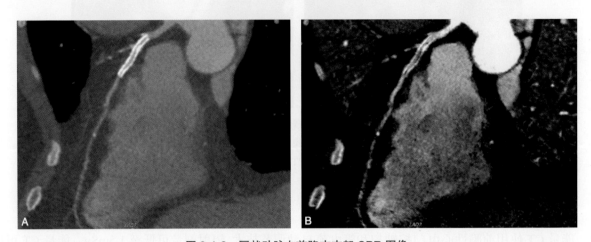

图 9-1-3　冠状动脉左前降支支架 CPR 图像

注:A 为常规 CT 图像;B 为无水碘密度图。无水碘密度图比常规增强 CT 图像更能清晰显示支架内的狭窄。

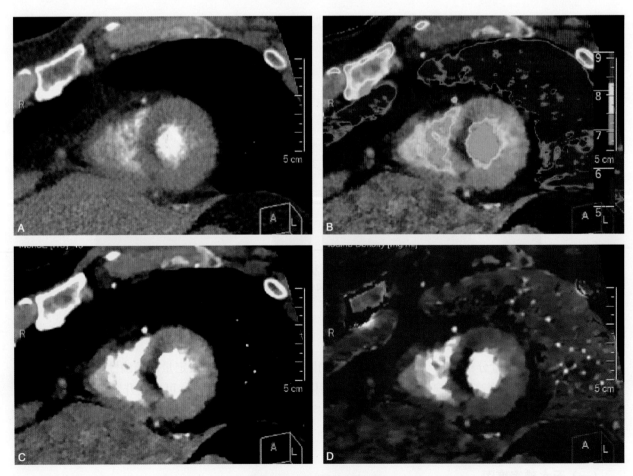

图 9-1-4　心肌缺血灶的图

注:A 为常规增强 CT 图;B 为有效原子序数图;C 为 40keV 单能量图;D 为碘密度图。B~D 对心肌缺血范围的显示均优于 A。

（三）心肌延迟强化

心肌延迟强化可反映心肌纤维化的程度和范围,可用于心肌梗死和非缺血性心肌病。尤其是使用低能级和碘密度图可以作为 MRI 禁忌患者的替代影像学方法。此外,能量 CT 可以计算 ECV,评估心肌纤维化,如图 9-1-5 所示。

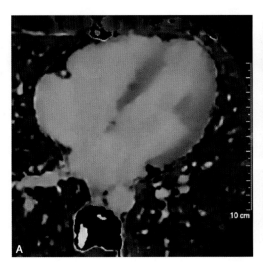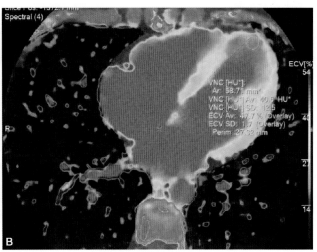

图 9-1-5　心肌延迟强化图

注:A 为碘密度图;B 为细胞外容积测量图。

第二节　冠状动脉粥样硬化性心脏病

一、冠状动脉弥漫性钙化的管腔评估

（一）临床表现

【病例】86 岁男性患者,2 型糖尿病病史,阵发性胸痛 1 年余。

（二）影像表现

【病例】患者接受了 CCTA 增强检查,具体影像表现如图 9-2-1、图 9-2-2 所示。

（三）临床诊断

【病例】冠状动脉粥样硬化。

（四）病例讨论

患者为老年男性,有冠状动脉粥样硬化性心脏病(简称:冠心病)的高危风险因素 2 型糖尿病病史,患者 1 年余前出现阵发性胸痛,高度怀疑冠心病。常规 CCTA 平扫显示冠状动脉三支弥漫性钙化(diffuse calcification),CCTA 增强扫描显示冠状动脉壁钙化斑块与管腔内碘强化的分界不清,管腔狭窄情况无法准确评估。常规 CCTA 检查中,冠状动脉的严重钙化斑块会产生伪影,降低 CCTA 对冠状动脉狭窄的诊断准确性,引起假阳性。钙化斑块在 CT 影像上常见两种伪影,一种是晕状伪影,表现为高密度的钙化边缘出现星晕样伪影,遮盖正常冠状动脉管腔,导致管腔狭窄程度被 CT 高估;另一种是线束硬化伪影,表现为在钙化后方形成低密度条带。双层探测器能量 CT 利用不同物质对 X 射线的衰减不同,可以区分碘和软组织,能够从 CCTA 图像中获得虚拟平扫图像,同时拥有的双层探测器能够实现在投影空间的光谱迭代重建,有效降低钙化伪影,有助于改善严重钙化血管壁的管腔显示,使得钙化与碘强化分界清晰,管腔狭窄情况可准确评估。

综上所述,一方面能量 CT 从 CCTA 中获得虚拟平扫图像影像有望替代常规冠脉平扫图像,并有较高准确度,能够减少患者所接受的辐射剂量;另一方面,能量 CT 通过双层探测器能够实现在投影空间的光

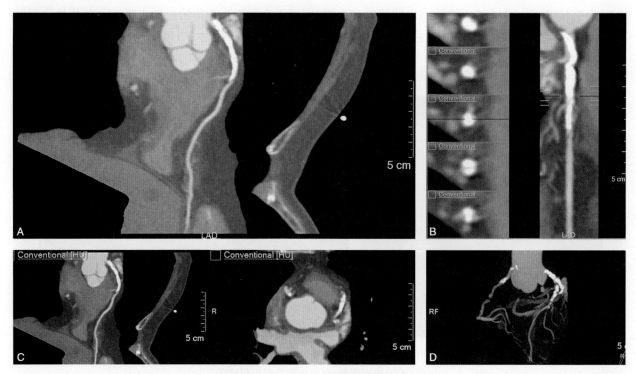

图 9-2-1   基于常规 CT 图像的冠脉血管分析

注：A 为左冠状动脉前降支曲面重组；B 为前降支拉直像；C 为前降支起始段轴位图像；D 为最大密度投影。A～C 显示钙化与碘强化的分界不清，管腔狭窄情况无法准确评估；D 示冠状动脉三支弥漫性钙化。

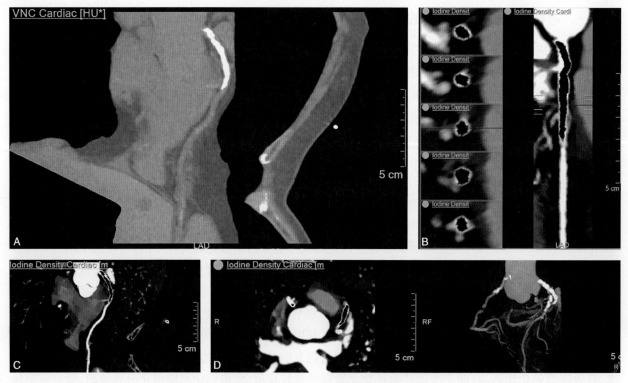

图 9-2-2   基于能量 CT 图像的冠脉血管分析

注：A 为左冠状动脉前降支曲面重组虚拟平扫图像；B 为前降支拉直碘密度图；C 为前降支曲面重组碘密度图；D 为前降支起始段轴位碘密度图。A 示钙化几乎充满前降支管腔，B～D 示钙化与碘强化的分界清晰，管腔狭窄情况可准确评估。

谱迭代重建,有效减少钙化伪影,有助于改善严重钙化血管壁的管腔显示,使得钙化与碘强化分界清晰,管腔狭窄情况可准确评估,为冠状动脉弥漫性钙化患者管腔狭窄的精确评估提供可行性评价手段。

二、斑块狭窄精准评估

(一)临床表现
【病例】74 岁男性患者,因反复胸闷 5 年入院。

(二)影像表现
【病例】患者接受了 CCTA 检查,具体影像表现如图 9-2-3 所示。

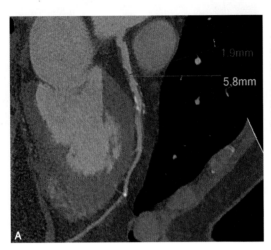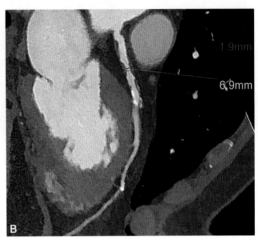

图 9-2-3 常规 CCTA 与能量 CT 对冠状动脉狭窄程度的评估

注:A 为常规 CCTA 图像;B 为 40keV 图像。基于 A 测量的狭窄段管腔外径及内径分别为 5.8mm、1.9mm,狭窄程度约 32.8%;基于 B 测量的狭窄段管腔外径及内径分别为 6.9mm、1.9mm,狭窄程度约 27.5%。

(三)临床诊断
【病例】冠状动脉粥样硬化。

(四)病例讨论
评估冠状动脉狭窄程度对冠状动脉粥样硬化患者治疗方案的制订具有决定性作用。冠状动脉造影(coronary arteriography)是评价冠状动脉狭窄程度的金标准,但该方法存在有创、价格昂贵等问题。常规 CCTA 具有非侵入性、价格低等优势,目前广泛应用于临床,但常规 CCTA 可能高估管腔狭窄程度。能量 CT 不同算法及后处理技术能够有效抑制硬化伪影,提高诊断准确率。该患者因反复胸闷入院,常规 CCTA 显示左冠状动脉前降支狭窄程度约 32.8%,能量 CT 显示狭窄程度约 27.5%,出现差异的原因是狭窄处存在钙化斑块,导致常规 CCTA 高估了冠状动脉的狭窄程度。能量 CT 能更清晰地显示冠状动脉管腔及管壁情况,其图像质量及对狭窄程度的判断优于常规 CCTA。

三、冠脉斑块成分分析

(一)临床表现
【病例 1】74 岁男性患者,反复胸闷 5 年。
【病例 2】79 岁男性患者,高血压史,活动后胸痛 2 个月。

(二)影像表现
【病例 1】患者接受了 CCTA 检查,具体影像表现如图 9-2-4、图 9-2-5 所示。

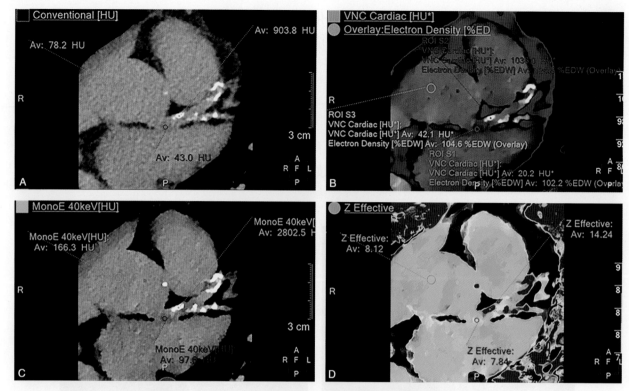

图 9-2-4   钙化积分扫描下冠脉斑块的可视化提升

注: A 为常规 CT 图像; B 为虚拟平扫与电子密度融合图; C 为 40keV 图像; D 为有效原子序数图。A 示非钙化斑块 S1 模糊不清, 钙化斑块 S2 较清晰; B~D 示斑块 S1 和 S2 均边界清晰。左主干非钙化斑块 S1、钙化斑块 S2 及主动脉 S3 之间的差异性在 B 中更显著。

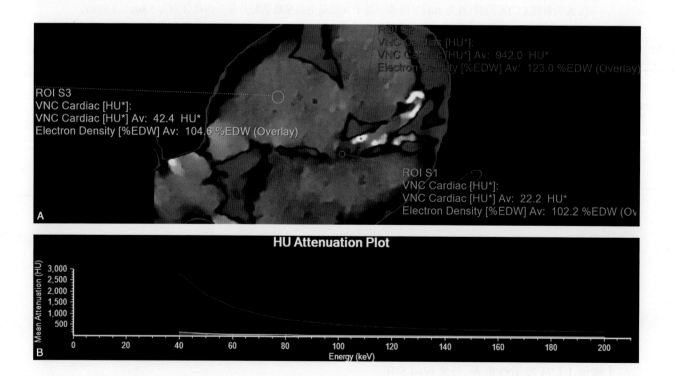

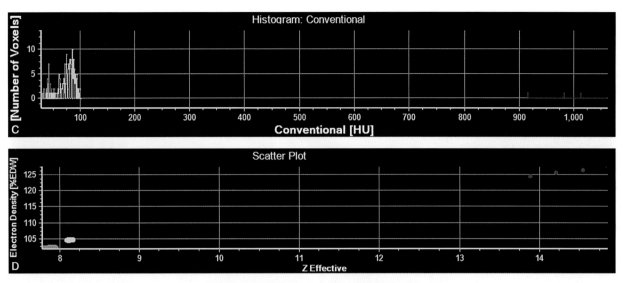

图 9-2-5 基于 CT 平扫的冠脉斑块成分分析

注：A 为虚拟平扫与电子密度融合图；B 为能量衰减曲线；C 为常规 CT 值直方图；D 为常规光谱散点图。非钙化斑块 S1 及主动脉 S3 在 B 和 C 中大部分重合，提示通过 CT 值较难区分二者的边界；而在 D 中呈分离趋势，完全无重合，提示通过这两种参数更容易发现等密度的非钙化斑块。

【病例 2】患者接受了 CCTA 检查，具体影像表现如图 9-2-6、图 9-2-7 所示。

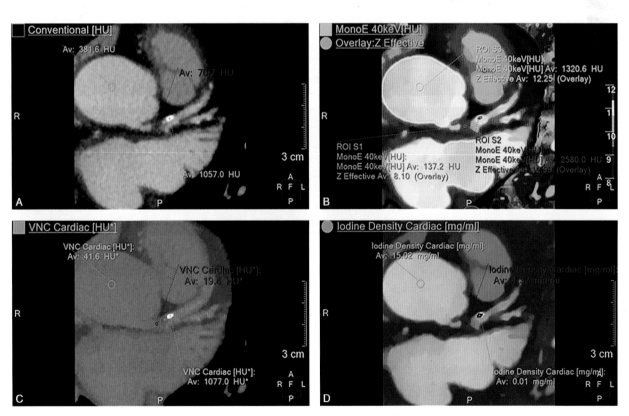

图 9-2-6 CCTA 扫描下的斑块分析

注：A 为常规 CT 图像；B 为 40keV 与有效原子序数融合图；C 为虚拟平扫图像；D 为碘密度图。相较于 A 所示左主干的非钙化斑块 S1 及钙化斑块 S2，斑块可视化在 B 中显著提高；C 示碘被抑制，而钙化被保留；D 示斑块 S1、S2 的碘密度分别为 1.37mg/ml 和 0.01mg/ml，提示 S1 为高风险斑块，S2 为稳定性钙化斑块。

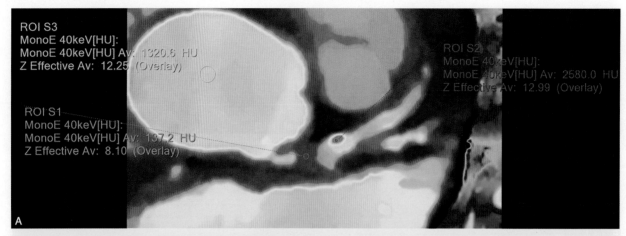

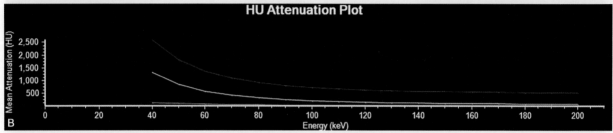

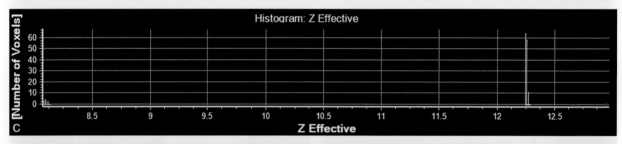

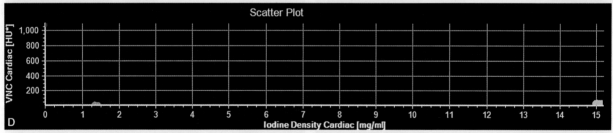

图 9-2-7　基于增强 CT 扫描冠脉斑块成分分析

注：A 为虚拟平扫与电子密度融合图；B 为能量衰减曲线；C 为常规 CT 值直方图；D 为 ID-VNC 散点图。非钙化斑块 S1、钙化斑块 S2 及主动脉 S3 在 B 和 C 中与平扫扫描相比不再重合，且 D 中的分离趋势进一步增大，提示增强扫描可显著优化斑块显示效果。

（三）临床诊断

【病例 1】冠状动脉粥样硬化。

【病例 2】冠状动脉粥样硬化。

（四）病例讨论

病例 1 采用的是 CT 平扫，左主干非钙化斑块呈等密度，很容易漏诊。而能量 CT 的 40keV 图像、虚拟平扫与电子密度融合图及有效原子序数图均提高了病灶的可视化效果。此外，非钙化斑块与主动脉 ROI 的常规 CT 值直方图及能量衰减曲线大部分重合，提示通过 CT 值较难区分二者的边界；然而，Zeff-ED 散点图呈现分离趋势，完全无重合，提示通过 Zeff 和 ED 两种参数更容易在平扫 CT 上发现等密度的非钙化斑块。既往文献表明,基于双层能量 CT 平扫图像所得的有效原子序数图像为识别非钙化动脉粥样硬化斑块提供了一种潜在的可行方法,这可能对临床无症状高危患者的筛查有用。

病例 2 采用的是增强 CT 扫描,能量 CT 的 40keV 与有效原子序数融合图彩色成像,提高了病灶的可视化效果。碘密度图定量分析组织的碘密度,反映了组织灌注信息。该患者的碘密度图示非钙化斑块及钙化斑块的碘密度分别为 1.37mg/ml 和 0.01mg/ml,提示该非钙化斑块为高风险斑块,而钙化斑块为稳定性斑块。既往研究表明,利用双层光谱冠状动脉造影技术测量稳定冠状动脉斑块内延迟增强碘摄取可能会比常规 CT 技术更精确地估计斑块易损性。与 CT 平扫相比,基于增强 CT 扫描的非钙化斑块、钙化斑块及主动脉 ROI 的常规 CT 值直方图及能量衰减曲线不再重合,且 Zeff-ED 散点图的分离趋势进一步增大,提示增强扫描可显著优化斑块显示效果。

综上所述,能量 CT 一方面可以提供更高的组织分辨能力,可以提高 CT 平扫对等密度斑块的检出率;另一方面可以帮助医生更好地评估病灶的形态及边界。而同源性分析能在确定了病灶存在的基础上,判断斑块和正常管腔的相似程度,从而帮助鉴别诊断。此外,能量 CT 通过后处理可获得更多的定量指标,如碘密度,为相关的科学研究提供资料。

四、经皮冠脉介入术的术前及术后评估

(一)临床表现

【病例 1】70 岁女性患者,因"胸闷、胸痛 1 个月"入院。

【病例 2】63 岁女性患者,经皮冠脉介入术(percutaneous coronary intervention,PCI)术后一年复查。

(二)影像表现

【病例 1】患者接受了 CCTA 增强检查,具体影像表现如图 9-2-8～图 9-2-10 所示。

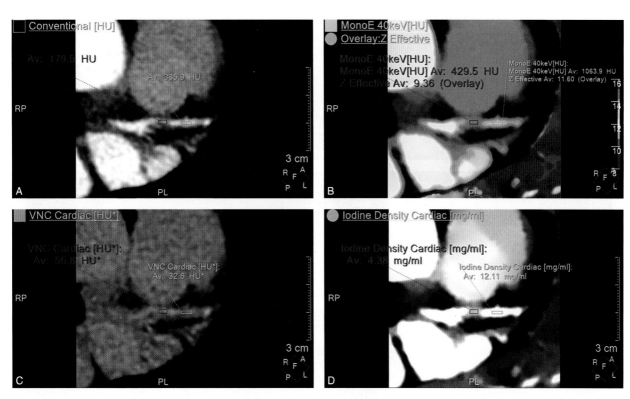

图 9-2-8　栓子可通过性分析

注:A 为常规 CT 图像;B 为 40keV 与有效原子序数融合图;C 为虚拟平扫图像;D 为碘密度图。栓子的碘密度为 4.38mg/ml,大于阈值 2.5mg/ml,提示为非陈旧性梗阻,导丝容易通过。

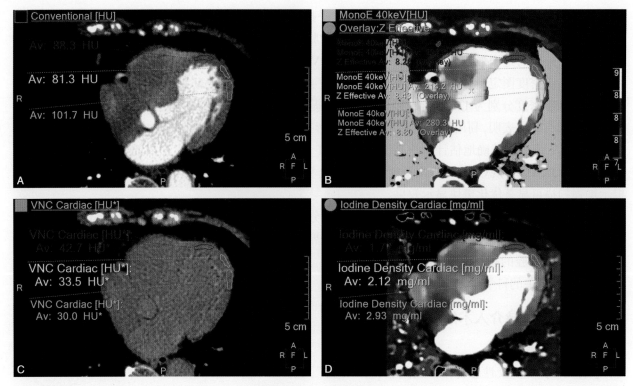

图 9-2-9　心肌活性分析

注：A 为常规 CT 图像；B 为 40keV 与有效原子序数融合图；C 为虚拟平扫图像；D 为碘密度图。红色及黄色 ROI 代表不同程度的心肌缺血，碘密度分别为 1.77mg/ml 和 2.12mg/ml，均大于阈值 1.0mg/ml，提示均为非梗死性缺血；绿色 ROI 代表正常心肌组织。

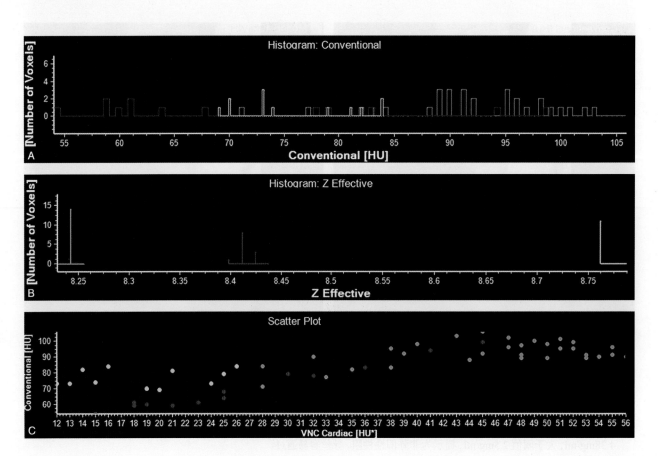

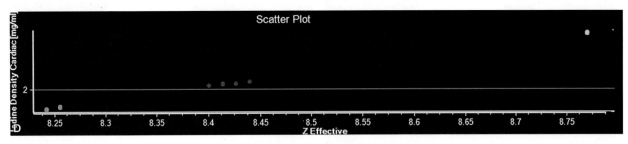

图 9-2-10　光谱分析

注：A 为常规 CT 值直方图；B 为有效原子序数直方图；C 为散点图；D 为有效原子序数和碘密度的散点图。严重缺血心肌（浅蓝色）、缺血心肌（紫色）及正常心肌（黄色）在 A 和 C 中基本重合，提示常规 CT 值无法准确鉴别三者；在 B 和 D 中均呈显著分离的趋势，提示通过这两种参数可准确鉴别不同活性状态的心肌组织。

【病例 2】患者 PCI 术后 1 年接受了 CCTA 增强检查，具体影像表现如图 9-2-11～图 9-2-13 所示。

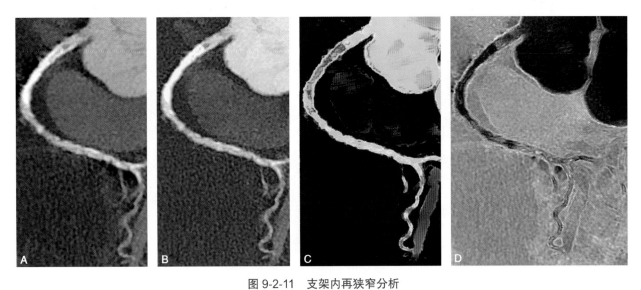

图 9-2-11　支架内再狭窄分析

注：A 为常规 CT 图像；B 为无水碘密度图；C 为有效原子序数图；D 为黑血图像。均可显示 PCI 术后发生再狭窄。

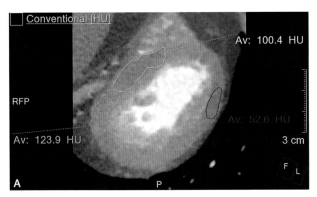

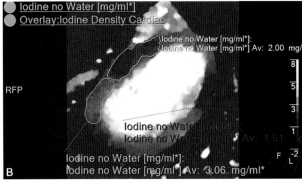

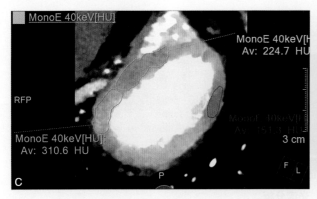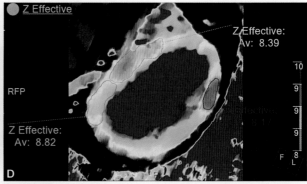

图 9-2-12　心肌活性分析

注：A 为常规 CT 图像；B 为无水碘密度图与碘密度融合图；C 为 40keV 图像；D 为有效原子序数图。红色及黄色 ROI 代表不同程度的心肌缺血，碘密度分别为 1.51mg/ml 和 2.00mg/ml，均大于阈值 1.0mg/ml，提示均为非梗死性缺血；绿色 ROI 代表正常心肌组织。

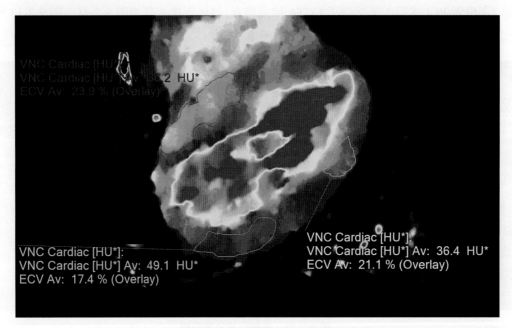

图 9-2-13　心肌细胞外容积分析

注：该图所示的是虚拟平扫与 ECV 融合图，与冠状动脉狭窄所对应的缺血心肌的 ECV 分别为 23.9% 及 21.1%，均显著高于正常心肌的 ECV。

（三）临床诊断

【病例 1】冠状动脉粥样硬化。

【病例 2】冠状动脉粥样硬化，PCI 术后检查。

（四）病例讨论

在病例 1 中，患者因"胸闷、胸痛 1 个月"入院，入院后行 CCTA。常规 CT 图像仅显示冠状动脉狭窄程度。而能量 CT 不仅可以在一次扫描中评估冠状动脉解剖，还能通过光谱后处理技术分析心肌病变，获得的数据经过图像后处理可获得不同的光谱图像，包括有效原子序数图，虚拟平扫图像，碘密度图等。能量 CT 通过栓子的碘密度判断栓子的可通过性。此外，常规 CT 不能鉴别心肌缺血程度，能量 CT 能够进行心肌的活性分析，有效原子序数直方图和碘密度散点图能提供定量的指标，显示缺血心肌比正常心肌含有更低的碘对比剂，有助于对缺血心肌和正常心肌的鉴别。

病例 2 是一例 PCI 术后 1 年进行 CCTA 的患者。随着 PCI 手术的增多,对 PCI 术后的评估也成为了临床的热点问题。常规 CT 显示支架内膜增生伴狭窄(stent intimal hyperplasia with stenosis)。能量 CT 的心肌活性分析可提供心肌碘密度,判断心肌缺血的程度。心肌 ECV 分析提供缺血心肌的 ECV,有助于定量评价心肌缺血后组织学改变。近来,已有不少研究对比能量 CT 与 MRI 的 ECV 测量值,显示基于 CT 延迟期心肌和血池碘密度计算的 ECV 与 MRI 的计算结果相关性和一致性较高,提示能量 CT 计算的 ECV 具有较高的可靠性,这表明能量 CT 在评估患者的心肌病理学改变方面可作为 MRI 的替代方法。

综上所述,对于 PCI 术前和术后的患者,能量 CT 可提供比常规 CT 更多的诊断信息。能量 CT 的价值如下。①栓子的可通过性分析;②心肌的活性分析;③光谱分析:提供缺血心肌与正常心肌的有效原子序数直方图、碘密度的散点图等信息;④心肌 ECV 分析。能量 CT 通过后处理可获得更多的定量指标,为临床管理提供了更多信息。

第三节　大血管疾病

一、主动脉瓣膜置换术评估

(一)临床表现

【病例】62 岁女性患者,因体检发现主动脉瓣重度狭窄 1 个月余入院,随后患者于全麻下行经导管主动脉瓣置换术(transcatheter aortic valve replacement,TAVR)。

(二)影像表现

【病例】患者行 TAVR 术后接受了 CT 胸部血管三维重建增强检查,如图 9-3-1、图 9-3-2 所示。

(三)临床诊断

【病例】主动脉瓣重度狭窄,TAVR 术后检查。

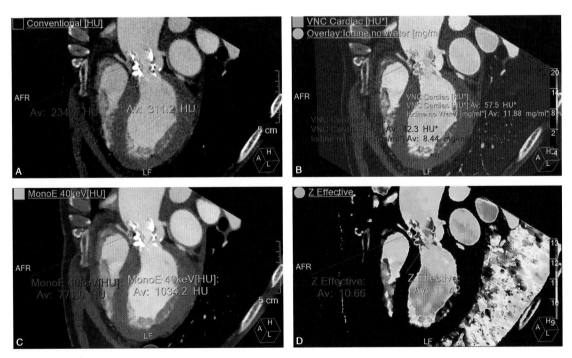

图 9-3-1　CT 胸部血管三维重建增强扫描(左右冠状窦口)

注:A 为常规 CT 图像;B 为虚拟平扫与无水碘密度融合图;C 为 40keV 图像;D 为有效原子序数图。TAVR 术后右冠状窦口的碘密度为 8.44mg/ml(红色圆圈),显著低于左冠状窦口的碘密度(11.88mg/ml,绿色圆圈)。

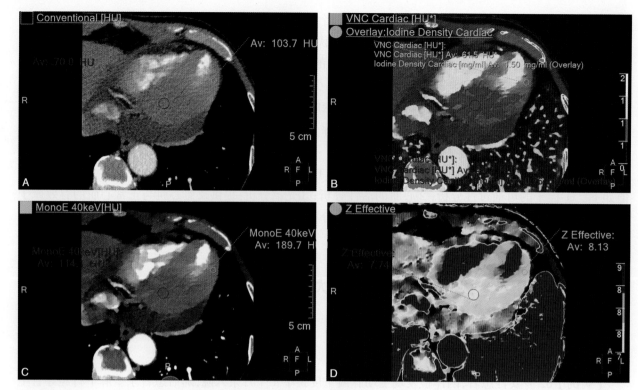

图 9-3-2　CT 胸部血管三维重建增强扫描（左右冠状动脉供血区）

注：A 为常规 CT 图像；B 为虚拟平扫与碘密度融合图；C 为 40keV 图像；D 为有效原子序数图。右冠状动脉供血区心肌局部碘密度为 0.76mg/ml（红色圆圈），显著低于左冠状动脉供血区心肌局部碘密度（1.50mg/ml，绿色圆圈）。

（四）病例讨论

对于有严重症状的主动脉瓣狭窄的老年患者，无论手术风险如何，经导管主动脉瓣植入术（transcatheter aortic valve implantation，TAVI）或 TAVR 都是既定疗法。当主动脉支架延伸至或超过冠状动脉开口处时，人工生物瓣膜可能与冠状动脉开口非常接近，有继发冠状动脉阻塞的风险。冠状动脉阻塞是 TAVI/TAVR 的一种严重并发症，虽然相对少见，发生率小于 1%，但 TAVI/TAVR 成功后，患者急性期和晚期的死亡率仍然很高。因此，为了预测 TAVI/TAVR 后冠状动脉阻塞的风险，国际心血管 CT 协会的专家共识中提出建议，应评估模拟生物瓣膜位置到左冠状动脉主干和右冠状动脉开口的距离。主动脉人工瓣膜的类型、支架的位置、倾斜角度以及局部的解剖差异都有可能影响冠状动脉的血流供应情况。

CT 作为一种非侵入性的影像学检查，可用于术前全面评估主动脉根部的解剖结构，以识别手术相关不良事件的风险。已有研究利用能量 CT 对 TAVR 术前的主动脉瓣钙化进行评估，通过测量主动脉瓣钙化的碘密度来预测钙化的稳定性及术后形变的发生概率，从而有助于预测相关并发症。对于评估术后冠状动脉血供情况仍需要更深入的探讨。本例通过对主动脉窦的碘密度进行测量，能反映冠状动脉入口处的血流动力学改变。能量 CT 心肌碘灌注图可以帮助区分血流动力学显著和不显著的冠状动脉狭窄，提高冠状动脉 CT 血管造影的诊断性能。在本例中，左右冠状动脉供血区的心肌碘密度的差异提示供血区的心肌血供存在一定差异。

综上可知，能量 CT 能为 TAVI/TAVR 术后主动脉窦部血流动力学改变及心肌灌注评估提供更多有价值的信息，主动脉窦部碘密度的改变可能提示冠状动脉供血的改变，而心肌碘密度也可能具有甄别潜在心肌缺血的潜能。

二、主动脉支架术后支架周围血肿与血栓的鉴别

(一)临床表现

【病例】64 岁男性患者,因体检发现双侧髂总动脉瘤 1 个月余就诊,随后行主动脉支架置入术。

(二)影像表现

【病例】患者行主动脉支架置入术后接受了 CT 胸部血管三维重建增强检查,具体影像表现如图 9-3-3、图 9-3-4 所示。

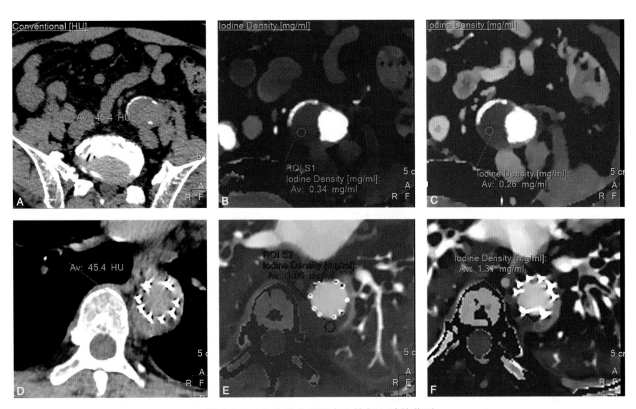

图 9-3-3　主动脉夹层腔内血栓与血肿的鉴别

注:A 为常规 CT 平扫图像;B 为动脉期碘密度图;C 为静脉期碘密度图;D 为常规 CT 平扫图像;E 为动脉期碘密度图;F 为静脉期碘密度图。A~C 为主动脉夹层腔内血栓,D~F 为主动脉夹层腔内血肿。A 和 D 示血栓与血肿为等密度;B 和 C 示血栓的碘密度很低(0.34~0.26mg/ml),且无渐进性增加;E 和 F 示血肿的碘密度较高(1.06~1.31mg/ml),且有显著的渐进性增加。

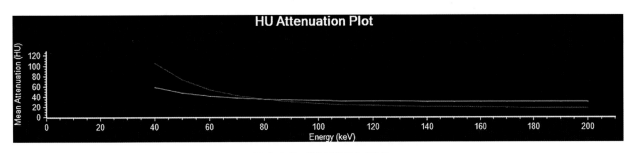

图 9-3-4　能量衰减曲线图

注:图示血栓(蓝色)与血肿(紫色)的曲线形态及斜率显著不同。

（三）临床诊断

【病例】主动脉瘤样扩张，主动脉支架植入术后检查。

（四）病例讨论

主动脉支架植入是一种主要用于治疗主动脉狭窄、主动脉瘤、主动脉夹层等动脉疾病的介入性治疗方式。主动脉支架植入术后，部分患者可能发生支架内漏、支架急性狭窄、主动脉瘤、支架周围血肿等多种并发症。其中支架周围血肿可能会导致周围组织压迫、继发邻近血管压迫、感染或出血风险增加等等，亟须早期诊断并采取相应的治疗措施。增强 CT 作为大血管术后常规复查手段，在评估手术治疗效果、并发症风险、血管及支架形态特征方面具有良好优势。然而支架周围血栓与血肿在部分病理发展时期，通过传统影像学检查方法进行鉴别存在一定困难。能量 CT 提供了 CT 值单一参数以外的多参数和组织特征性信息，其提供的碘密度、衰减曲线等信息在全面评价血肿及血栓方面具有突出优势。

在该病例中，胸降主动脉段支架周围见弧形等密度影；由于患者已经接受了主动脉支架植入手术，同时，该患者胸降主动脉局部管腔瘤样扩张，伴邻近钙化轻度内移。这两处病灶通过传统影像特征分析，很难明确诊断为支架周围血栓或者周围慢性血肿。而能量 CT 通过后处理在碘密度图中发现位于腹主动脉段的病灶（S1）碘密度很低，且无渐进性增加，提示血栓；位于胸降主动脉段的病灶（S2）碘密度较高，且有显著的渐进性增加，平均碘密度从 1.06mg/ml 增加至了 1.34mg/ml，提示该病灶存在血供。此外在能量衰减曲线图病灶（紫色）较病灶（蓝色）呈现出明显的能量衰减趋势，提示两病灶组织学来源存在明显差异。根据碘密度图病灶血供的差异，可以明确两处病灶的性质。能量 CT 可以更好地帮助影像医生对主动脉支架术后周围病灶进行评估，能在一定程度上避免相关并发症的漏诊和误诊。

三、肺栓塞的鉴别诊断

（一）临床表现

【病例】57 岁的男性患者，因胸闷、气短、咳嗽 2 个月余入院。

（二）影像表现

【病例】患者行 CT 肺动脉三维重建增强检查，具体影像表现如图 9-3-5、图 9-3-6 所示。

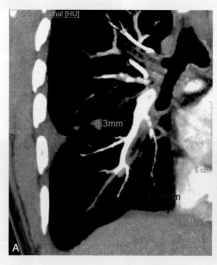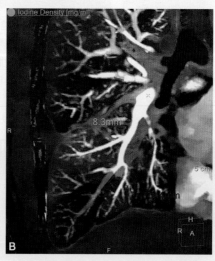

图 9-3-5　肺动脉栓子的可视化对比

注：A 为常规 CT 图像；B 为碘密度图。A 和 B 均可显示肺动脉栓子，但 B 对栓子的可视化更优，两处栓塞长度分别为 16.4mm（右肺下叶前基底段）和 8.3mm（右肺中叶外侧段动脉）。

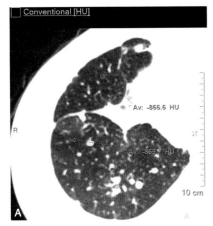
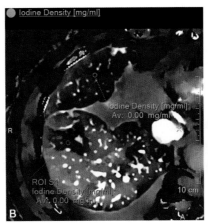
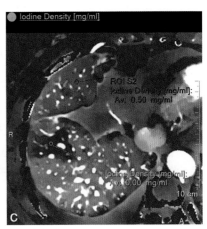

图 9-3-6 肺灌注分析

注：A 为常规 CT 图像（肺窗）；B 为肺动脉期碘密度图；C 为动脉期碘密度图。A 示肺组织，未见明显异常；B、C 示肺梗死区 S1（右肺下叶前基底段）和肺缺血区 S2（右肺中叶外侧段）。S1 的责任血管为图中右肺下叶前基底段的完全性肺栓塞，S2 的责任血管为图中右肺中叶外侧段的不完全性肺栓塞。

（三）临床诊断

【病例】右肺中、下叶局部肺动脉栓塞。

（四）病例讨论

常规 CT 肺动脉造影（computed tomographic pulmonary angiography，CTPA）对肺栓塞诊断的主要依据为 CT 值及肺动脉管腔内是否存在充盈缺损。该方法误差较大，受对比剂注射速率、CT 空间分辨率以及人为测量误差等多种因素的影响，且对远端动脉腔内的微小栓子显示欠佳，容易造成漏诊和误诊。利用能量 CT 生成的碘密度图可以显示肺组织的血流灌注以间接反映血流分布情况，实现肺的形态学和功能学的多参数评价，有利于小血栓和微小灌注缺损的检出，提高诊断效能。在该病例的常规胸部 CT 肺窗中可以观察到多支肺动脉的充盈缺损征象，但管腔壁毛糙、部分节段出现局灶性管腔狭窄，影响对肺动脉是否存在充盈缺损的评价。相比之下，能量 CT 可进行多参数分析，在碘密度图中对肺动脉亚段及以下的栓塞可视化效果更优。对于该例患者，可观察到右肺下叶前基底段动脉管腔为完全充盈缺损，提示完全性栓塞；右肺中叶外侧段动脉为部分充盈缺损，提示不完全性栓塞。

除了增强栓子可视化效果，利用碘密度图还可进一步评价肺灌注情况，在肺动脉期和动脉期碘密度图上可观察到右肺下叶前基底段局部肺组织碘密度始终为 0.00mg/ml，提示碘摄取功能丧失，且该区域边界清晰与周围肺组织分界明显，提示灌注缺损，表明该区域责任血管为完全性肺栓塞。相反，右肺中叶外侧段局部肺组织碘密度存在一定程度增加，且该区域肺动脉期边缘稍模糊，动脉期则与周围肺实质无明显分界，提示该区域责任血管为不完全性肺栓塞。利用能量 CT 多参数成像，可以获得除单一 CT 值以外的信息，能有效提高对肺栓塞及肺灌注的诊断精准度，为临床治疗及随访提供更多影像学信息。

第四节 心血管专病应用述评

目前，CT 诊断已成为临床最为常见的检查方法。随着 CT 技术的不断革新，CT 能量成像技术逐渐成熟，近 10 年来发展方向已由探测器增宽、旋转速度加快转向能量 CT 诊断，并逐步在临床开展应用。能量 CT 提供了 CT 值单一参数以外的多参数和组织特征性信息，在临床实践中凸显了其优势和特色。通过能量成像来实现组织结构及组织成分鉴别以实现更早期更精准的诊断是现代 CT 技术发展的方向。能量成像提供的单能量、碘密度、有效原子序数、电子密度、衰减曲线等信息，在心血管成像中均有广泛应用，本节从能量成像在先天性心脏病（congenital heart disease）、心肌病（cardiomyopathy）、冠心病、大血管疾病和其他心血管疾病五个部分的应用和进展进行综述。

一、先天性心脏病的专病应用

能量 CT 在先天性心脏病的主要应用包括减少检查中对比剂的注射剂量、提高先天性心脏病结构异常的可视化、评估先天性心脏病患者预后等。

(一)减少检查中对比剂的注射剂量

能量 CT 在对婴幼儿先天性心脏病的检查中,通过低能级单能量图像提高心血管腔内含碘血液的 CT 值(单能量 40keV 图像 CT 值相当于常规 CT 图像的 3～4 倍),达到降低对比剂的浓度、减少对比剂注射流速和总量的目的。有研究表明,能量 CT 单能量 40keV 和 50keV 可分别降低 75% 和 60% 的对比剂用量。在降低对比剂用量的同时,单能量成像与常规 CT 图像相比图像噪声更低、图像质量更佳,更能够满足临床诊断的需求。

(二)提高先天性心脏病结构异常的可视化

能量 CT 低能级图像可以提高血池与心肌组织的对比度,在发现先天性心脏病微小形态、结构异常方面具有明显优势,增强病变的可视化。

(三)评估先天性心脏病患者预后

能量 CT 碘密度图和无水碘密度图可以辅助区分先天性心脏病术后高密度缝线与再发窦道。无水碘密度图和单能量高能级图像有助于术后金属缝线伪影消除,清晰显示手术吻合口状态,有效实现术后精准评估。

二、心肌病的专病应用

心脏 CCTA 检查扫描包含对冠状动脉和心肌的检查扫描。常规 CCTA 成像仅对冠状动脉和心脏结构进行评估,仅获得 CT 值这一单一参数,没有足够的心肌密度差,很难显示心肌灌注异常,因此要通过心肌动态灌注显像才能实现对心肌病的进一步量化评价。然而,因为需要注射负荷药物、扫描时间长、辐射剂量高等原因,心肌动态灌注显像检查中患者配合度差,CT 心肌成像开展受到较大限制。能量 CT 成像扫描可提供多参数成像,在心肌病的 CT 诊断方面提供了除形态学以外的功能学信息。

(一)CCTA 心肌灌注显像

多参数心脏 CT 成像在获得冠状动脉、心脏结构影像特征的同时,还能得到动脉期心肌能谱数据,并通过单能量 40keV、光谱碘密度、有效原子序数等参数进行心肌灌注分析。单能量 40keV 可以提高缺血心肌与正常心肌的 CT 值差异,加强病变心肌的可视化。碘密度图可定量测量碘密度,显示心肌细胞对碘摄取的差异,更精准地反映心肌灌注情况。有效原子序数图反映了病变心肌的有效原子序数的变化,提示其生物学特性的改变。在冠状动脉粥样硬化性心脏病方面,有研究表明,能量 CT 可一站式评估冠脉血管狭窄程度和心肌梗死严重程度,结果与 DSA 和磁共振具有较高一致性。综上所述,CCTA 心肌灌注显像的多参数信息可以为心肌疾病提供更多的影像诊断信息。

(二)心肌延迟强化光谱成像

心肌延迟碘对比剂强化联合 ECV 成像技术,是最新的诊断心肌病变的 CT 成像技术,通过注射对比剂后延迟 7～15min 的一次低辐射剂量扫描,进行延迟期心肌成像,可应用于对心肌纤维化、心肌炎等心肌病的相关诊断。常规心肌 ECV 成像基于 CT 值,需要进行平扫、延迟两次扫描,且需要对两次扫描结果进行匹配、校准、计算得到的 ECV,其精确度和可适用性差。多参数能量 CT 成像只需延迟晚期扫描的单期数据,就可以对心肌灌注显像进行碘密度、ECV 的精准定量测量,更敏感地提示异常值,实现对心肌纤维化的定量分析。有研究表明,基于能量 CT 的碘密度法相较于常规 CT 平扫+增强双期扫描的标准减影法,在心肌 ECV 的定量测量上更准确。另有关于心脏淀粉样变性的研究表明,利用能量 CT 延迟强化对心肌 ECV 的量化测定结果与心脏磁共振(cardiac magnetic resonance,CMR)高度一致,且不受 MRI 检查相关禁忌证的限制。有研究者在基于碘定量的 ECV 评估 PCI 急性心梗患者的心肌特征的研究中,进行了能量 CT 与 CMR 的对比分析,基于碘造影剂的 CT-ECV 与 CMR-ECV 存在高度相关性,这表明能量 CT 在临床上可用于评估 PCI 患者的心肌恢复状态。

(三) 动态心肌光谱成像

能量 CT 也可以进行动态心肌灌注显像,实现对除 CT 值以外的多参数如单能量 CT 值、碘密度的动态变化进行分析,较常规动态心肌灌注更为精准地对心肌特征进行全面评估。有研究者在对缺血性相关心肌病的研究表明,能量 CT 动态碘定量心肌灌注显像是一种高精确和高敏感度的功能检查方法,可准确监控早期心肌缺血。

三、冠心病的专病应用

CCTA 是目前冠心病筛查的常见方式,常规 CCTA 检查可以实现对冠状动脉的变异、管腔狭窄、斑块性质的评估等。采用能量 CT 进行 CCTA 检查,可以减少对比剂用量,通过多参数成像对冠脉病变进行精准定量评估,更全面、系统地评估心肌缺血状态和预后预测。

(一) 低对比剂 CCTA 成像

在冠心病患者中,部分为血管状况不佳的老年患者或肾功能不全的患者,无法适应高流速、大剂量对比剂注射,因此常规 CCTA 检查方式无法保证检查成功率。能量 CT 的回顾性低能级成像,可有效地提高含碘组织的 CT 值,即提高注射对比剂后冠脉血管内的 CT 值,从而达到低对比剂 CCTA 成像的目的。同时单能量成像与常规 CT 图像比,光谱 CCTA 检查可以降低图像噪声、提高图像质量。对于肾功能不全的患者,也可以使用低浓度对比剂或减少对比剂用量,使得增强扫描由绝对禁忌指征变为相对禁忌指征。另外,对于 CCTA 检查时,因血管状态不佳造成的对比剂渗漏、静脉留置针脱落等导致对比剂注射失败的病例,也可以通过低能级成像,增强血管腔内 CT 值,从而挽救失败的检查。

(二) 冠状动脉斑块光谱成像

在常规 CCTA 诊断中,主要评估冠状动脉斑块性质、评估管腔狭窄程度。在软斑块评估上,常规 CCTA 可以通过斑块与管腔内充盈的对比剂之间的密度差来实现,且随着迭代重建技术的发展,对于软斑块引起的冠状动脉狭窄已经实现了精准评估。但是由于射线硬化伪影干扰,无法对钙化斑块的斑块性质进行准确判断。能量 CT 多参数成像通过回顾性高能级成像,可以有效减少钙化斑块伪影,提高冠脉管腔狭窄程度评估的精确性。研究表明,与低危斑块比较,高危斑块的碘密度更低,通过延迟 CCTA 检查测量冠脉非钙化或点状钙化斑块的碘密度,可分析斑块延迟强化的程度,从而进一步分辨常规 CCTA 无法区分的高风险斑块与低风险斑块。

近年来,冠状动脉周围脂肪组织(pericoronary adipose tissue,PCAT)与冠状动脉粥样硬化斑块的相关性研究进展不断。多项研究表明,单能量 40keV 可更灵敏地检测 PCAT 密度的改变,是一种新型的、灵敏度高的高危斑块影像学显示方式,可用于监测冠心病的疾病进展及评价其严重程度。

(三) 冠状动脉支架光谱成像

常规 CCTA 检查受到冠脉支架金属伪影干扰,对于支架腔内情况很难精准评估。能量 CT 高能级图、无水碘密度图可有效减少金属支架伪影,精准评估支架管腔内情况,提高支架再发狭窄的可视化。有研究显示通过常规 CT 图像、单能量图像与虚拟平扫序列进行支架减影,可加强支架内腔的可视化效果,提高诊断准确性。

(四) 其他

冠心病导致的缺血性心肌病变属于继发性心肌病,能量 CT 低能级图、碘密度图、有效原子序数图等可清晰显示缺血心肌的位置、范围,并定量测量其缺血程度。对于常规 CCTA 检查常常漏诊的非阻塞性冠状动脉心肌梗死(myocardial infarction with non-obstructive coronary arteries,MINOCA),能量 CT 可以通过多参数图像提示心肌缺血性病变,提高对隐匿性心肌梗死的诊断率和准确性。有研究发现,在冠状动脉慢性完全闭塞(chronic total occlusion,CTO)患者进行 PCI 失败的病例中,其病变冠状动脉入口 2mm 处的血管腔内碘密度显著降低,证实碘密度可辅助预测 PCI 治疗失败,其最佳冠状动脉碘密度 cut-off 值为 2.5mg/ml。

四、大血管疾病的专病应用

能量 CT 在外周大血管疾病中的应用包括低对比剂成像、血管壁成像、动脉支架成像、血管内栓子的检测与定性评估等。

(一)低对比剂成像

大血管 CTA 成像在常规检查中需要注射对比剂总量较大,一般为 70～90ml,且需要进行 4～5ml/s 高流速注射。能量 CT 低能级(一般指 40～60keV)成像可以提高含碘血管管腔内血液的 CT 值,从而降低对比剂注射流速、注射总量。研究表明,进行 CTA 检查时,利用单能量 40keV 成像,可降低 50%～60% 对比剂用量,同时图像满足临床诊断需求。

单能量 40keV 可用于全身各部位的静脉成像,因部位不同使用 50～90ml 对比剂,能够得到令人满意的成像效果,较常规 CT 用量显著降低。对于特殊静脉如上腔静脉,因静脉内 CT 值较低且受邻近心脏搏动干扰,很难清晰显示,相关研究利用前瞻性心电门控扫描结合低能级成像,注射对比剂 30ml 即可满足上腔静脉成像需求。对于进行过腹部增强扫描的患者,门静脉 CT 静脉造影(computerized tomography venography,CTV)无须再次另行扫描,直接利用增强扫描静脉期单能量 40keV 成像,可以满足门静脉 CTV 的成像要求,既减少患者扫描次数,减少辐射剂量和对比剂注射,也简化了诊疗流程。

(二)血管管壁病变

单能量图像尤其是 40keV 图像,以及有效原子序数图像,能够提高动脉壁斑块各种组织成分的对比度,区分纤维斑块与脂质斑块,可为易损斑块判定和缺血风险评估提供依据。低能级成像可以提高动脉夹层真腔与假腔的 CT 值差异,清晰显示夹层病变范围;同时低能级成像比常规 CT 图像噪声降低,可发现细小动脉夹层以及隐匿的动脉夹层破口。黑血成像即压制血管管腔内的碘对比剂,使原本高密度的血管腔显示为低密度"黑色",能够更好地勾画血管边界,清晰显示血管壁病变,例如对大动脉炎病变的管壁增厚情况及病变血管受累范围的显示等。

(三)动脉支架成像

血管内支架植入术是治疗血管狭窄、闭塞等病变的常用手段,综合高、低能级单能量图像对血管内支架进行评估,可增加支架的可视化效果,有助于支架植入术后评估。低能级成像、碘密度成像可辅助发现支架术后的隐匿渗漏。同时碘密度定量分析可以辅助判定支架术后管壁外高密度影是手术缝线还是对比剂渗漏,这对支架术后复查的患者尤为重要。联合高能级图像和金属伪影减少算法,可实现更加有效地去除线束硬化伪影,还原"光子饥饿"造成的图像缺失,提高诊断效能。

(四)血管内栓子的检测与定性评估

常规 CT 对血管内栓子的检测与性质判断主要依据 CT 值,存在较大误差,且受对比剂注射速率及人为测量误差的影响,容易造成漏诊和误诊。在能量 CT 平扫图像中,无须对比剂注射即可通过电子密度成像辅助发现血管内等密度栓子。CTA、CTV 成像中,单能量 40keV 可提高栓子与血液间的 CT 值差异,提高对栓子的检出率。在碘密度图中,可以定量测量栓子含碘量,判定栓子的血供情况,以此鉴别栓子性质,例如对肝癌患者门静脉癌栓与血栓的判定。

五、其他心血管疾病的专病应用

能量 CT 多参数成像可以准确显示心脏肿瘤内部组织结构、侵犯范围、与冠脉关系、心包转移情况等。单能量 40keV 成像、碘密度图、有效原子序数图可提高组织间的 CT 值差异,清晰显示肿瘤内部结构,确定肿瘤大小、边界范围以及邻近器官受累情况,辅助制订手术方案。碘密度图、无水碘密度图成像可以通过碘定量分析肿瘤组织的血供情况,鉴别心脏肿瘤与血栓,确定肿瘤内的坏死成分、实性成分与出血等,为肿瘤预后和转归评价提供信息。

六、小结

综上所述,能量 CT 扫描突破了常规 CT 在心血管成像中的瓶颈,一次扫描就可以在确保检查成功率和低辐射剂量的同时,得到解剖和功能学的多参数诊断信息。目前能量 CT 在心血管成像中以低能级单能量图像、碘密度图、有效原子序数图等最常用,为临床心血管疾病的精准诊断提供了更多元化、更精准的诊断依据,为临床诊断、治疗、预后评估提供新的思路。然而,目前尚缺乏统一的诊断标准,制订临床上较为全面、可靠的诊断标准与鉴别阈值,是今后能量 CT 在心血管成像中需要深入和完善之处。

（李万江　蒋丽　刘莹　刘静　沈梦婷　蒋宇　陈榆舒　高越　李卓　于胜会　张丽芝）

参 考 文 献

［1］OHTA Y,KISHIMOTO J,KITAO S,et al. Investigation of myocardial extracellular volume fraction in heart failure patients using iodine map with rapid-kV switching dual-energy CT:segmental comparison with MRI T1 mapping. J Cardiovasc Comput Tomogr,2020,14(4):349-355.

［2］DE SANTIS D,JIN K N,SCHOEPF U J,et al. Heavily calcified coronary arteries:advanced calcium subtraction improves luminal visualization and diagnostic confidence in dual-energy coronary computed tomography angiography. Invest Radiol,2018,53(2):103-109.

［3］GOLDFARB J W,CAO J J. Coronary calcium scoring without dedicated noncontrast CT. Radiology,2022,302(2):317-318.

［4］ALBRECHT M H,DE CECCO C N,SCHOEPF U J,et al. Dual-energy CT of the heart current and future status. Eur J Radiol,2018,105:110-118.

［5］徐橙,王怡宁. 降低冠状动脉钙化伪影的 CT 技术进展. 国际医学放射学杂志,2021,44(2):179-182.

［6］EMRICH T,AQUINO G,SCHOEPF U J,et al. Coronary computed tomography angiography-based calcium scoring:in vitro and in vivo validation of a novel virtual noniodine reconstruction algorithm on a clinical,first-generation dual-source photon counting-detector system. Invest Radiol,2022,57(8):536-543.

［7］中华医学会放射学分会,中国医师协会放射医师分会,安徽省影像临床医学研究中心. 能量 CT 临床应用中国专家共识. 中华放射学杂志,2022,56(5):476-487.

［8］中华放射学杂志双层探测器光谱 CT 临床应用协作组. 双层探测器光谱 CT 临床应用中国专家共识(第一版). 中华放射学杂志,2020,54(7):635-643.

［9］杨盼盼,陆璐,盛茂,等. 双层探测器光谱 CT 虚拟平扫评估冠状动脉钙化积分的可行性. 安徽医科大学学报,2023,58(4):692-697.

［10］YUNAGA H,OHTA Y,KISHIMOTO J,et al. Effect of energy difference in the evaluation of calcification size and luminal diameter in calcified coronary artery plaque using spectral CT. Jpn J Radiol,2020,38(12):1142-1149.

［11］黄鑫,侯阳. 双层探测器光谱 CT 在心脏成像中的应用进展. 中国介入影像与治疗学,2020,17(4):247-250.

［12］SONG I,YI J G,PARK J H,et al. Virtual non-contrast CT using dual-energy spectral CT:feasibility of coronary artery calcium scoring. Korean J Radiol,2016,17(3):321-329.

［13］RUZSICS B,LEE H,ZWERNER P L,et al. Dual-energy CT of the heart for diagnosing coronary artery stenosis and myocardial ischemia-initial experience. Eur Radiol,2008,18(11):2414-2424.

［14］VLIEGENTHART R,PELGRIM G J,EBERSBERGER U,et al. Dual-energy CT of the heart. AJR Am J Roentgenol,2012,199(5 Suppl):S54-S63.

［15］CHEN W P,LI R,YIN K J,et al. Clinical feasibility of using effective atomic number maps derived from non-contrast spectral computed tomography to identify non-calcified atherosclerotic plaques:a preliminary study. Quant Imaging Med Surg,2022,12(4):2280-2287.

［16］NADJIRI J,KOPPARA T,KAFKA A,et al. Coronary plaque characterization assessed by delayed enhancement dual-layer spectral CT angiography and optical coherence tomography. Int J Cardiovasc Imaging,2022,38(11):2491-2500.

［17］VAN ASSEN M,LAVRA F,SCHOEPF U J,et al. Iodine quantification based on rest/stress perfusion dual energy CT to differentiate ischemic,infarcted and normal myocardium. Eur J Radiol,2019,112:136-143.

［18］LEE J Y,OH Y W,LIM D S,et al. Relationship between coronary iodine concentration determined using spectral CT and the outcome of percutaneous coronary intervention in patients with chronic total occlusion. Radiol Cardiothorac Imaging, 2020,2(4):e190203.

［19］BRATKE G,HICKETHIER T,BAR-NESS D,et al. Spectral photon-counting computed tomography for coronary stent imaging:evaluation of the potential clinical impact for the delineation of in-stent restenosis. Invest Radiol,2020,55(2): 61-67.

［20］ZAESKE C,HICKETHIER T,BORGGREFE J,et al. Postinterventional assessment after stent and flow-diverter implantation using CT:influence of spectral image reconstructions and different device types. AJNR Am J Neuroradiol, 2021,42(3):516-523.

［21］BOCCALINI S,SI-MOHAMED S A,LACOMBE H,et al. First in-human results of computed tomography angiography for coronary stent assessment with a spectral photon counting computed tomography. Invest Radiol,2022,57(4): 212-221.

［22］陈冰华,安东敖蕾,何杰,等. 基于双层探测器光谱CT碘密度成像定量评估急性ST段抬高型心肌梗死细胞外容积分数. 中华放射学杂志,2020,54(6):527-533.

［23］刘珮君,王怡宁,林路,等. 双层探测器光谱CT定量评估心力衰竭患者细胞外容积的可行性研究. 中华放射学杂志, 2021,55(12):1247-1252.

［24］EMOTO T,ODA S,KIDOH M,et al. Myocardial extracellular volume quantification using cardiac computed tomography: a comparison of the dual-energy iodine method and the standard subtraction method. Acad Radiol,2021,28(5): e119-e126.

［25］VAHANIAN A,BEYERSDORF F,PRAZ F,et al. 2021 ESC/EACTS Guidelines for the management of valvular heart disease. Eur Heart J,2022,43(7):561-632.

［26］RIBEIRO H B,WEBB J G,MAKKAR R R,et al. Predictive factors,management,and clinical outcomes of coronary obstruction following transcatheter aortic valve implantation:insights from a large multicenter registry. J Am Coll Cardiol, 2013,62(17):1552-1562.

［27］RIBEIRO H B,NOMBELA-FRANCO L,URENA M,et al. Coronary obstruction following transcatheter aortic valve implantation:a systematic review. JACC Cardiovasc Interv,2013,6(5):452-461.

［28］BLANKE P,WEIR-MCCALL J R,ACHENBACH S,et al. Computed tomography imaging in the context of transcatheter aortic valve implantation(TAVI)/transcatheter aortic valve replacement(TAVR):an expert consensus document of the society of cardiovascular computed tomography. JACC Cardiovasc Imaging,2019,12(1):1-24.

［29］BLANKE P,SOON J,DVIR D,et al. Computed tomography assessment for transcatheter aortic valve in valve implantation: the vancouver approach to predict anatomical risk for coronary obstruction and other considerations. J Cardiovasc Comput Tomogr,2016,10(6):491-499.

［30］PARK S,CHO Y,OH Y W,et al. Identifying fragile calcifications of the aortic valve in transcatheter aortic valve replacement:iodine concentration of aortic valvular calcification by spectral CT. Eur Radiol,2023,33(3):1963-1972.

［31］D'ANGELO T,MARTIN S,MICARI A,et al. Coronary angiography using spectral detector dual-energy CT:is it the time to assess myocardial first-pass perfusion?. Eur Radiol Exp,2022,6(1):60.

［32］ISSELBACHER E M,PREVENTZA O,HAMILTON BLACK Ⅲ J,et al. 2022 ACC/AHA guideline for the diagnosis and management of aortic disease:a report of the American Heart Association/American College of Cardiology Joint Committee on Clinical Practice Guidelines. J Am Coll Cardiol,2022,80(24):e223-e393.

［33］PANTALEO A,JAFRANCESCO G,BUIA F,et al. Distal stent graft-induced new entry:an emerging complication of endovascular treatment in aortic dissection. Ann Thorac Surg,2016,102(2):527-532.

［34］DEÁK Z,GRIMM J M,MUECK F,et al. Endoleak and in-stent thrombus detection with CT angiography in a thoracic aortic aneurysm phantom at different tube energies using filtered back projection and iterative algorithms. Radiology,2014,271(2):

574-584.

［35］SEDAGHAT S,LANGGUTH P,LARSEN N,et al. Diagnostic accuracy of dual-layer spectral CT using electron density images to detect post-traumatic prevertebral hematoma of the cervical spine. Rofo,2021,193(12):1445-1450.

［36］SI-MOHAMED S,DUPUIS N,TATARD-LEITMAN V,et al. Virtual versus true non-contrast dual-energy CT imaging for the diagnosis of aortic intramural hematoma. Eur Radiol,2019,29(12),6762-6771.

［37］HESS S,MADSEN P H. Radionuclide diagnosis of pulmonary embolism. Adv Exp Med Biol,2017,906:49-65.

［38］LYSDAHLGAARD S,HESS S,GERKE O,et al. A systematic literature review and meta-analysis of spectral CT compared to scintigraphy in the diagnosis of acute and chronic pulmonary embolisms. Eur Radiol,2020,30(7):3624-3633.

［39］MA G,DOU Y,DANG S,et al. Influence of monoenergetic images at different energy levels in dual-energy spectral CT on the accuracy of computer-aided detection for pulmonary embolism. Acad Radiol,2019,26(7):967-973.

［40］TSANG D S,MERCHANT T E,MERCHANT S E,et al. Quantifying potential reduction in contrast dose with monoenergetic images synthesized from dual-layer detector spectral CT. Br J Radiol,2017,90(1078):20170290.

［41］ROTZINGER D C,SI-MOHAMED S A,YERLY J,et al. Reduced-iodine-dose dual-energy coronary CT angiography: qualitative and quantitative comparison between virtual monochromatic and polychromatic CT images. Eur Radiol,2021,31(9):7132-7142.

［42］NISHIHARA T,ODA S,SUETA D,et al. Clinical usefulness of dual-energy cardiac computed tomography in acute coronary syndrome using a dual-layer spectral detector scanner. Circ Cardiovasc Imaging,2018,11(2):e007277.

［43］ODA S,EMOTO T,NAKAURA T,et al. Myocardial late iodine enhancement and extracellular volume quantification with dual-layer spectral detector dual-energy cardiac CT. Radiol Cardiothorac Imaging,2019,1(1):e180003.

［44］ODA S,NAKAURA T,UTSUNOMIYA D,et al. Late iodine enhancement and myocardial extracellular volume quantification in cardiac amyloidosis by using dual-energy cardiac computed tomography performed on a dual-layer spectral detector scanner. Amyloid,2018,25(2):137-138.

［45］LIANG J,LI H,XIE J,et al. Iodine-based extracellular volume for evaluating myocardial status in patients undergoing percutaneous coronary intervention for acute myocardial infarction by using dual-layer spectral detector computed tomography:a comparison study with magnetic resonance. Quant Imaging Med Surg,2022,12(9):4502-4511.

［46］SCHERER K,HAMMEL J,SELLERER T,et al. Dynamic quantitative iodine myocardial perfusion imaging with dual-layer CT using a porcine model. Sci Rep,2019,9(1):16046.

［47］HUANG X,GAO S Z,MA Y,et al. The optimal monoenergetic spectral image level of coronary computed tomography(CT) angiography on a dual-layer spectral detector CT with half-dose contrast media. Quant Imaging Med Surg,2020,10(3):592-603.

［48］XU C,YI Y,HAN Y C,et al. Incremental improvement of diagnostic performance of coronary CT angiography for the assessment of coronary stenosis in the presence of calcium using a dual-layer spectral detector CT:validation by invasive coronary angiography. Int J Cardiovasc Imaging,2021,37(8):2561-2572.

［49］DANG Y X,CHEN X J,MA S W,et al.Association of pericoronary adipose tissue quality determined by dual-layer spectral detector CT with severity of coronary artery disease:a preliminary study. Front Cardiovasc Med,2021,8:720127.

［50］CHEN X J,DANG Y X,HU H,et al. Pericoronary adipose tissue attenuation assessed by dual-layer spectral detector computed tomography is a sensitive imaging marker of high-risk plaques. Quant Imaging Med Surg,2021,11(5):2093-2103.

［51］ZHU X L,CHEN X J,MA S W,et al. Dual-layer spectral detector CT to study the correlation between pericoronary adipose tissue and coronary artery stenosis. J Cardiothorac Surg,2021,16(1):325.

［52］QIN L,GU S J,CHEN C H,et al. Initial exploration of coronary stent image subtraction using dual-layer spectral CT. Eur Radiol,2019,29(8):4239-4248.

［53］REN H Y,ZHEN Y H,GONG Z,et al. Feasibility of low-dose contrast media in run-off CT angiography on dual-layer spectral detector CT. Quant Imaging Med Surg,2021,11(5):1796-1804.

［54］VAN HAMERSVELT R W,EIJSVOOGEL N G,MIHL C,et al. Contrast agent concentration optimization in CTA using low tube voltage and dual-energy CT in multiple vendors:a phantom study. Int J Cardiovasc Imaging,2018,34(8):1265-1275.

[55] LI Z Y,CAO J L,BAI X Y,et al. Utility of dual-layer spectral detector CTA to characterize carotid atherosclerotic plaque components:an imaging-histopathology comparison in patients undergoing endarterectomy. AJR Am J Roentgenol,2022, 218(3):517-525.

[56] ROTZINGER D C,SI-MOHAMED S A,SHAPIRA N,et al. "Dark-blood" dual-energy computed tomography angiography for thoracic aortic wall imaging. Eur Radiol,2020,30(1):425-431.

[57] ZHANG D M,XIE Y T,WANG Y N,et al. Initial clinical experience of virtual monoenergetic imaging improves stent visualization in lower extremity run-off CT angiography by dual-layer spectral detector CT. Acad Radiol,2020,27(6):825-832.

[58] VAN HAMERSVELT R W,DE JONG P A,DESSING T C,et al. Dual energy CT to reveal pseudo leakage of frozen elephant trunk. J Cardiovasc Comput Tomogr,2017,11(3):240-241.

第十章　胸部临床专病应用

第一节　胸部扫描技术及评估方法

一、能量 CT 规范化扫描技术

检查前准备：去掉被检部位金属异物，做好呼气、屏气训练；儿童或不配合患者，可根据情况镇静或麻醉，提高检查成功率；增强扫描患者需在检查前签署碘对比剂知情同意书。

1. 常规检查参数　如表 10-1-1 所示。

表 10-1-1　常规检查扫描参数

项目	内容	项目	内容
检查体位	仰卧位，双手置于头颅两侧	探测器组合 /mm	64×0.625
扫描范围	胸腔入口至最低肋膈角下缘	扫描方向	由足向头
管电压 /kVp	120	旋转时间 /s	0.5

2. 增强检查扫描参数　采用螺旋扫描模式，对比剂用量 80～100ml，高压注射器团注给药，速率 4.5～5ml/s，动脉期于对比剂注射开始 25～30s 启动扫描或选择降主动脉动态监测触发扫描，阈值为 100HU，延迟时间为 6s 或最小值，静脉期于对比剂注射 55～60s 开始扫描，如表 10-1-2 所示。

表 10-1-2　增强检查扫描参数

项目	内容
对比剂浓度 /(mg·ml⁻¹)	370
对比剂总量 / ml	主动脉 CTA 80～100 ；肺动脉 CTA 30～60
注射剂量	生理盐水(6.0ml/s，20ml)-对比剂(4.5～5ml/s，40～100ml)-生理盐水(4.0ml/s，20ml)
扫描时间(自动触发扫描方式)	主动脉 CTA，阈值设定为 100HU，ROI 放置于升主动脉；肺动脉 CTA，阈值设定为 70HU，ROI 放置于肺动脉干

二、能量 CT 形态学评估方法

(一)肿瘤边界及侵犯情况

基于能量 CT 成像可实现更清晰的肿瘤边界显示及对周围组织侵犯情况的评估，可与周围正常组织明确区分。

(二)减轻金属带来的射线硬化伪影

金属支架在 CT 上会产生线束硬化伪影而影响观察。能量 CT 在投影数据域空间重建双能量数据，可以得到 40～200keV 的单能量图像，与采用图像数据域空间重建的能量 CT 相比，可以达到最佳的减轻线束硬化伪影效果，如图 10-1-1 所示。

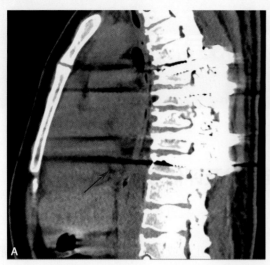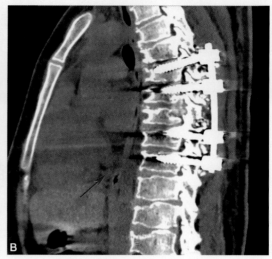

图 10-1-1　减轻金属带来的射线硬化伪影

注:红色箭头处分别为未改善前线束硬化伪影和重建后减轻的线束硬化伪影。

(三) 肿瘤体积测量

基于能量 CT 成像可实现更精准地组织提取和体积测量。采用 40keV 单能量图像进行靶向组织提取后可分别进行单独显示和体积测量。

三、能量 CT 功能学评估方法

能量 CT 成像可以获得不同能水平下的影像组织的密度,能够采用有效原子序数分布图表示被检组织的元素,形成感兴趣的散点图;能够显示不同病变和组织随 X 射线能量变化的 X 射线衰减系数,提供衰减曲线、直方图,并进行多参数定量分析,从而可以反映病灶的组织学特征。

(一) 有效原子序数图

有效原子序数图可提供物质成分相关的信息,通过色彩量化的方式可以区分密度相同的不同物质成分,或识别组织来源相同的结构或病变,如图 10-1-2 所示。

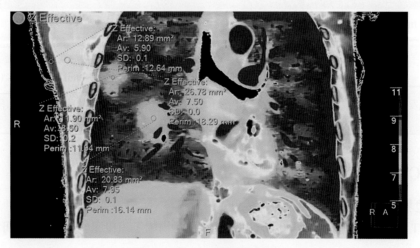

图 10-1-2　有效原子序数图

(二) 碘密度图

碘密度图可提供碘对比剂空间分布的相关信息,并可进行碘密度定量,代表了组织或病变的一过性灌注信息。不同的病变或组织,一般碘密度不同,如图 10-1-3 所示。

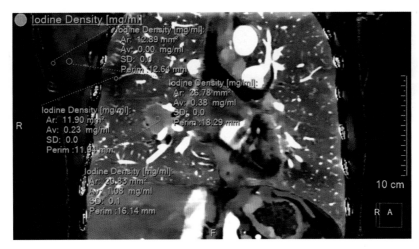

图 10-1-3　碘密度图

（三）衰减曲线、直方图、散点图

衰减曲线、直方图、散点图可进行多个 ROI 的对比分析，如图 10-1-4 所示，勾画了三个 ROI，一般组织来源不同的 ROI 表现为曲线斜率显著不同，直方图和散点图部分重合或无重合，如图 10-1-5～图 10-1-7 所示。

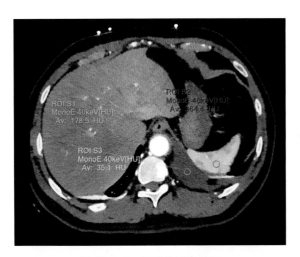

图 10-1-4　勾画的三个 ROI

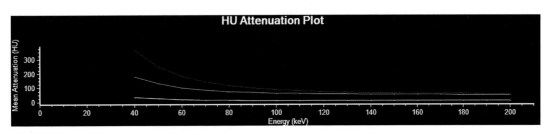

图 10-1-5　衰减曲线

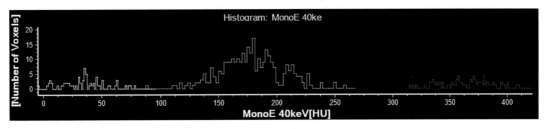

图 10-1-6　直方图

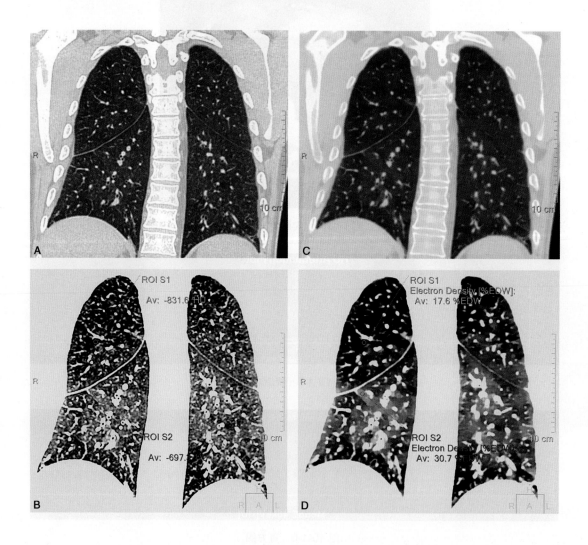

图 10-1-7 散点图

第二节 肺炎性病变

一、早期肺水肿的显示

(一)临床表现

【病例】49 岁男性患者,因外院确诊"胃癌"10 个月,化疗 7 次后于我院就诊。既往行冠状动脉支架植入术。超声心动图提示"左心增大,肺动脉增宽,二尖瓣反流(轻-中度)"。

(二)影像表现

【病例】患者接受了 CT 胸部普通扫描,具体影像表现如图 10-2-1 所示。

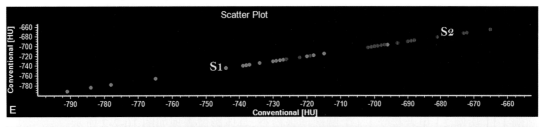

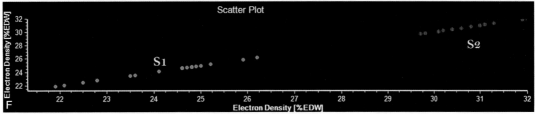

图 10-2-1　CT 胸部普通扫描

注:A 为标准肺窗设置(窗位,-600HU;窗宽,1 600HU)的常规 CT 图像;B 为窄肺窗设置(窗位,-700HU;窗宽,240HU)的常规 CT 图像;C 为标准窗设置(窗位,50%;窗宽,150%)的能量 CT 电子密度图像;D 为窄窗设置(窗位,30%;窗宽,20%)的电子密度图像;E 为右肺下叶磨玻璃密度病变区(B 中 ROI S1,红色圆圈)和右肺上叶的非磨玻璃密度区(B 中 ROI S2,蓝色圆圈)的常规 CT 值散点图;F 为右肺下叶磨玻璃密度病变区(D 中 ROI S1,红色圆圈)和右肺上叶的非磨玻璃密度区(D 中 ROI S2,蓝色圆圈)的电子密度的散点图。图像显示电子密度能量 CT 图像更准确地显示病变以及区分病变和无病变区。

(三) 临床诊断

【病例】根据临床及影像学资料诊断为肺水肿(pulmonary edema)。

(四) 病例讨论

肺水肿的定义为肺内血管外液体的异常集聚。CT 可以无创地评估肺内液体集聚情况,CT 上显示的肺内磨玻璃影能够反映非常早期的间质性水肿,该征象的出现可能先于肺水肿的血流动力学改变。该病例中在标准窗位时,常规 CT 和能量 CT 的电子密度图像均能显示双肺下叶的小叶间隔增厚,但能量 CT 电子密度图上显示的右肺下叶的磨玻璃影在常规 CT 上难以发现。窄窗设置让病变显示更明显,但也使得常规 CT 图像的视觉噪声增加,而能量 CT 电子密度图的图像质量仍然较高。在新型冠状病毒感染所致肺炎(pneumonia)的能量 CT 相关研究报道中,对于磨玻璃影的检测也有类似发现。这体现出能量 CT 对肺水肿磨玻璃影显示的成像优势,能为早期发现肺水肿提供更有价值的信息。

在这个病例中,能量 CT 电子密度图像清晰显示了肺水肿磨玻璃影区域,基于原始数据的分析计算出了高度精确的电子密度和有效原子序数,通过定量评估 ROI 的散点图的直观展示,发现基于能量 CT 的定量分析区分病变区域与非病变区域的能力更优于常规 CT 的密度测量。目前,尚无针对肺水肿的能量 CT 相关研究报道。既往研究显示,对于肺水肿的存在,应用常规 CT 定性评估的灵敏度可能低于胸部 X 射线检查,仅定性评估容易低估肺水肿的存在;而 CT 定量评估表现出高度的特异性,优于定性评估,并且达到与胸部 X 射线检查一样的灵敏度。

综上所述,能量 CT 能改进肺水肿成像质量,提升病变可视化程度;基于能量 CT 电子密度图像的定量分析更能为疾病的诊断、评估提供更丰富的信息。这为能量 CT 在肺水肿的临床应用和科学研究提供了新思路。

二、肺炎与肺癌的鉴别

(一) 临床表现

【病例 1】52 岁女性患者,反复感冒后气促 3 年余,加重伴胸痛 4 个月余入院,4 个月余前患者诊断出先天性心脏病:继发孔型房间隔缺损,未予特殊治疗。患病以来精神、睡眠、食欲尚可,大小便正常,4 个月余前体重减轻 5kg。查体无明显异常。实验室检查提示:C 反应蛋白:19.60mg/L;白细胞介素 -6:10.80pg/ml;

抗髓过氧化物酶抗体：35.80AU/ml。

【病例2】43岁女性患者，反复咳嗽、痰中带血7个月，加重伴胸痛7天入院，患病以来一般情况尚可。既往有"肠梗阻手术"史及"剖宫产手术"史。查体腹部见陈旧性瘢痕，其他无明显异常。实验室检查：细胞角蛋白19片段3.42ng/ml；大便隐血：弱阳性；尿常规检查：尿潜血：50（++）Cell/μl，尿红细胞计数30/μl。

（二）影像表现

【病例1】【病例2】患者接受了CT胸部增强检查，具体影像表现如图10-2-2所示。

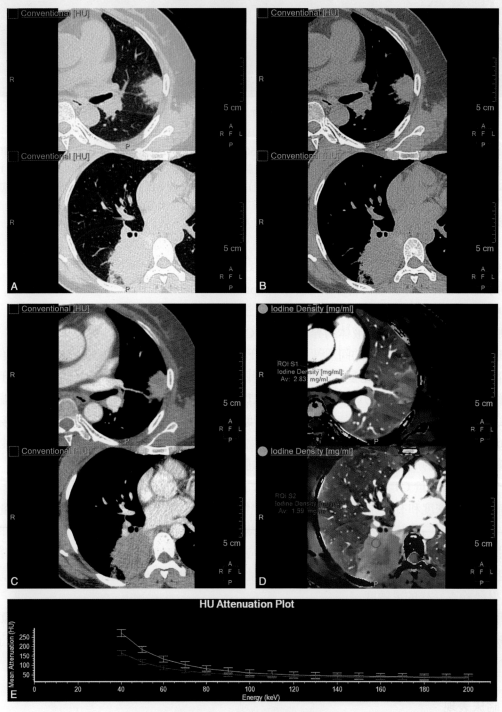

图 10-2-2   肺炎与肺癌的鉴别

注：A为平扫CT肺窗；B为平扫CT纵隔窗；C为增强扫描纵隔窗；D为碘密度图；E为能量衰减曲线图。A~D中上排为肺肉芽肿性炎图像，下排为肺腺癌图像；E中蓝色为肺肉芽肿性炎的能量衰减曲线，紫色为肺腺癌的能量衰减曲线。A~C示二者均为肿块样表现；D、E示肺肉芽肿性炎的碘密度、能量衰减曲线斜率显著高于肺腺癌。

（三）临床诊断

【病例 1】肺穿刺活检诊断为：肺肉芽肿性炎。

【病例 2】肺穿刺活检诊断为：肺腺癌。

（四）病例讨论

肺炎和肺癌均是肺部常见疾病，它们在临床症状上存在一定重叠，但在治疗选择、预后评估方面相差甚大。肺炎主要是采取抗感染治疗，而肺癌主要是采取手术、化疗等治疗手段。为了避免肺炎患者接受不必要的手术治疗，对肺炎和肺癌的鉴别诊断尤为重要。CT 被认为是评估形态学的标准技术，常规 CT 主要是通过病灶的形态、大小、边缘及内部特征、强化特点来进行鉴别诊断，但部分肺炎（例如肺肉芽肿性炎、机化性肺炎或球形肺炎等）呈结节或肿块样表现，可以表现出与肺癌类似的形态学特征，并且由于炎症刺激具有与肺癌相似的血供丰富的特点，这使得通过常规 CT 鉴别此类肺炎与肺癌成为一大难点。

能量 CT 突破了常规 CT 单参数成像的局限性，不仅可以观察常规混合能量图像，而且能获得 $40\sim140\text{keV}$ 不同水平的单能量图像、不同基物质图像，使得 CT 从宏观形态学进入微观物质定量研究领域，为肺内病变鉴别诊断提供一种新思路。能量 CT 鉴别肺炎和肺癌常用定量参数包括：CT 值、碘密度、光谱曲线斜率（λ）等。CT 值、碘密度及光谱曲线斜率（λ）可以反映病灶的血流情况，碘密度能准确反映组织内碘含量，可作为肿瘤灌注和血管生成的重要影像标志物。多项研究证实，在 CT 值、碘密度、光谱曲线斜率（λ）三者之间，碘密度对于肺炎和肺癌的鉴别价值最大。

炎性病灶是由炎性肉芽组织或急性炎症增殖形成，供血动脉为肺动脉和支气管动脉；而肺癌主要由支气管动脉供血。因此，炎性病灶在肺动脉期和主动脉期均呈现均匀而明显的强化；肺癌为恶性肿瘤，具有血管依赖性，主要是由支气管动脉供血，在主动脉期表现为明显强化，当肿瘤较小时，强化较均匀，随着肿瘤生长至一定体积，血供不能满足瘤体的生长，肿瘤内部就会出现低灌注和不均匀强化的特点。碘基图是以碘为基物质的能量 CT 图像，对组织内的碘对比剂具有很高的敏感性，且不受空气的影响，能够更加准确地反映组织的血供情况，目前已有研究证实了碘密度在炎性病灶与肺癌之间的差别，炎性病灶的碘密度高于肺癌。对于肺癌，大量微血管增生导致血管床容量增大，局部碘密度虽然也较高，但肿瘤新生血管不成熟、紊乱、纤曲、粗细不均，导致对比剂长时间滞留，排出延缓，能谱曲线平缓，斜率较小；而炎性肿块的血管结构正常，在炎性因子的刺激下引起血管扩张，血流速度快，流量大，碘对比剂吸收多、排出快，曲线陡直，斜率较大。

综上所述，能量 CT 的定量参数为鉴别肺部炎性病变和肺癌提供了一种新方法，在鉴别结节/肿块样肺炎和肺癌方面表现出比常规 CT 更好的诊断准确性。

三、肺炎与肺不张的鉴别

（一）临床表现

【病例 1】40 岁男性患者，因发热 5 天入院，最高体温 39℃。

【病例 2】70 岁男性患者，因胸、腹痛 1 天入院，体温正常。

（二）影像表现

【病例 1】【病例 2】患者都接受了胸部增强 CT 检查，具体影像表现如图 10-2-3 所示。

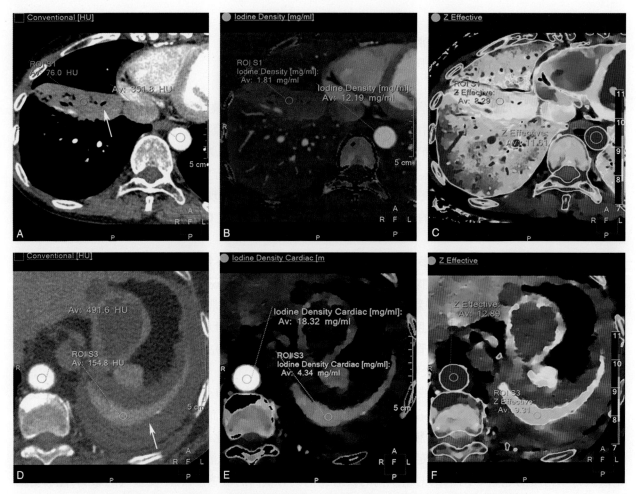

图 10-2-3　两名患者的胸部常规增强 CT 图像、碘密度图和有效原子序数图像

注:A、D 为常规增强 CT 图像;B、E 为碘密度图;C、F 为有效原子序数图。A~C 对应 40 岁男性,右肺下叶肺炎,空气支气管征阳性(白色箭头)。D~F 对应 70 岁男性,左肺下叶肺不张,伴左侧胸腔积液(白色箭头)。

(三) 临床诊断

【病例 1】根据临床及影像学资料诊断,该患者经过抗生素治疗后病灶吸收,恢复正常。

【病例 2】根据临床及影像学资料诊断,该患者左侧胸腔积液吸收后,左肺复张。

(四) 病例讨论

肺不张(atelectasis)是指全肺或部分肺组织膨胀减弱而导致的肺体积缩小。导致肺不张最常见的机制是气道阻塞(airway obstruction);远端肺泡腔内气体吸收,肺组织塌陷,由胸腔积液或气胸所导致的膨胀不全也是形成肺不张的常见原因。而肺炎和肺不张在影像学上表现为片状软组织密度影时,鉴别起来相对较困难,并且二者临床症状相似。

在这两个病例中,能量 CT 回顾性分析了经处理后的碘密度图、有效原子序数图,这种定量 CT 参数可以反映组织的血供情况。在肺炎中,病变肺组织肺泡内充满液体或炎性细胞,体积增大,在单位像素中肺组织密度较低;而在肺不张中,肺组织因压迫、肺泡空气吸收或肺表面活性物质产生减少而体积缩小,因此单位像素的肺组织密度较高。每个像素的毛细血管数量和灌注情况不同将影响病变的强化程度,这导致了肺不张与肺炎在 CT 定量参数检测的组织密度和强化程度上存在差异。肺不张组的碘密度、有效原子序数显著高于肺炎组,如表 10-2-1 所示。有研究表明,当阈值为 1.74mg/ml 和 8.27mg/ml 时,碘密度图和有效原子序数图均达到了 95% 的灵敏度,特异度分别为 85% 和 83%,有良好的鉴别能力。

因此,能量 CT 为两种疾病的鉴别提供了新的思路。能量 CT 的价值在于:①一次扫描可以获得多个参数;②将肺不张和肺炎从形态学的维度转向定量参数的可测量性;③这些参数可能通过描述微血管密度和血液供应来更好地区分肺不张和肺炎。

表 10-2-1　肺炎组与肺不张组定量参数分析

定量参数	病例 1(肺炎)	病例 2(肺不张)
CT 值/HU	76.0	154.8
碘密度/(mg·ml⁻¹)	1.81	4.34
有效原子序数	8.29	9.31

第三节　肺间质性病变

一、肺动脉高压不同亚型的鉴别

肺动脉高压是指由多种异源性疾病(病因)和不同发病机制所致肺血管结构或功能改变,可引起肺血管阻力和肺动脉压力升高的临床和病理生理综合征。2022 年欧洲心脏病学会/欧洲呼吸学会(ESC/ERS)指南将肺动脉高压定义为静息时平均肺动脉压(mean pulmonary artery pressure,MPAP)>20mmHg。该指南中,肺动脉高压根据血流动力学特征和一组全面的临床调查进行临床分类,分为五个亚组:肺动脉高压(第 1 组)、与左心疾病相关的肺动脉高压(第 2 组)、与肺部疾病和/或缺氧相关的肺动脉高压(第 3 组)、与肺动脉阻塞相关的肺动脉高压(第 4 组),以及机制不明确/多因素的肺动脉高压(第 5 组)。

目前许多成像工具被用于诊断和评估肺动脉高压的病因,如 CT、通气/灌注(V/Q)显像、超声心动图、CMR 成像等。近年来新的成像工具如能量 CT 也逐渐用于对肺动脉高压的诊断和分类。

能量 CT 肺血管造影是一种在静脉注射碘对比剂后获得两种不同能量水平的肺血管 CT 图像的成像技术。由于碘对比剂在这两种不同能量水平下的衰减特性不同,所以可以分离和测量肺血管内的碘含量,作为肺灌注的替代指标。由于 CT 扫描通常用于肺动脉高压检查,因此能量 CT 可以内置到胸部 CT 筛查中,而无须额外的辐射。能量 CT 可以提供如肺动脉干增粗、右心室和心房扩张,以及功能降低、肺结构改变等形态学信息,另外还提供肺灌注的功能信息。

慢性血栓栓塞性肺动脉高压(pulmonary hypertension due to chronic thrombotic and/or embolic disease,CTEPH)与非栓塞性肺动脉高压患者的区分很重要,因为 CTEPH 患者可以通过肺血栓动脉内膜切除术治愈。未经治疗的 CTEPH 预后较差,5 年生存率为 30%。CTEPH 患者的灌注缺损常为边界清楚的、大的、多段或多亚段的楔形缺陷,而非 CTEPH 引起的肺动脉高压,如特发性肺动脉高压患者,其灌注缺损表现为小的、非均匀的、非节段的、斑驳的和斑片状的灌注缺损。有报道称,与单独分析 CTPA 图像相比,碘密度和单能量图像提高了阅片者诊断 CTEPH 的特异性,并大大提高了经验不足的阅片者检测 CTEPH 的敏感性。

有研究表明,基于能量 CT 半自动化的肺灌注图可以检测和量化肺动脉高压的异常肺灌注。肺灌注不良区域的 ID 偏度和 δ-指数允许对肺动脉高压亚组进行分类,高精度地识别第 3 组和第 4 组患者。

综上所述,能量 CT 在肺动脉高压诊断工作中是有价值的工具;能量 CT 能将 CTEPH 与其他原因导致的肺动脉高压区分开来。

二、慢性阻塞性肺疾病肺灌注异常的评估

(一)临床表现

【病例】78 岁女性患者,反复反酸 6 年,吞咽困难 1 年。

(二)影像表现

【病例】患者接受了增强 CT 检查,具体影像表现如图 10-3-1~图 10-3-3 所示。

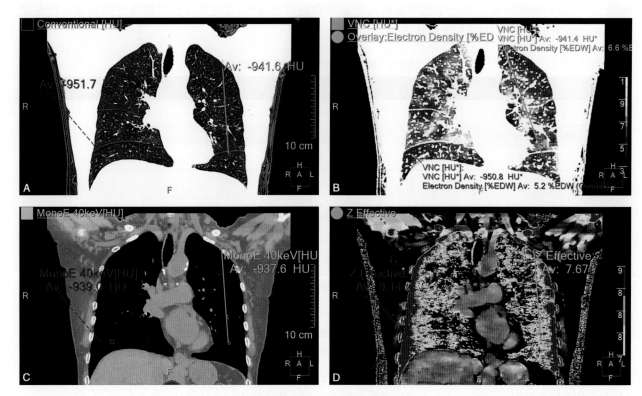

图 10-3-1 平扫 CT 扫描

注:A 为常规 CT 图像;B 为虚拟平扫与电子密度融合图;C 为 40keV 图像;D 为有效原子序数图。B 中清晰显示肺功能受损的区域为紫色,电子密度值显著降低。

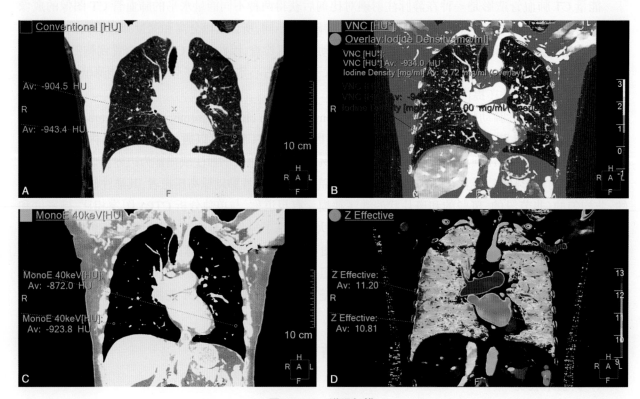

图 10-3-2 增强扫描

注:A 为常规 CT 图像;B 为虚拟平扫与碘密度融合图;C 为 40keV 图像;D 为有效原子序数图。B 中清晰显示肺功能受损的区域为紫色,碘密度显著降低,为 0.00mg/ml,而对侧非受损区为 0.72mg/ml。

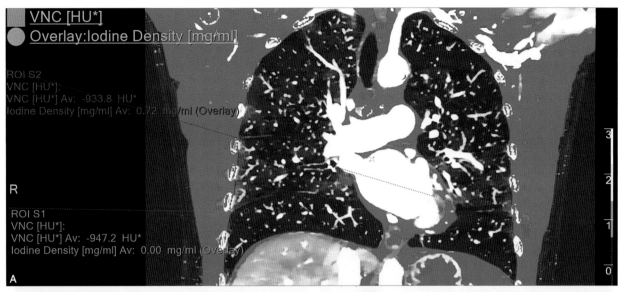

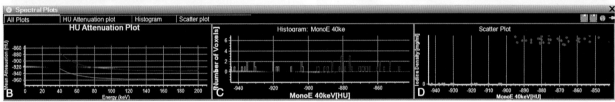

图 10-3-3　同源性分析

注：A 为虚拟平扫与碘密度融合图；B 为能量衰减曲线；C 为有效原子序数直方图；D 为有效原子序数与碘密度的散点图。对肺功能受损区（淡蓝色）与肺功能非受损区（紫色）进行 ROI 分析，发现受损区（S1）与非受损区（S2）在 B～D 中均呈现分离的趋势。

（三）临床诊断

【病例】根据临床资料诊断慢性阻塞性肺疾病（chronic obstructive pulmonary disease, COPD）。

（四）病例讨论

在该病例中，患者为老年女性。平扫 CT 肺窗示肺野透光度不均匀；平扫扫描虚拟平扫与电子密度融合图可清晰显示肺功能受损的区域电子密度值显著降低；增强扫描虚拟平扫与碘密度融合图显示肺功能受损的区域碘密度较对侧非受损区显著降低，与肺窗透光度增高的肺气肿区一致；光谱分析示肺功能受损区与非受损区对应的能量衰减曲线、有效原子序数直方图及其与碘密度的散点图均呈现分离的趋势。

COPD 是全球高患病率、高死亡率的疾病之一。对其早期诊断、量化分析，以及预后判断已成为目前研究重点。肺气肿是 COPD 最常见的一种表现类型，目前以高分辨率 CT 无创性评价肺形态结构的改变为主，依据肺实质破坏和肺灌注分布情况可以确定肺气肿的严重程度，因此分析这部分患者肺血流灌注变化具有重要意义。肺核素灌注显像是评价 COPD 肺灌注的金标准，但其不能显示肺形态结构改变。能量 CT 能在同一时间点不同能量级别下识别肺组织内的碘含量，从而显示肺组织的血流灌注状况，也能清晰显示 COPD 肺实质破坏区域。

综上所述，能量 CT 获得扫描数据时能够同时显示肺的解剖及灌注功能信息，可对肺气肿的部位与灌注缺损区精确配准，虚拟平扫影像可辨别 COPD 的类型及肺气肿的数量和大小，这对于 COPD 早期诊断、治疗及预后评估具有重要意义。

第四节 胸部肿瘤

一、肺结节的良恶性鉴别

（一）临床表现

【病例 1】68 岁女性患者，因体检发现左肺下叶磨玻璃结节入院。

【病例 2】31 岁女性患者，因体检发现双肺多发磨玻璃结节入院。

（二）影像表现

【病例 1】患者接受了增强 CT 检查，具体影像表现如图 10-4-1 所示。

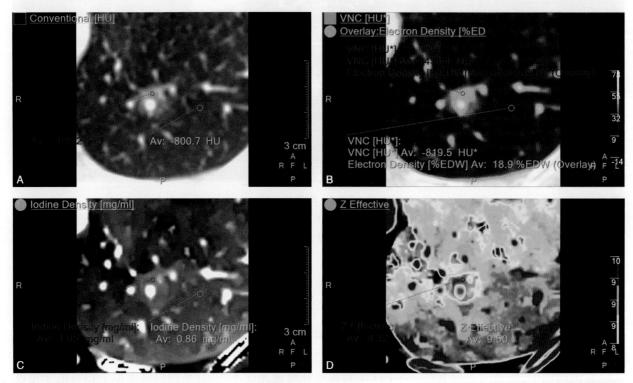

图 10-4-1 增强扫描

注：A 为常规 CT 图像；B 为虚拟平扫与电子密度融合图；C 为碘密度图；D 为有效原子序数图。结果显示患者左肺下叶后基底段磨玻璃结节，其内见血管穿行且穿行血管增粗。

【病例 2】患者接受了增强 CT 检查，具体影像表现如图 10-4-2 所示。

对两名患者的增强 CT 检查进行定量分析，结果显示二者的碘密度、100× 碘密度/电子密度显著不同，如表 10-4-1 所示。

表 10-4-1 肺结节病例 1 与病例 2 的定量分析结果

	病例 1	病例 2		病例 1	病例 2
碘密度/(mg·ml⁻¹)	1.05	0.56	标准化有效原子序数	0.88	0.82
电子密度/%EDW	58	61.8	增强扫描 CT 值/HU	−408.2	−364.2
100× 碘密度/电子密度	1.81（>1）	0.91（<1）	平扫 CT 值/HU	−433.4	−378.5
有效原子序数	8.32	7.87	增强扫描对于平扫的 CT 值变化/HU	25.2	14.3

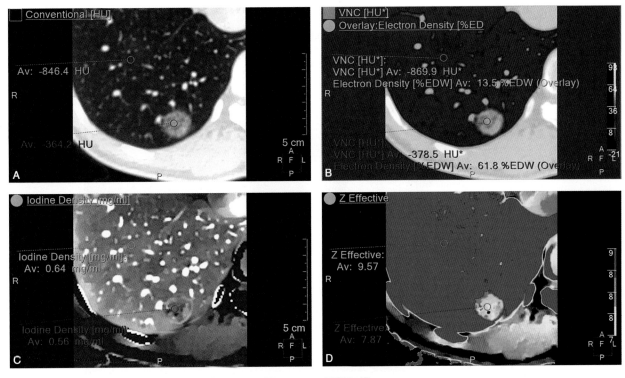

图 10-4-2　增强扫描

注:A 为常规 CT 图像;B 为虚拟平扫与电子密度融合图;C 为碘密度图;D 为有效原子序数图。结果显示患者双肺多发磨玻璃结节,最大位于右肺下叶后基底段,病灶内密度不均匀、见小空泡、边缘见短毛刺。

(三) 临床诊断

【病例 1】左肺下叶后基底段肺段切除病理:浸润性非黏液性腺癌(乳头型为主+少量微乳头型+少量贴壁型)。组织学分级:中分化。

【病例 2】右肺下叶肺穿刺活检:慢性炎伴纤维组织增生,散在淋巴细胞、浆细胞增生/浸润,可见淋巴滤泡形成。

(四) 病例讨论

随着高分辨率 CT 的普及和肺癌 CT 筛查的广泛开展,肺磨玻璃结节(pulmonary ground glass nodule)的检出越来越多,但其性质往往很难确定,如何尽可能准确地对磨玻璃结节进行鉴别是临床急需解决的一大难题。常规高分辨率 CT 扫描可通过形态学及实性成分特征进行鉴别,但其准确度及特异性存在局限性。而 PET/CT 对体积较小的病灶鉴别能力有限,且检查费用较高,难以作为常规筛查方式广泛应用。能量 CT 作为近几年发展的新的成像技术,通过处理高低 X 射线能谱采集的数据,能重建出碘密度图像、单能量图像和有效原子序数图,为疾病诊断提供更多的定量参数。碘密度图像可定量评估病灶碘含量,反映血管分布状态,对鉴别肺结节的良恶性具有重要价值。碘密度图像测量的碘密度可反映磨玻璃结节的血供情况,如此处 2 例患者中恶性结节的碘密度就明显高于良性结节。有效原子序数为与某化合物或混合物有相同衰减效果的元素的原子序数,可鉴别成像组织的不同组成成分,既往也有研究显示有效原子序数的定量分析能反映不同组织的特征,对磨玻璃结节有一定的鉴别作用。

综上所述,能量 CT 通过提供单能量图像和有效原子序数、电子密度等更多参数,对磨玻璃结节的鉴别具有一定的价值,为磨玻璃结节的临床诊疗提供了更多的参考。

二、中央型肺癌与肺不张的鉴别

(一) 临床表现

【病例】73 岁女性患者,因咯血、胸痛入院。

（二）影像表现

【病例】患者接受了常规 CT 和增强 CT 检查，具体影像表现如图 10-4-3、图 10-4-4 所示。

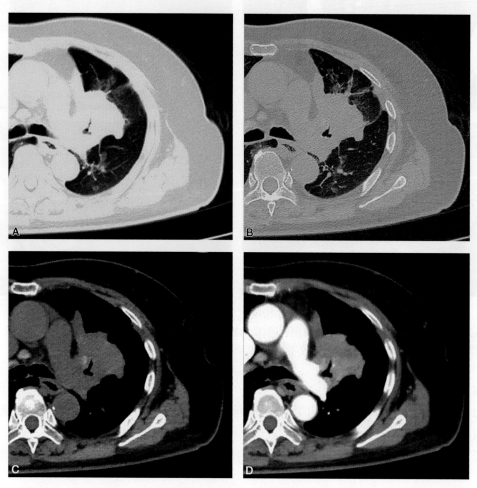

图 10-4-3　常规 CT 扫描

注：A 为常规 CT 平扫轴位图像；B 为常规 CT 平扫高分辨肺窗图像；C 为 CT 平扫轴位纵隔窗图像；D 为增强 CT 扫描轴位纵隔窗图像。结果显示患者左肺上叶肺门旁肿块伴周围肺组织阻塞性肺不张，但常规 CT 图像难以清晰显示肿瘤与肺不张的界限。

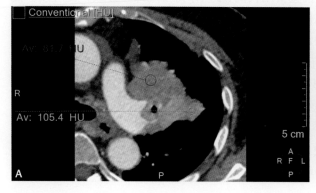
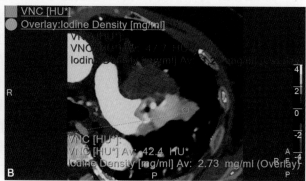

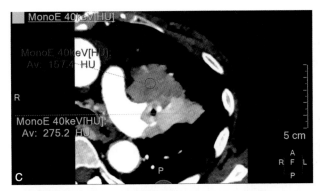
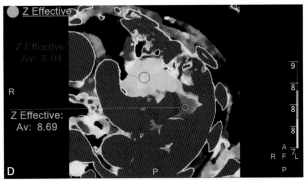
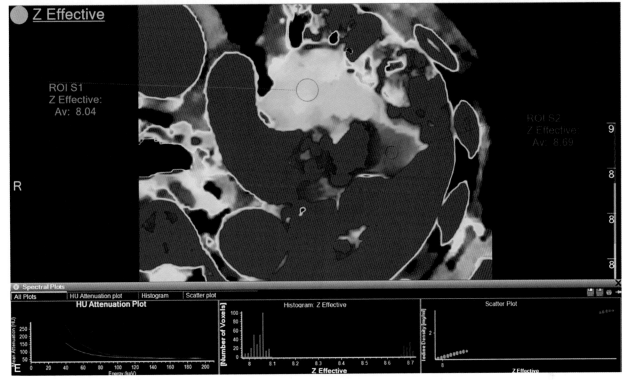

图 10-4-4　增强 CT 扫描

注:A 为常规增强 CT 图像;B 为虚拟平扫与碘密度融合图;C 为单能量 40keV 图像;D 为有效原子序数图。结果显示,不同于 A,B~D 可清晰显示肿瘤与肺不张的分界。E 为有效原子序数图分析示意图,通过对肿瘤(蓝色 S1)和肺不张(紫色 S2)的 ROI 测量,显示二者相应的衰减曲线、直方图、散点图完全不同。

(三) 临床诊断

【病例】支气管镜活检临床诊断为:腺癌。

(四) 病例讨论

　　原发性支气管肺癌(primary bronchogenic carcinoma)是一种起源于支气管黏膜和腺体的恶性肿瘤,在恶性肿瘤发病率中排名首位。根据其发生部位,临床上将其中发生在段及段以上支气管的肺癌称为中央型肺癌,可引起支气管阻塞,进而导致肺不张。由于部分中央型肺癌患者起病隐匿,常在确诊时就已错过手术机会,因此,准确鉴别肺癌与肺不张组织,对于制订诊疗计划以及评估治疗效果都具有重要意义。

　　然而,目前临床中常用的常规增强 CT、灌注 CT 等检查手段存在一定的局限性,尤其是当肿瘤组织与肺不张组织强化程度相似时,常常难以清晰显示它们的边界。而 MRI 和 PET/CT 虽然较常规的增强 CT 等更具优势,但是其检查时间较长,且价格昂贵,因此也未全面普及。能量 CT 通过多参数和定量分析等手段可以对病变进行功能成像,从物质代谢层面对病变进行分析,可提高对肺癌与肺不张组织鉴别的准确率。有研究表明肺癌与肺不张组织存在碘密度差异,大多数肺不张组织的碘密度明显高于肿瘤组织,且碘密度较 CT 值更能准确反应病灶的血流和微血管变化,而能量图像更能反映组织的真实碘含量,因而能更有效地区分中央型肺癌与肺不张组织,不仅有助于疾病的诊断,更能帮助制订诊疗计划和评估疗效。

三、肺腺癌的组织分化评估

(一)临床表现

【病例 1】82 岁女性患者,发现左肺下叶占位 1 个月余,门诊以"左肺下叶占位"收住入院。

【病例 2】70 岁男性患者,发现肺部结节 2 年,门诊以"右肺结节"收住入院。

【病例 3】46 岁女性患者,发现肺部结节 2 年余,门诊以"左肺上叶尖后段结节"收住入院。

(二)影像表现

【病例 1】【病例 2】【病例 3】患者分别接受了增强 CT 检查,具体影像表现如图 10-4-5、图 10-4-6 所示。

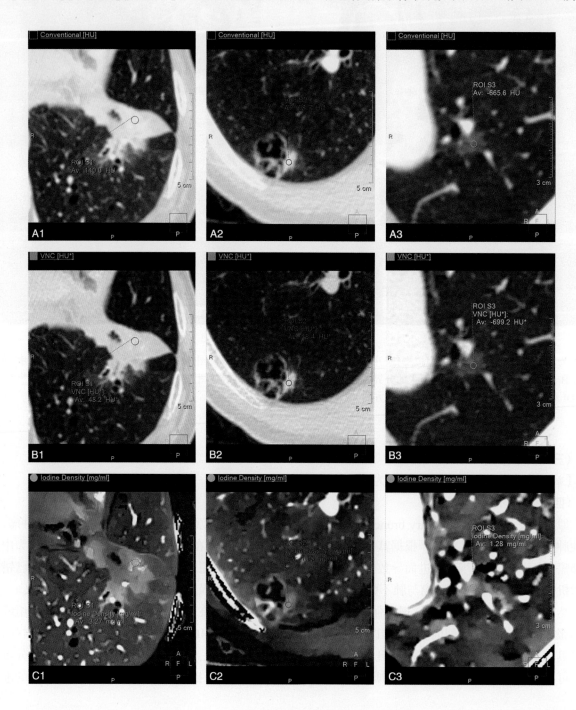

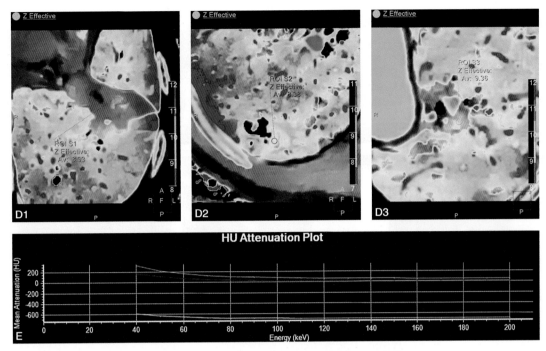

图 10-4-5　不同分化肺腺癌的增强 CT 扫描及对比图

注：A1～A3 为常规 CT 图；B1～B3 为虚拟平扫图；C1～C3 为碘密度图；D1～D3 为有效原子序数图；E 为病灶能量衰减曲
线对比图。A1（患者 1）为低分化腺癌，A2（患者 2）为中分化腺癌，A3（患者 3）为高分化腺癌。E 中，蓝色线为低分化腺癌，
紫色线为中分化腺癌，黄色线为高分化腺癌。以上提示不同分化程度的肿瘤之间存在差异，可较好区分高分化腺癌与其他
分化级别腺癌。

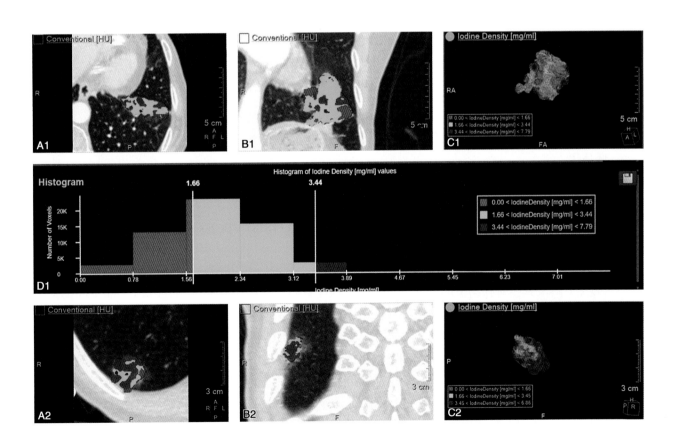

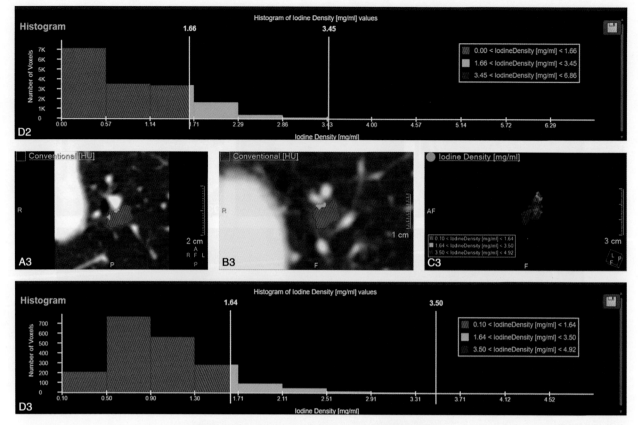

图 10-4-6　病例 1～3 患者的 CT 容积碘定量分析

注：患者 1 低分化腺癌（A1～D1）肿瘤内血管（蓝色）、实性成分（绿色）、非实性成分（红色）占比分别为 2.9%、65.3%、31.8%；患者 2 中分化腺癌（A2～D2）肿瘤内血管（蓝色）、实性成分（绿色）、非实性成分（红色）占比分别为 0.6%、15.3%、84%；患者 3 高分化腺癌（A3～D3）肿瘤内血管（蓝色）、实性成分（绿色）、非实性成分（红色）占比分别为 0.5%、10.2%、89.3%。在该 3 例患者中，可见低分化患者肿瘤内血管显示明显多于中分化及高分化患者。

（三）临床诊断

【病例 1】浸润性非黏液性腺癌［腺泡型+乳头型+微乳头型（约 30%）+复杂腺体（约 5%）］。组织学分级：低分化。

【病例 2】浸润性非黏液性腺癌［贴壁型+乳头型（约 15%）+腺泡型+微乳头型（<1%）］。组织学分级：中分化。

【病例 3】浸润性非黏液性腺癌［贴壁型（80%）+腺泡型（18%）+微乳头型（2%）］。组织学分级：高分化。

（四）病例讨论

常规 CT 图像只能对肺结节的密度、形态、强化程度及周围结构进行评价，而能量 CT 除了提供常规 CT 的信息外，还可以通过进一步分析，获得虚拟平扫、碘密度图、有效原子序数图、病灶能量衰减曲线对比图、容积碘定量分析等重要参考信息，为肿瘤的良恶性判断、组织分化分级提供有力依据。

该 3 例病例的主要特点被列在图 10-4-5、图 10-4-6 中，能量 CT 通过虚拟平扫、碘密度图、有效原子序数图、病灶能量衰减曲线对比图区分了患者 3（高分化肺腺癌）与患者 1、患者 2（低、中分化腺癌），并提示患者 1、患者 2 的分化差异。能量 CT 通过容积碘定量分析肿瘤成分，发现低分化腺癌内存在较多血管，有效区分患者 1、2 分化程度。因此，能量 CT 可能在肺腺癌的组织分化鉴别中提供了较常规 CT 更多的诊断信息。

综上所述，能量 CT 在肺腺癌的组织分化中可提供较常规 CT 更多的诊断信息，主要表现为通过虚拟平扫、碘密度图、有效原子序数图、病灶能量衰减曲线以及容积碘定量分析进一步多参数解析不同分化程度肿瘤,为临床诊治、预后及随访提供重要信息。

四、小细胞与非小细胞肺癌的鉴别

(一)临床表现

【病例1】56岁男性患者,胸部CT示:左肺下叶软组织肿块及双肺多发结节;双肺门及纵隔淋巴结增大。

【病例2】74岁男性患者,胸部CT示:左肺下叶内基底段肿块影,大小约4.0cm×3.5cm,呈分叶状改变,周围见长短不一毛刺,邻近胸膜牵拉、内见不规则空洞。

【病例3】60岁男性患者,胸部CT示:左肺上叶近肺门不规则软组织密度影,伴左肺上叶阻塞性肺炎,左肺门淋巴结增多、增大。

(二)影像表现

【病例1】患者接受了增强CT检查,通过勾画病灶的ROI,测量出病灶的有效原子序数、强化-本底比值,以及衰减曲线分析。具体影像表现如图10-4-7～图10-4-9所示。

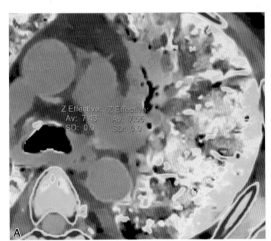
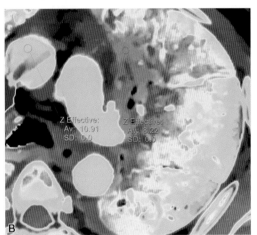

图 10-4-7　有效原子序数分析

注:碘对比增强前(A)及增强后(B)病灶分别为7.55和8.22,Dz-eff=0.67(9%)。

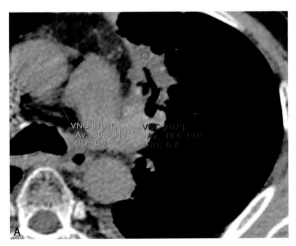
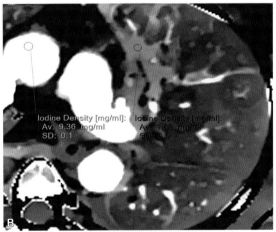

图 10-4-8　强化-本底比值分析

注:病灶本底CT值为18.6HU(A),增强后碘密度为1.61mg/ml(B),强化-本底比值为8.6。

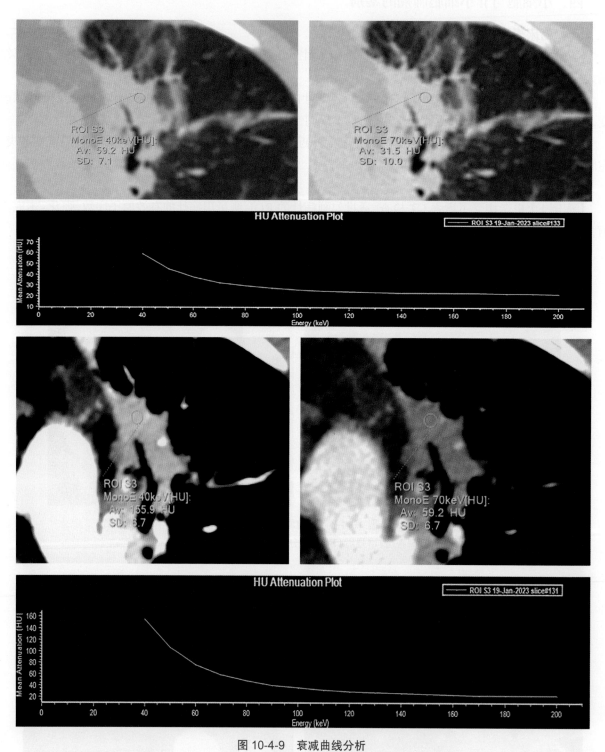

图 10-4-9 衰减曲线分析

注:根据病灶 40keV 及 70keV 的 CT 值可计算出增强后病灶的衰减曲线的斜率为 3.22,增强后斜率增加值为 2.30。

　　【病例2】患者接受了增强 CT 检查,通过勾画病灶的 ROI,测量出病灶的有效原子序数、强化-本底比值,以及衰减曲线分析。具体影像表现如图 10-4-10～图 10-4-12 所示。

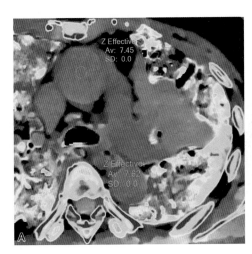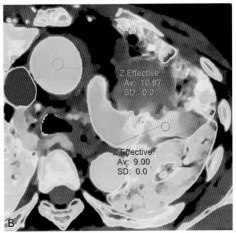

图 10-4-10　有效原子序数分析

注:碘对比增强前(A)及增强后(B)病灶分别为 7.62 和 9.00,Dz-eff=1.38(18%)。

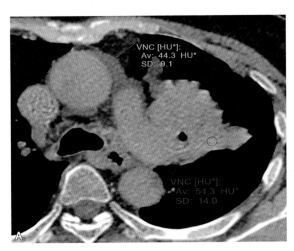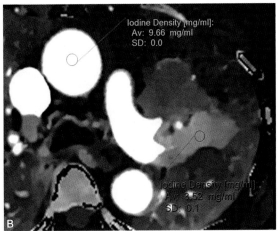

图 10-4-11　强化-本底比值分析

注:病灶本底 CT 值为 54.3HU(A),增强后碘密度为 3.52mg/ml(B),强化-本底比值为 6.5。

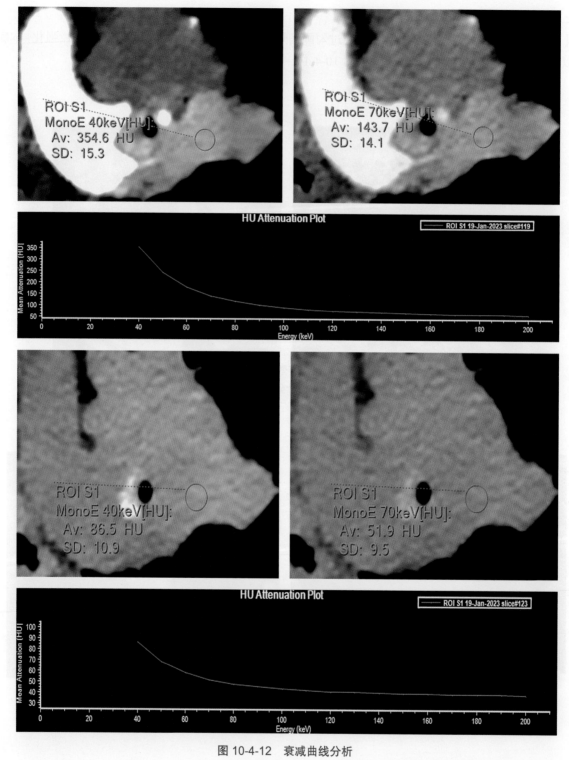

图 10-4-12　衰减曲线分析

注：根据病灶 40keV 及 70keV 的 CT 值可计算出增强后病灶的衰减曲线的斜率为 7.03，增强后斜率增加值为
5.88。

　　【病例3】患者接受了增强CT检查,通过勾画病灶的ROI,测量出病灶的有效原子序数、强化-本底比值,以及衰减曲线分析。具体影像表现如图10-4-13～图10-4-15所示。

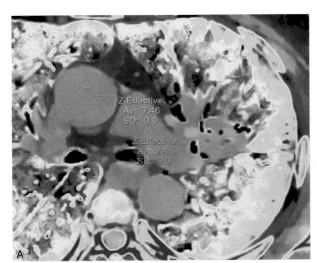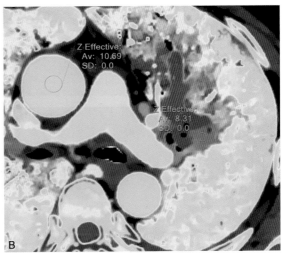

图 10-4-13　有效原子序数分析

注:碘对比增强前(A)及增强后(B)病灶分别为 7.48 和 8.31,Dz-eff=0.83(11%)。

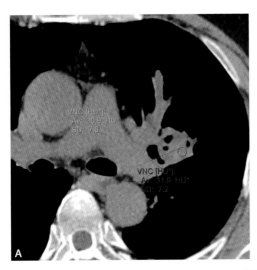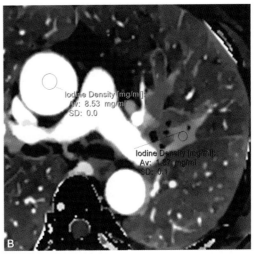

图 10-4-14　强化-本底比值分析

注:病灶本底 CT 值为 32HU(A),增强后碘密度为 1.87mg/ml(B),强化-本底比值为 5.8。

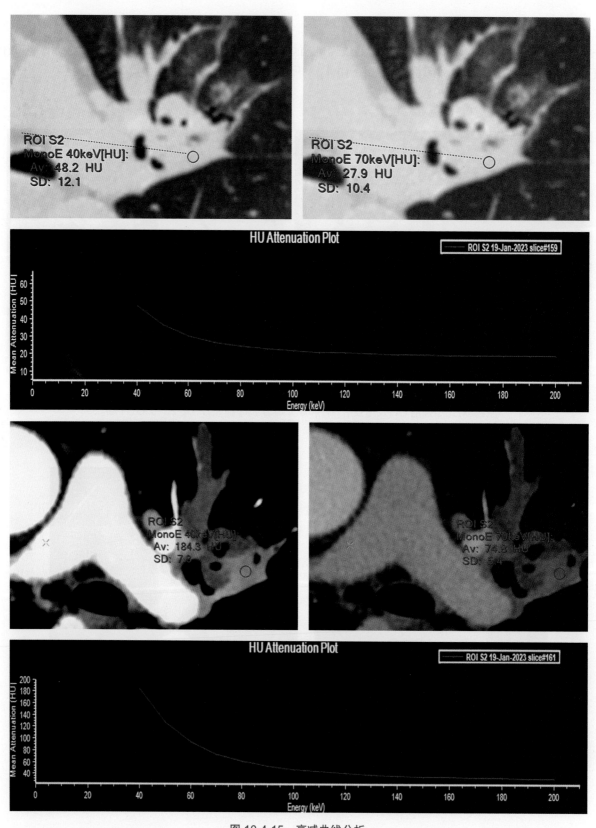

图 10-4-15　衰减曲线分析

注：根据病灶 40keV 及 70keV 的 CT 值可计算出增强后病灶的衰减曲线的斜率为 3.65，增强后斜率增加值为 3.04。

不同类型肺癌光谱特点的鉴别如表 10-4-2 所示。

表 10-4-2　不同类型肺癌光谱特点鉴别

	小细胞癌	腺癌	鳞癌
平扫有效原子序数	7.55	7.62	7.48
增强扫描有效原子序数	8.22	9.00	8.31
增强扫描对于平扫的有效原子序数变化	0.67(9%)	1.38(18%)	0.83(11%)
碘密度/(mg·ml^{-1})	1.61	3.52	1.87
碘密度/虚拟平扫 CT 值比	8.6	6.5	5.8
平扫能量衰减曲线斜率	0.92	1.15	0.61
增强扫描能量衰减曲线斜率	3.22	7.03	3.65
增强扫描对于平扫的能量衰减曲线斜率变化	2.30	5.88	3.04

(三) 临床诊断

【病例 1】左上肺恶性肿瘤,结合免疫组化结果诊断为小细胞癌。

【病例 2】左肺下叶内基底段肿块影,查见少量散在分布的上皮性肿瘤细胞,结合免疫组化监测,支持为腺癌。

【病例 3】左肺上叶近肺门,鳞状上皮增生性病变,结合免疫组化,考虑鳞癌。

(四) 病例讨论

肺癌是人类最常见的癌症之一,从病理诊断学和治疗方案的角度,肺癌主要分为非小细胞肺癌(non-small cell lung cancer,NSCLC)和小细胞肺癌(small cell lung cancer,SCLC)。常规 CT 检查是临床上鉴别诊断肺癌的常用方式,但其单参数成像的局限性导致常规 CT 在肺癌组织学分型上的准确性不足。以手术、活检等有创方式得到的病理学诊断是肺癌确诊的重要手段,但有部分患者不具备组织活检的条件或因活检取材的限制,不能确定病理诊断。

在临床上区分 NSCLC 与 SCLC 对于准确地治疗和预后评估来说十分重要,NSCLC 中的腺癌多呈腺样分化,以贴壁生长为主,易形成丰富的筛状血管,鳞癌则以堆状生长为主,易形成实质性为主的肿块;SCLC 则一般为弥漫生长,表现为广泛性坏死,致密度较低。这些差异显示 NSCLC 血供较 SCLC 丰富,使 NSCLC 摄取了更多的碘成分。临床上结合这些病理学特征,并通过双层探测器能量 CT 得到的单能量图像、碘密度、有效原子序数、能谱曲线等多参数进行定性定量分析,能够在一定程度上帮助鉴别诊断 NSCLC 与 SCLC。

五、肺癌疗效的评估

(一) 临床表现

【病例】52 岁女性患者,因右肺腺癌伴全身多发骨转移入院治疗。患者接受了增强 CT 检查,示右肺上叶前段纵隔旁见不规则结节,大小约 1.9cm×1.0cm,呈分叶状,边缘见毛刺,明显强化,邻近胸膜粘连增厚。基因检查提示:*EGFR* 19 外显子 p.L747 突变。左侧肩胛骨、胸骨及部分胸椎、腰椎、第 4 肋骨、左侧顶骨转移。

(二) 影像表现

【病例】患者于治疗前后分别接受了增强 CT 检查,通过勾画病灶的 ROI,测量出病灶的肿瘤体积,实性成分占比,以及治疗前后病灶的碘密度。通过治疗前后病灶大小变化、以及病灶的碘摄取功能变化,可以判断治疗效果。具体影像表现如图 10-4-16～图 10-4-21 所示。

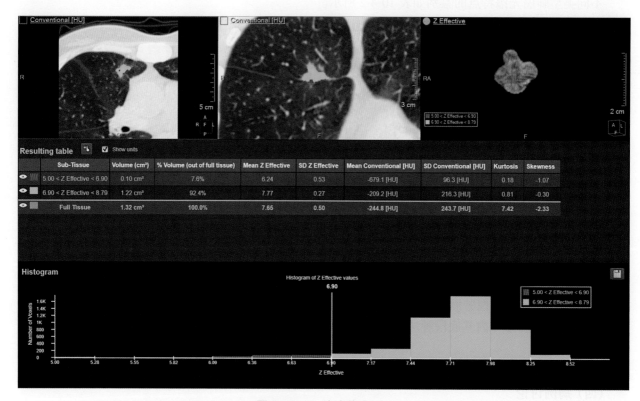

图 10-4-16 治疗前（A）

注：肺癌原发灶形态学分析，肿瘤体积约 1.32cm³，实性成分（绿色）占比约 92.4%。

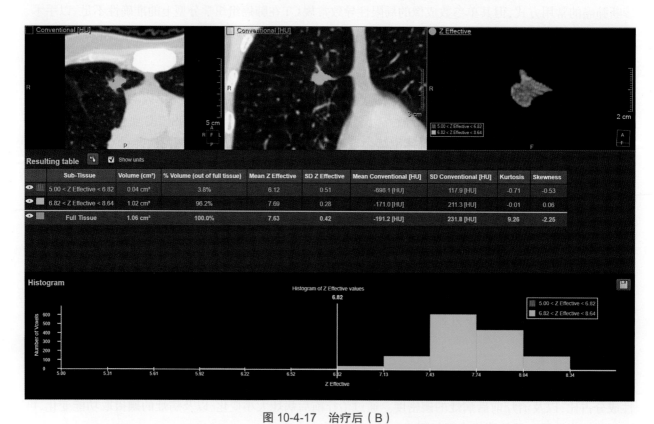

图 10-4-17 治疗后（B）

注：肺癌原发灶形态学分析，肿瘤体积约 1.06cm³，实性成分占比约 96.2%，提示肿瘤缩小，但无明显坏死。

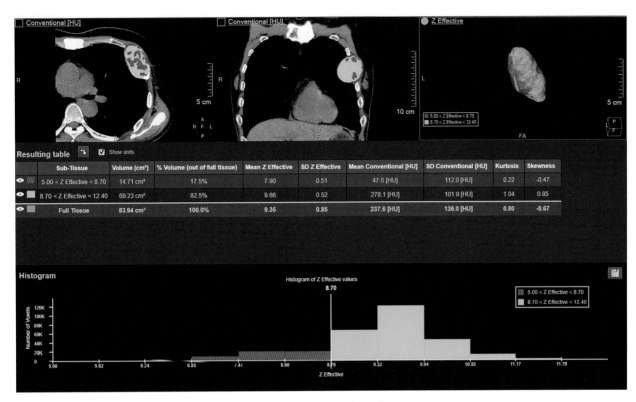

Sub-Tissue	Volume (cm³)	% Volume (out of full tissue)	Mean Z Effective	SD Z Effective	Mean Conventional [HU]	SD Conventional [HU]	Kurtosis	Skewness
5.00 < Z Effective < 8.70	14.71 cm²	17.5%	7.90	0.51	47.0 [HU]	112.0 [HU]	0.22	-0.47
8.70 < Z Effective < 12.40	69.23 cm²	82.5%	9.66	0.52	278.1 [HU]	101.9 [HU]	1.04	0.85
Full Tissue	83.94 cm³	100.0%	9.35	0.85	237.6 [HU]	136.0 [HU]	0.80	-0.67

图 10-4-18 治疗前（A）

注：骨转移灶形态学分析，肿瘤体积约 83.94cm³，肿瘤成分(红色)占比约 17.5%。

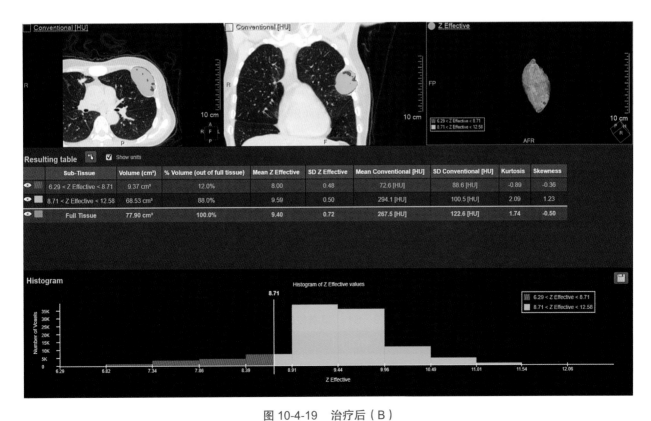

Sub-Tissue	Volume (cm³)	% Volume (out of full tissue)	Mean Z Effective	SD Z Effective	Mean Conventional [HU]	SD Conventional [HU]	Kurtosis	Skewness
6.29 < Z Effective < 8.71	9.37 cm²	12.0%	8.00	0.48	72.6 [HU]	88.6 [HU]	-0.89	-0.36
8.71 < Z Effective < 12.58	68.53 cm²	88.0%	9.59	0.50	294.1 [HU]	100.5 [HU]	2.09	1.23
Full Tissue	77.90 cm³	100.0%	9.40	0.72	267.5 [HU]	122.6 [HU]	1.74	-0.50

图 10-4-19 治疗后（B）

注：骨转移灶形态学分析，肿瘤体积约 77.90cm³，肿瘤成分(红色)占比约 12.0%，提示治疗对转移灶有效。

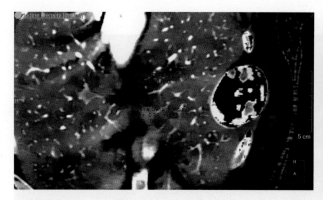

图 10-4-20   治疗前（A）

注:病灶活性分析,原发灶与转移灶的碘密度均为 0.9mg/ml 左右。

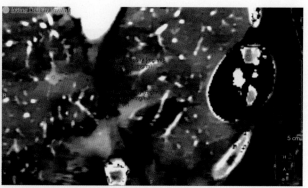

图 10-4-21   治疗后（B）

注:病灶活性分析,原发灶的碘密度增高为 1.78mg/ml,而转移灶的碘密度无明显改变,提示原发灶活性增加。

（三）临床诊断

【病例】肺穿刺活检诊断为:肺腺癌。

（四）病例讨论

肺癌是全世界发病率及死亡率高居前列的疾病之一,且随着年龄增长呈上升趋势。化疗是肺癌患者治疗的重要方法之一,如何及时及准确评估治疗效果,对患者的治疗方式的选择及预后评估具有重要意义。

目前临床上对于肿瘤疗效的评估仅根据肿瘤形态学上的改变进行,而忽略了肿瘤内部微环境的变化。但肿瘤体积上的变化常需数周甚至数月,且当病灶发生周围炎性充血或纤维增生时,常会影响影像学观察,从而造成对化疗疗效的误判。根据化疗的原理,使用微血管密度(microvessel density,MVD)量化血供更适合评价肿瘤治疗效果。常规 CT 或 MRI 的定量灌注可以评价 MVD,但由于 CT 灌注辐射剂量较大,MRI 图像质量受呼吸运动伪影干扰影响较大及肺部质子密度低等原因,存在一定的限制。而能量 CT 通过精准测定碘含量,可反映出肿瘤血流灌注情况,进而评价治疗效果。

综上所述,能量 CT 能够通过测量病灶治疗前后碘、水含量,为患者的治疗效果评价提供量化标准,及早地反映出病灶的血供及微环境变化,为临床疗效评估提供了更多的参考信息。

六、术前肺功能评估

（一）临床表现

【病例】48 岁男性患者,咳嗽、呼吸困难半年,右肺结节 1 个月余来院就诊。

（二）影像表现

【病例】患者胸部 CT 薄层及血管增强扫描,具体影像表现如图 10-4-22 所示;能量 CT 针对常规 CT 图像未见明显大动脉栓塞的右肺灌注缺损区的 ROI 分析,如图 10-4-23 所示;能量 CT 肺段详细参数,如表 10-4-3 所示。

表 10-4-3   S1～S3 肺段的光谱特征

	ROI S1	ROI S2	ROI S3
常规 CT 值/HU	−837.6	−912.1	−813.6
单能量 40keV 值/HU	−824.0	−1 009.4	−753.6
碘密度值/(mg·ml⁻¹)	0.59	0.00	1.21
有效原子序数	9.44	5.00	10.63

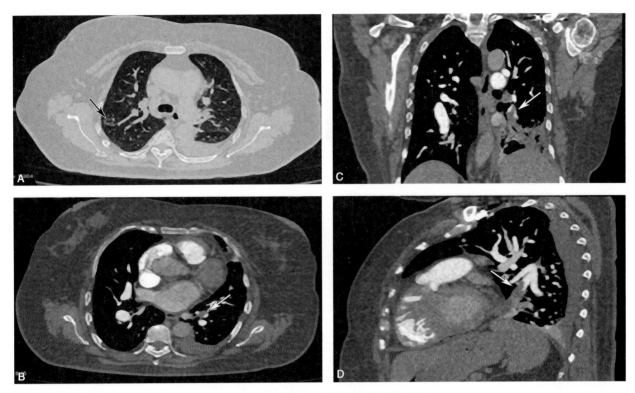

图 10-4-22 胸部 CT 薄层及血管增强扫描

注:A 中黑色箭头处指示右肺上叶后段磨玻璃结节,提示肿瘤性病变可能性大;B～D 白色箭头指示左肺下叶前内基底段血管内低密度充盈缺损,提示肺栓塞。

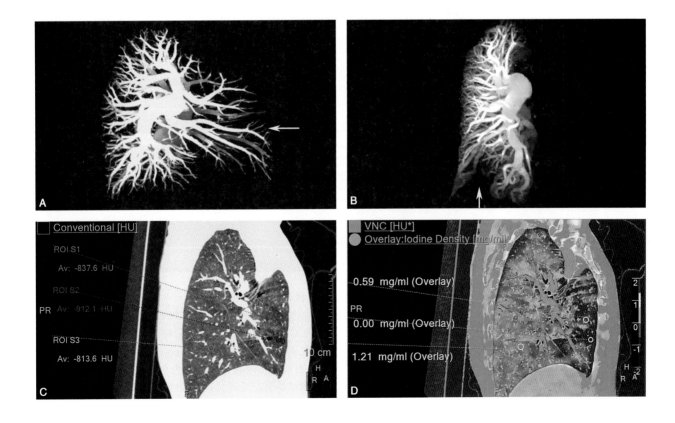

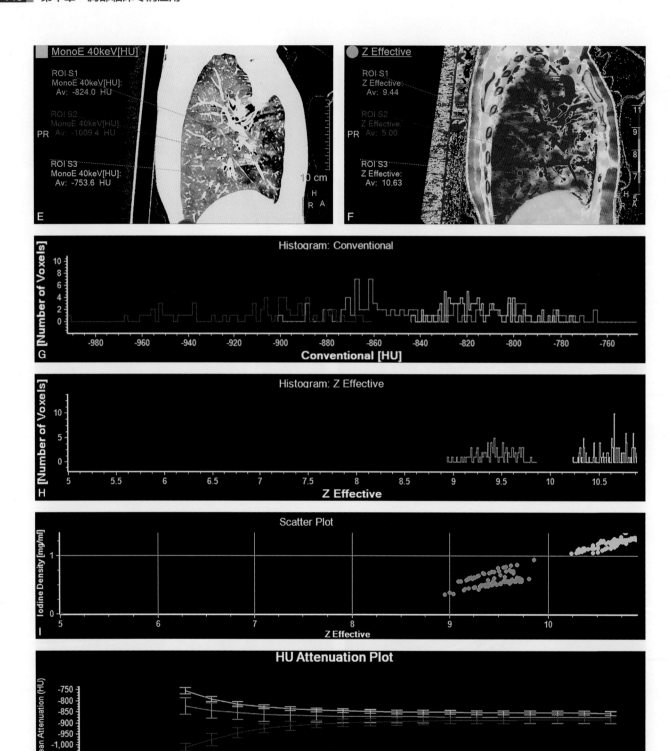

图 10-4-23　能量 CT 肺叶、肺段功能 ROI 分析

注:A、B 为双肺三维容积碘密度图,黄色箭头处可清晰显示左右肺叶功能减低区;C 为右肺常规 CT 图像,D 为右肺虚拟平扫与碘密度融合图,E 为右肺 40keV 图像,F 为右肺有效原子序数图,C~F 图均可清晰显示右肺灌注功能减低区(S1)、肺无灌注区(S2)及灌注正常区(S3),相比于 S3,S1 的碘密度明显减低,而 S2 的碘密度为 0.00mg/ml;G 为 S1~S3 常规 CT 值直方图,S1~S3 大部分重合,提示病变不容易检出;H 为 S1~S3 有效原子序数直方图,I 为 S1~S3 有效原子序数(横坐标)与碘密度(纵坐标)的散点图,H、I 图可见 S1~S3 均呈显著分离的趋势;J 为能量衰减曲线,可见 S1~S3 曲线斜率显著不同。

（三）临床诊断

【病例】患者行 SPECT 肺通气/灌注显像（pulmonary ventilation/perfusion imaging）评估得以诊断，如图 10-4-24 所示，发现右肺及左肺存在放射性稀疏缺损区，且与能量 CT 三维容积碘密度图所显示的右肺（图 10-4-23A）及左肺（图 10-4-23B）显示灌注减低区一致。

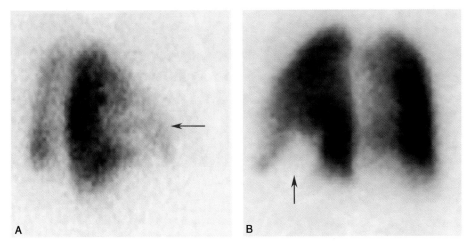

图 10-4-24 SPECT 肺通气/灌注显像

注：A 示右肺，B 示左肺，红色箭头指示双肺放射性稀疏缺损区。

（四）病例讨论

肺功能评估是呼吸系统疾病的重要检查手段之一。其中，影像学肺功能检测对于评估疾病的病情严重程度及预后、评定治疗方法的疗效、鉴别呼吸困难原因、明确病变部位、评估术前术后肺功能等方面有重要的临床价值。SPECT 是目前公认的诊断肺通气功能及血流灌注的一线诊断方法，被广泛应用。但是，SPECT 存在时间及空间分辨率差、辐射剂量较大、无法一次性评估疾病综合信息等缺点。而能量 CT 的出现及应用，使一站式明确患者肺部疾病位置、影像特征（CT 值、病变内部影像表现及强化程度等）及肺功能情况成为可能，显著提升了 CT 检查效能及应用范围。

该病例在肺血管成像中发现左肺下叶肺栓塞继发肺梗死、肺动脉主干增粗（约 4.6cm，提示肺动脉高压）、右肺上叶磨玻璃结节（结合影像诊断经验，考虑肺肿瘤性病变可能性大），同时双肺散在慢性炎症；能量 CT 清晰显示了肺功能异常，表现为右肺及左肺下叶存在碘灌注缺损区，与 SPECT 肺通气/灌注显像显示的放射性稀疏缺损区一致。且能量 CT 能进一步定量肺内病变差异，可视化评估肺灌注功能减低区及无功能区（梗死区）。

综上所述，光谱能量 CT 可以一站式评估患者肺部疾病，可辅助对病灶的定性、定量，并评估肺功能情况，有效提高了 CT 的诊断价值，简化疾病评估。

七、胸膜结节的良恶性鉴别

（一）临床表现

【病例 1】62 岁男性患者，发现右侧胸腔积液 5 个月，诊断肺癌 4 个月。

【病例 2】54 岁女性患者，体检发现胸膜结节，随访 3 年无变化。

（二）影像表现

【病例 1】患者接受了增强CT检查，常规CT影像表现如图 10-4-25 所示；多维度能谱重建如图 10-4-26～图 10-4-28 所示。

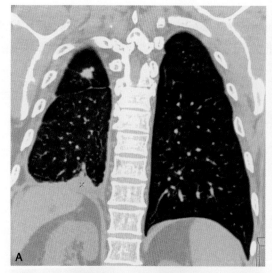

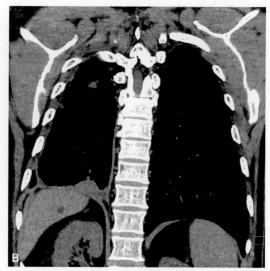

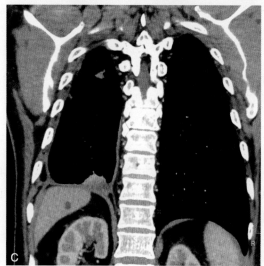

图 10-4-25 常规 CT 图像

注:A~C 分别为冠状位肺窗、纵隔窗及常规纵隔窗增强 CT 图像。影像表现为右肺上叶后段浅分叶实性结节(1.7cm×1.2cm),右侧胸膜不规则增厚(2.3cm),右侧胸腔少量积液,部分为包裹性积液。

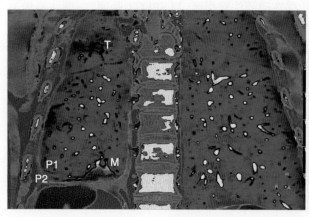

图 10-4-26 虚拟平扫与碘密度融合图

注:可清晰显示脏层胸膜(P1)及壁层胸膜(P2),同时显示肺内原发灶(T)与胸膜病变(M)均有异常碘摄取。

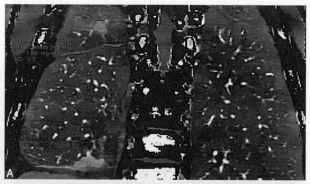

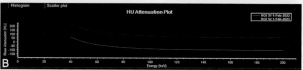

图 10-4-27 同源性分析

注:A 示肺内原发灶(S1)与胸膜病变(S2)的碘密度分别为1.90mg/ml 和 1.94mg/ml;B 示二者对应的能量衰减曲线平行,斜率相同,提示二者的组织来源相同。

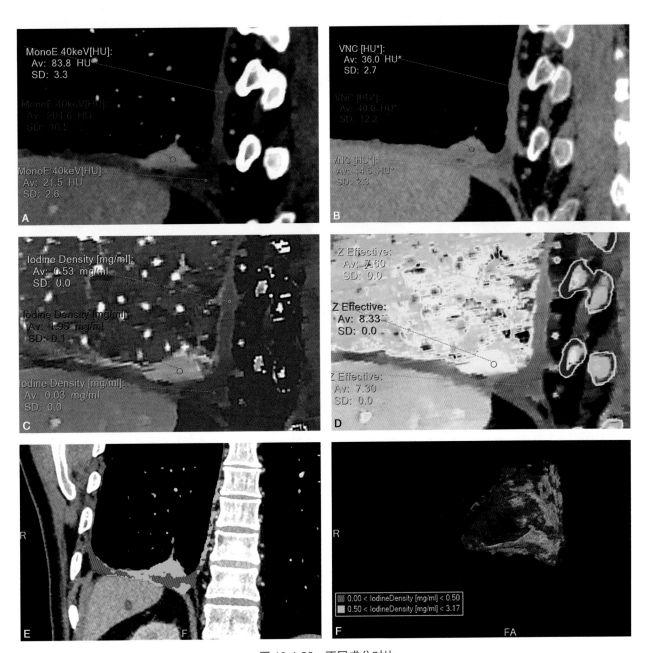

图 10-4-28　不同成分对比

注：A～D 分别为 40keV 图、虚拟平扫图、碘密度图、有效原子序数图，显示胸膜转移瘤（红色圆圈）显著强化，碘密度为 1.95mg/ml，而邻近的胸腔积液（绿色圆圈）及远处的胸腔积液（黄色圆圈）分别为 0.03mg/ml 和 0.53mg/ml；E、F 中三维容积再现显示胸膜及胸腔积液实性成分被标记为绿色，液性成分被标记为粉色，病变总体积约 71.57cm³，实性成分（绿色标记）体积约 19.69cm³，占比约 27.5%，提示除了胸膜转移瘤，胸腔积液中也存在一些癌组织成分。

【病例2】患者接受了常规 CT 及能量 CT 检查,具体影像表现如图 10-4-29 所示。

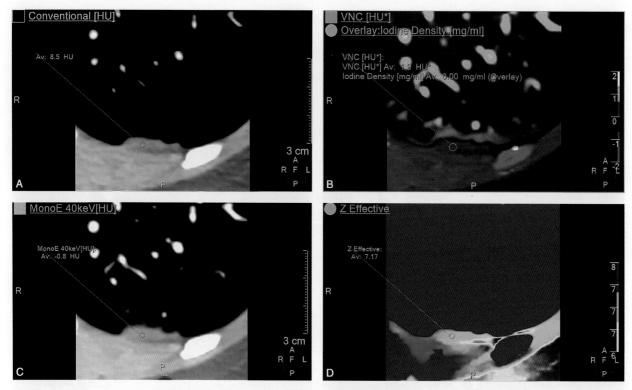

图 10-4-29   常规 CT 及能量 CT 图像

注:A～D 分别为常规 CT 图、虚拟平扫与碘密度融合图、40keV 图、有效原子序数图,显示胸膜结节无碘摄取,碘密度为 0mg/ml。

(三)临床诊断

【病例1】腺癌。免疫组化染色:PCK(+)、TTF1(+)、NapsinA(+)、CgA(-)、Syna(-)、CD56(-)、Ki-67(+,10%)、CK7 C(+)、ALK-V(-)、ROS1(-)。

【病例2】根据临床资料及随访情况考虑为良性结节。

(四)病例讨论

根据累及范围,胸膜病变可分为局灶性病变和弥漫性病变,病因多种多样,包括感染引起的胸膜增厚以及肿瘤性病变等,如表 10-4-4 所示。正确区分胸膜结节(pleural nodule)的良恶性对患者的治疗和管理至关重要,因此良恶性胸膜结节的发现和正确诊断是影像医师的重要任务。常规 CT 是胸膜结节检出的重要影像学手段,但对结节的良恶性鉴别诊断能力仍然有限,能量 CT 对于胸膜结节的良恶性鉴别具有更高的敏感性和特异性。

表 10-4-4   胸膜结节常见病因

良恶性	局灶性病变	弥漫性病变
良性	①胸膜斑块	①石棉相关弥漫性胸膜增厚
	②胸膜纤维瘤	②感染(常继发于脓胸或肺结核)
	③放疗后局部改变	③继发于结缔组织疾病、药物等引起的炎症
	④胸膜顶端增厚	
恶性	①胸膜转移	①间皮瘤
	②间皮瘤	②胸膜转移性疾病(常为腺癌——原发包括肺癌、乳腺癌和卵巢癌)
	③淋巴瘤	③淋巴瘤

在胸膜结节良恶性鉴别诊断中,对恶性病变最有诊断意义的 CT 特征有:周向胸膜增厚、胸膜结节状增厚且轮廓不规则、胸膜增厚>1cm,以及纵隔胸膜受累,如表 10-4-5 所示。这些特征可在间皮瘤、转移性和其他恶性胸膜疾病中看到,但在良性胸膜疾病中不常见。而胸膜钙化常常提示为良性病变。能量 CT 不仅能进行胸膜病变的形态学评估,还可以通过多维度的能谱重建对病变进行功能学评估。通过碘密度图可以直观地观察组织有无碘摄取,还能够获得病变组织具体的碘摄入量。在碘密度图中,恶性结节常有明显的碘摄取,而良性病变一般只有较少或者没有明显的碘摄取。根据病灶的碘密度、能量衰减曲线等多维度数据,不仅可对病灶的性质进行判定,还可进行组织成分分析,还有助于对胸膜病灶的同源分析,用于判断原发病灶。研究证实,碘密度>1.3mg/ml 多提示为胸膜恶性肿瘤。相较于常规 CT 图像,能谱重建对于胸膜恶性病变诊断的特异性及敏感性均有明显提高,显著提高缺乏经验的年轻医师的平均诊断效能。

表 10-4-5　胸膜良恶结节的 CT 鉴别

	常规 CT 影像学表现	能量 CT 影像学表现
良性结节	胸膜增厚≤1cm 不累及整个胸膜 纵隔不受累 边缘光滑 胸膜钙化	较少或无明显的碘摄取 组织成分均匀、单一
恶性结节	周向胸膜增厚 胸膜结节性增厚且轮廓不规则 胸膜增厚>1cm 纵隔胸膜受累	明显的碘摄取 组织成分复杂

八、胸膜恶性间皮瘤与胸膜转移的鉴别

(一)概述

胸膜恶性间皮瘤(pleural malignant mesothelioma)是一种较罕见的恶性肿瘤,但却是胸膜最常见的原发肿瘤,起源于胸膜间皮细胞,可发生于脏层胸膜或壁层胸膜的任何部位。石棉接触为其主要危险因素。胸膜恶性间皮瘤包括上皮样间皮瘤、肉瘤样间皮瘤及双相性间皮瘤。其临床表现缺乏特异性,常见症状为胸痛、呼吸困难、咳嗽、体重降低等,易误诊为胸膜转移瘤。晚期主要通过血行及淋巴途径播散。实验室检查肿瘤标志物一般不升高。

胸膜转移瘤(metastatic tumor of pleura)为最常见的胸膜肿瘤,常见的原发肿瘤依次为肺癌、乳腺癌、淋巴瘤、胃癌。其常见临床表现与胸膜恶性间皮瘤类似,主要转移途径为血行转移、淋巴转移以及直接播散转移。血清及胸腔积液的癌胚抗原升高。

在临床中,胸膜恶性间皮瘤与胸膜转移瘤常常被误诊,二者虽然都以化疗为主要治疗手段,但治疗方案越来越个体化及多样化。因此,准确进行诊断更有助于临床对胸膜恶性间皮瘤与胸膜转移瘤的精准治疗。

(二)常规 CT 影像表现

胸膜恶性间皮瘤的常见影像学表现有下列几种。

1. **胸膜不规则增厚**　为恶性间皮瘤的基本特征,多为弥漫性或周向胸膜增厚。胸膜恶性间皮瘤倾向于单侧侵犯,少数可为双侧侵犯。胸膜增厚可同时累及脏层和壁层胸膜,胸膜厚度≥1cm 对胸膜恶性间皮瘤有诊断意义。

2. **合并大量胸腔积液**　严重者积液可占据整侧胸腔,高达肺尖,部分患者可见叶间裂积液,少数患者的积液可侵犯心包致心包积液。

3. **"冰冻"征** 即肿瘤浸润纵隔致纵隔固定,患侧胸腔体积缩小。

4. **胸膜斑或胸膜钙化** 通常与石棉接触有关。

5. **增强CT** 常为明显强化,肿瘤形成较大肿块时可出现囊性变、坏死,增强扫描呈不均匀强化。

6. **其他表现** 肿瘤浸润肋骨可见骨质破坏;淋巴转移可致纵隔及肺门淋巴结肿大。

胸膜转移瘤与胸膜恶性间皮瘤的影像表现具有许多相同点:二者均可表现为不规则胸膜增厚,胸膜增厚均可>1cm;病灶都可呈等、低、混杂密度,增强均可有明显强化;肿瘤侵犯均可导致肋骨骨质破坏、纵隔及肺门淋巴结肿大。因此二者易被误诊。

(三) 能量CT的评估

1. 形态学评估

(1) 胸膜病变的显示:能量CT成像能够更好、更清晰地显示胸膜病变的边界、累及范围以及周围组织侵犯的情况,从而更好地提取胸膜病变的影像特征进行鉴别分析。常规CT图像显示胸膜转移瘤与正常胸膜的分界不清,如图10-4-26所示,而能量CT的虚拟平扫与碘密度融合图、碘密度图、40keV图及有效原子序数图等可以更清晰地区分胸膜转移瘤与周围正常组织,以及显示周围骨质有无受侵,如图10-4-28A~D、图10-4-29所示,实现更清晰地显示肿瘤边界及评估对周围组织的侵犯情况。

(2) 胸膜病变体积测量以及三维容积再现:影像医师可在能量CT图像中实现组织提取和体积测量,更精准地对病变范围进行评估,如图10-4-28E~F所示。

2. 功能学评估

(1) 病变构成分析:能量CT可提供肿瘤物质成分相关的信息,不同类型的胸膜肿瘤可能具有不同的碘摄取能力,通过能量CT的碘密度图、虚拟平扫图及有效原子序数图,通过色彩量化的方式及碘密度的定量检测,可以区分不同类型的胸膜肿瘤及同一处病变不同的物质成分,如图10-4-28A~D所示。另外,一般不同类型的肿瘤具有不同的能量衰减曲线斜率,有助于对胸膜恶性间皮瘤与胸膜转移瘤的鉴别,如图10-4-27B所示。

(2) 病灶同源性分析:通过能量CT的碘密度图、能量衰减曲线、直方图、散点图可进行多个病变区域的对比分析。一般组织来源不同的病灶表现为碘密度、能量衰减曲线斜率显著不同,直方图和散点图部分重合或无重合,而组织来源相同的病灶表现为碘密度相同或相近,能量衰减曲线平行或重合,直方图和散点图重合,有助于对胸膜转移瘤与原发灶的判断,如图10-4-27所示。

在临床工作中,胸膜恶性间皮瘤易被误诊为胸膜转移瘤的原因有:①临床表现缺乏特异性,胸膜恶性间皮瘤与胸膜转移瘤的常见症状均为胸痛、呼吸困难、咳嗽、体重降低等;②胸膜转移瘤与间皮瘤的发病率约为9:1,二者的常规CT影像表现类似,当患者出现胸膜增厚、纵隔淋巴结肿大、胸腔积液等情况时,影像医师首先倾向于更为常见的胸膜转移瘤。

能量CT的优势:能够更好地显示胸膜病变的边界、累及范围及周围组织侵犯的情况,胸膜病变体积测量及三维容积再现能更精准地对病变范围进行评估;通过有效原子序数图、碘密度图、虚拟平扫与碘密度融合图、能量衰减曲线、直方图、散点图等多维度的能谱重建进行功能学评估,更有助于对胸膜恶性间皮瘤和胸膜转移瘤的鉴别。

九、纵隔实性病变的鉴别

(一) 临床表现

【病例1】52岁女性患者,因咳嗽3个月入院。

【病例2】55岁女性患者,因咳嗽2个月入院。

(二) 影像表现

【病例1】患者接受了增强CT检查,具体影像表现如图10-4-30~图10-4-32所示。

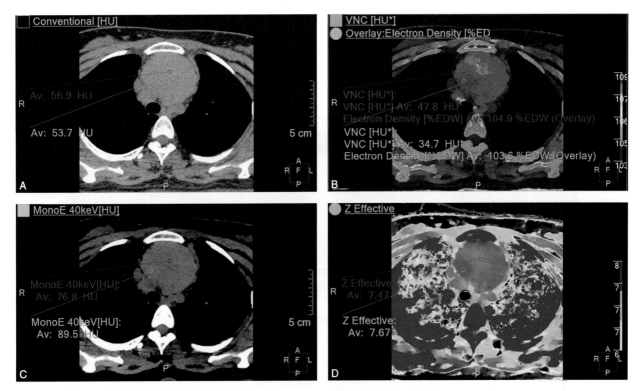

图 10-4-30　平扫 CT 检查

注:A 为常规 CT 图像;B 为虚拟平扫与电子密度融合图;C 为 40keV 图像;D 为有效原子序数图。病灶位于前纵隔,密度均匀,边缘呈分叶状。

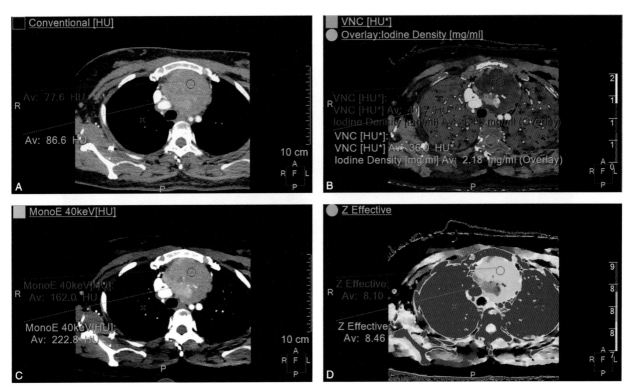

图 10-4-31　增强扫描

注:A 为常规 CT 图像;B 为虚拟平扫与碘密度融合图;C 为 40keV 图像;D 为有效原子序数图。病灶位于前纵隔,增强扫描呈不均匀强化。

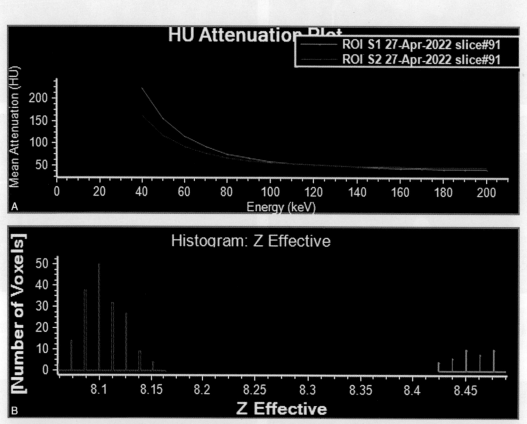

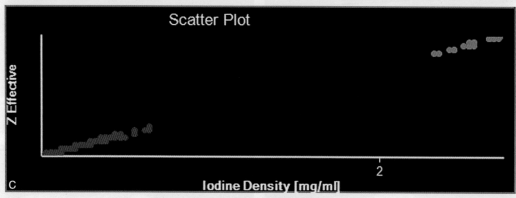

图 10-4-32 同源性分析

注:A 为能量衰减曲线;B 为有效原子序数直方图;C 为碘密度与电子密度的散点图。A～C 中蓝色 S1
对应病灶中央,紫色 S2 对应病灶边缘。根据 40keV、常规 CT 图像的 CT 值计算能量衰减曲线的斜率 λ,
分别为 $\lambda-S1=(162.0-77.6)/30=2.81$,$\lambda-S2=(222.8-86.6)/30=4.54$。S1 和 S2 表现不同,提示成分不同。

【病例2】患者接受了增强CT检查,具体影像表现如图10-4-33、图10-4-34所示。

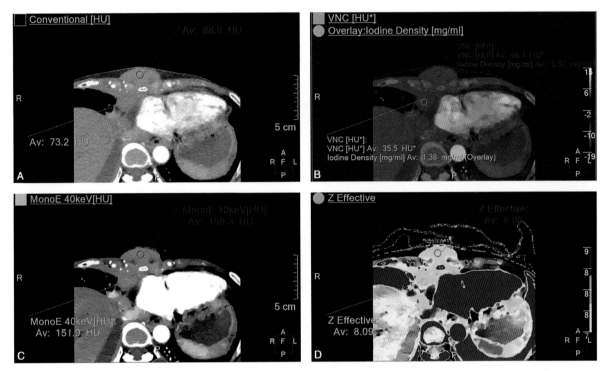

图 10-4-33　增强扫描

注:A为常规CT图像;B为虚拟平扫与碘密度融合图;C为40keV图像;D为有效原子序数图。病灶位于前纵隔及胸壁,强化均匀。

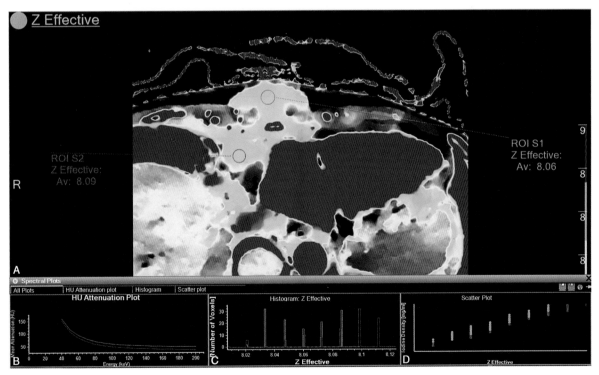

图 10-4-34　同源性分析

注:A为有效原子序数图;B为能量衰减曲线;C为有效原子序数直方图;D为碘密度与电子密度的散点图。B~D中蓝色S1对应病灶中央,紫色S2对应病灶边缘。根据40keV、70keV图像的CT值计算能量衰减曲线的斜率λ,分别为λ-S1=(159.3-80)/30=2.64,λ-S2=(151.8-70)/30=2.72。S1和S2表现相同,提示二者成分相同。

（三）临床诊断

【病例1】手术切除病理结果：AB型胸腺瘤。

【病例2】穿刺病理结果：惰性小B细胞淋巴瘤。

（四）病例讨论

胸腺瘤（thymoma）和淋巴瘤是纵隔最常见的两种肿瘤类型，二者临床症状包括胸骨后疼痛、呼吸困难、胸闷咳嗽及全身不适等，影像学表现为前纵隔肿块，可以对邻近器官造成压迫或侵犯，临床表现及影像学表现具有一定相似性，因此鉴别诊断有一定难度。但是胸腺瘤和淋巴瘤的临床治疗方法截然不同，胸腺瘤一般采用手术治疗，淋巴瘤需进行化疗。因此，正确鉴别诊断胸腺瘤和淋巴瘤具有重要的临床指导意义。

此处2例病例均为中年女性，以咳嗽为主要症状入院就诊，常规CT检查发现前纵隔占位。能量CT定量结果如表10-4-6所示，胸腺瘤的定量参数值变化幅度较大，而淋巴瘤的参数变化幅度较小；同源性分析结果（见图10-4-32、图10-4-34）显示，胸腺瘤病灶中心和边缘的衰减曲线不同，提示病灶内具有不同的化学成分，淋巴瘤病灶中心和边缘的衰减曲线相同，提示病灶内化学成分相同，说明此例胸腺瘤的异质性较高，而淋巴瘤的异质性较低。既往研究指出，胸腺瘤的碘密度、衰减曲线斜率高于淋巴瘤，且差异具有统计学意义。在本病例中，能量CT定量分析显示胸腺瘤的碘密度与虚拟平扫比值高于淋巴瘤，说明能量CT定量参数对于胸腺瘤和淋巴瘤的鉴别诊断可能具有一定价值，但是具有哪一种定量参数具有最佳诊断价值，有待进一步研究证实。

表10-4-6 胸腺瘤与淋巴瘤定量分析对比结果

	胸腺瘤（病例1）	淋巴瘤（病例2）
平扫有效原子序数	7.47～7.67	—
增强扫描有效原子序数	8.10～8.46	8.06～8.09
碘密度/(mg·ml^{-1})	1.41～2.18	1.32～1.36
虚拟平扫/HU	36.00～41.70	35.50～46.40
100× 强化/本底	3.38～6.05	2.84～3.83
能量衰减曲线斜率	2.81～4.54	2.64～2.72

十、食管鳞癌和腺癌的鉴别诊断

（一）临床表现

【病例1】54岁男性患者，因吞咽困难入院。

【病例2】70岁男性患者，因吞咽梗阻入院。

（二）影像表现

【病例1】患者术前行能量CT胸部增强扫描，显示食管胸下段管壁增厚及管腔狭窄，具体影像表现如图10-4-35、图10-4-37A所示。

【病例2】患者术前行能量CT胸部增强扫描，显示食管胸上段管壁增厚，具体影像表现如图10-4-36、图10-4-37B所示。

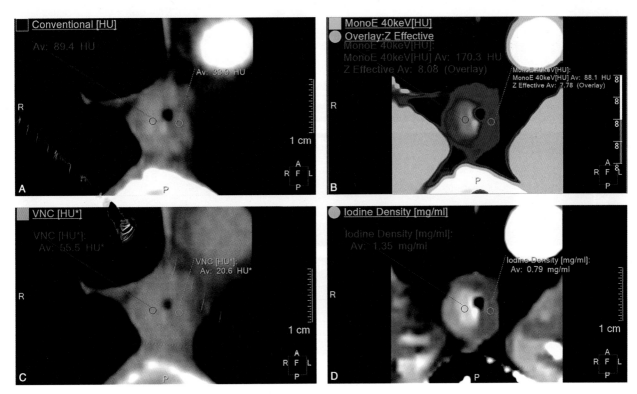

图 10-4-35　食管鳞癌病灶（红色）与正常食管壁的 ROI 分析

注：A 为常规 CT 图像；B 为 40keV 与有效原子序数融合图；C 为虚拟平扫图像；D 为碘密度图。

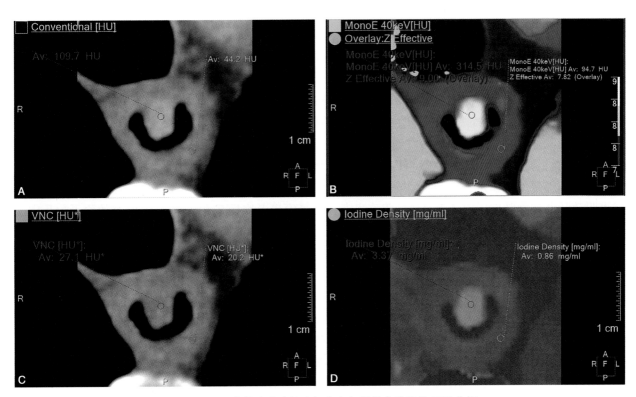

图 10-4-36　食管腺癌病灶（红色）与正常食管壁的 ROI 分析

注：A 为常规 CT 图像；B 为 40keV 与有效原子序数融合图；C 为虚拟平扫图像；D 为碘密度图。

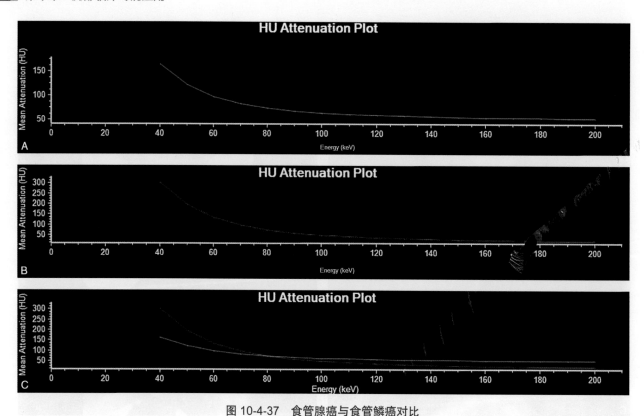

图 10-4-37 食管腺癌与食管鳞癌对比

注:A 为食管鳞癌的能量衰减曲线;B 为食管腺癌的能量衰减曲线;C 为二者的对比,食管腺癌的曲线斜率显著高于食管鳞癌。

(三)临床诊断

【病例 1】胸下段食管鳞癌(esophageal squamous cell carcinoma)。

【病例 2】胸上段食管腺癌(esophageal adenocarcinoma)。

(四)病例讨论

相对于常规 CT 图像,能量 CT 图像可以提供更多的定量指标,显示肿瘤内部组织结构和血流动力学的微观变化。本病例显示食管鳞癌病灶的 40keV CT 值(170.3HU)、有效原子序数(8.08)、碘密度(1.35mg/ml),均低于食管腺癌病灶(40keV CT 值为 314.5HU,有效原子序数为 9.00,碘密度为 3.37mg/ml),差异较常规 CT 图像(食管鳞癌病灶 CT 值为 89.4HU,食管腺癌病灶 CT 值为 109.7HU)更明显。有研究表明动脉期和静脉期中腺癌的碘密度、光谱曲线斜率、有效原子序数和 40keV CT 值均不同程度地高于鳞癌;另有研究表明动脉期和静脉期中胃食管交界区腺癌患者相比鳞癌患者均具有更高的碘密度、有效原子数及病灶的光谱曲线斜率;另外还研究表明碘密度与 40~70keV 的光谱曲线斜率相结合,对区分胃食管交界区鳞癌和腺癌具有重要价值。与既往研究一致,我们的结果显示食管腺癌的能量衰减曲线斜率显著高于食管鳞癌。

上述结果出现的原因可能为:能量 CT 碘密度主要反映病变的血供状况,碘密度越高,病变组织血供越丰富。食管腺癌在管壁内弥漫性生长,肿块组织内压力小,促进新血管的生长和开放,而食管鳞癌呈持续聚集式生长,不利于新血管的生长和发育,因此食管腺癌比食管鳞癌具有更高的血管密度、更高的碘密度。有效原子序数反映物质材料组成,可用于对病变的检测或鉴别。在本病例中,食管腺癌的有效原子序数显著高于食管鳞癌,主要是由于在强化清除和引入碘造影剂后,食管鳞癌和食管腺癌中碘的物质组成及吸收和分布所引起的差异。随着能级的增大,能量衰减曲线逐渐变平,这与大的低能级 X 射线吸收系数和 X 射线衰减有关。因此,采用 40~70kev 能级斜率进行定量分析,从而鉴别食管鳞癌和食管腺癌是可行的。

综上所述,光谱双能 CT 参数可为食管鳞癌与食管腺癌的鉴别诊断提供附加价值:①提高食管癌病灶与周围正常组织的对比度,增强病灶的可视化,优于常规 CT 图像;②提供更多的定量指标如 40keV CT 值、有效原子序数、碘密度、能量衰减曲线斜率,显示肿瘤内部组织结构和血流动力学的微观变化,有助于鉴别食管腺癌与食管鳞癌。

十一、食管癌疗效评估

(一)临床表现

【病例】70 岁男性患者,因吞咽梗阻入院,行无痛胃镜显示:距门齿 20~24cm 见一球状新生物,新生物占食管腔约四分之一周,我院病理会诊:食道距门齿 20~24cm 查见管状腺癌,错配修复蛋白表达免疫组化检测结果为:MLH1(+)、PMS2(+)、MSH2(+)、MSH6(+)、HER-2(0)。患者于 2022-05-10、2022-06-07 行 2 个周期 TC 方案新辅助化疗(白蛋白紫杉醇 350mg+ 卡铂 450mg,三周一次),评估治疗疗效为部分缓解。

(二)影像表现

【病例】患者在新辅助化疗前行能量 CT 胸部增强扫描,显示食管胸上段管壁增厚伴软组织密度结节(1.8cm),具体影像表现如图 10-4-38、图 10-4-39 所示。新辅助化疗后复查能量 CT 胸部增强扫描,显示食管胸上段管壁增厚程度减轻,软组织密度结节缩小至 0.7cm,具体影像表现如图 10-4-40、图 10-4-41 所示。

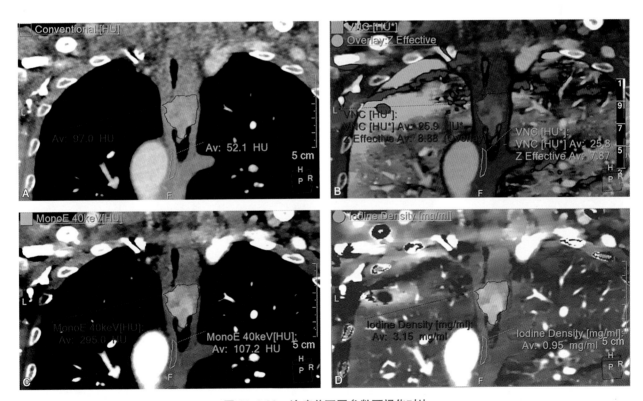

图 10-4-38 治疗前不同参数可视化对比

注:A 为常规 CT 图像;B 为虚拟平扫与有效原子序数融合图;C 为 40keV 图像;D 为碘密度图。病灶位于食管胸上段,B~D 对病灶浸润范围的显示均优于 A,可视化最突出的是 C。

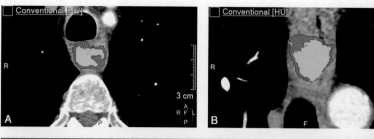
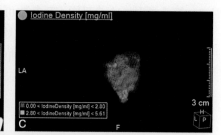

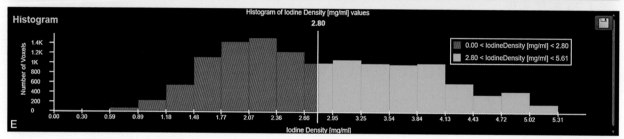

Sub-Tissue	Volume (cm³)	% Volume (out of full tissue)	Mean Iodine Density [mg/ml]	SD Iodine Density [mg/ml]	Mean Conventional [H
0.00 < Iodine Density [mg/ml] < 2.80	3.15 cm³	51.9%	2.00 [mg/ml]	0.48 [mg/ml]	71.9 [HU]
2.80 < Iodine Density [mg/ml] < 5.61	2.93 cm³	48.1%	3.75 [mg/ml]	0.62 [mg/ml]	120.0 [HU]
Full Tissue	6.08 cm³	100.0%	2.84 [mg/ml]	1.03 [mg/ml]	95.0 [HU]

图 10-4-39　治疗前病灶综合分析

注:A 为轴位;B 为冠状位;C 为三维组织提取;D 为病变构成分析表;E 为病变构成直方图。病变总体积 6.08cm³。活性较高部分(绿色)占比约 48.1%,平均碘密度为 3.75mg/ml;活性较低部分(红色)占比约 51.9%,平均碘密度为 2.00mg/ml。

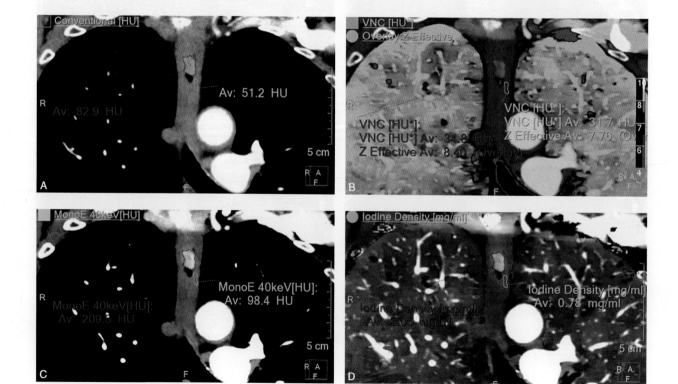

图 10-4-40　治疗后不同参数可视化对比

注:A 为常规 CT 图像;B 为虚拟平扫与有效原子序数融合图;C 为 40keV 图像;D 为碘密度图。病灶位于食管胸上段,B~D 对病灶浸润范围的显示均优于 A,可视化最突出的是 C。

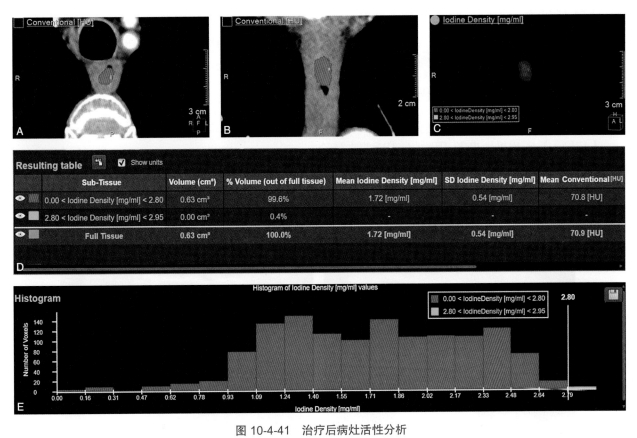

图 10-4-41 治疗后病灶活性分析

注:A 为轴位;B 为冠状位;C 为三维组织提取;D 为病变构成分析表;E 为病变构成直方图。病变总体积降低至 0.63cm³,碘密度超过 2.80mg/ml 的占比降低至 0.4%,其余部分活性占比约 99.6%,平均碘密度为 1.72mg/ml。

(三)临床诊断

【病例】胸上段食管腺癌。

(四)病例讨论

相对于常规 CT 图像,能量 CT 在评价食管癌肿瘤治疗效果方面具有较高的价值。如图 10-4-38、图 10-4-40 所示,无论是新辅助化疗前还是新辅助化疗后,虚拟平扫与有效原子序数融合图、40keV 图像、碘密度图对病灶浸润范围的显示均优于常规 CT 图像,可视化最突出的是 40keV 图像。既往的研究中,有研究者利用双源 CT 碘密度图评估食管癌对放化疗的治疗反应,结果显示对治疗有反应的患者肿瘤中的碘密度明显低于无反应的患者。在本病例中,如图 10-4-39、图 10-4-41 所示,化疗后食管癌病灶的总体积及碘密度均明显下降:治疗前病变总体积 6.08cm³,活性较高部分(绿色)占比约 48.1%,平均碘密度为 3.75mg/ml,活性较低部分(红色)占比约 51.9%,平均碘密度为 2.00mg/ml;治疗后病变总体积降低至 0.63cm³,碘密度超过 2.80mg/ml 的占比降低至 0.4%,其余部分活性占比约 99.6%,平均碘密度为 1.72mg/ml,证实碘密度可以功能性评估食管癌放化疗的疗效。

碘密度可反映化疗药物在组织内的疗效,其原因可能为:①化疗可能导致食管癌肿瘤病灶血供减少,肿瘤细胞增殖受到抑制,肿瘤细胞数量减少,从而反映为肿瘤细胞碘摄入量减少;②化疗药物可破坏血管内皮活性,抑制肿瘤血管的增殖,减少肿瘤病灶血供,进而减少肿瘤细胞对碘的摄取。碘密度图是能量 CT 成像中一个重要的分析参数,可以直接反映肿瘤内碘密度的差异,间接反映病灶内的血供情况,通过后处理,可以定量测量病灶内的碘密度。因此,能量 CT 可能在食管癌新辅助化疗疗效评估中提供比常规 CT 更多的诊断信息,可作为传统形态学评估的补充,能显示更多的预后信息。并且,与常规 CT 扫描相比,能量 CT 不增加辐射剂量,适合临床应用。

综上所述,能量 CT 在食管癌疗效评估中的价值是:①对食管癌病灶浸润范围的显示优于常规 CT 图像;②凸显食管癌病灶与相邻正常食管壁结构的边界;③通过治疗前后的碘密度变化可提高对食管癌疗效评估的准确性,进而指导下一步治疗方案。

十二、胸腺瘤与胸腺癌的鉴别

(一)临床表现

【病例 1】46 岁男性患者,因胸闷、不适前来就诊。

【病例 2】47 岁女性患者,重症肌无力 2 年余。

(二)影像表现

【病例 1】【病例 2】患者均接受了增强 CT 检查,具体影像表现如图 10-4-42、图 10-4-43 所示。

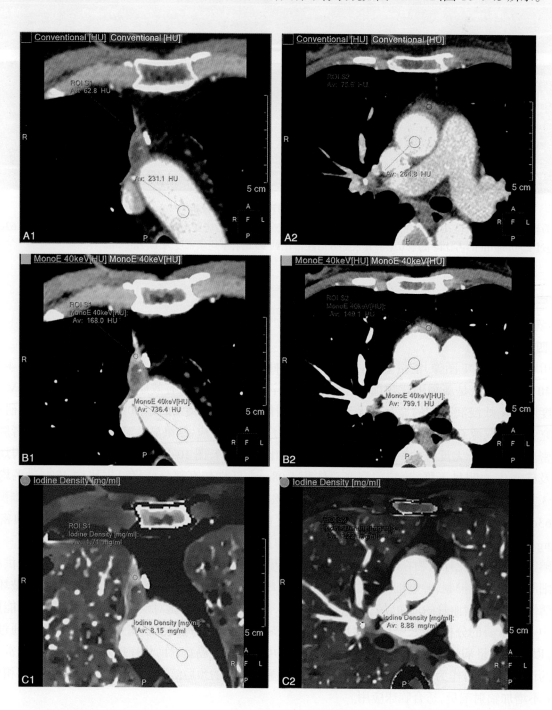

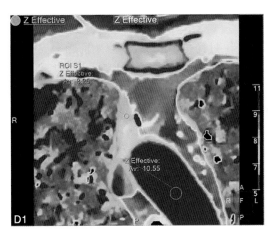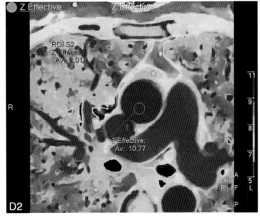

图 10-4-42 增强 CT 扫描

注:A 为常规 CT 图像;B 为 40keV 图像;C 为碘密度图;D 为有效原子序数图。A1~D1 为病例 1 的图像,
A2~D2 为病例 2 的图像。由图可见,二者病灶均位于前纵隔,形态不规则,密度欠均匀,增强强化程度
较高,符合胸腺疾病的表现,B~D 对病灶范围的显示均优于 A。

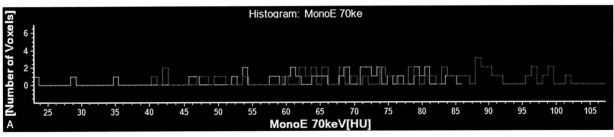

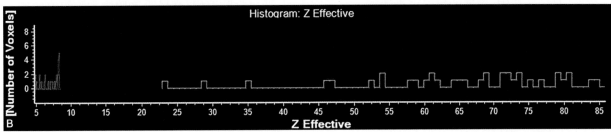

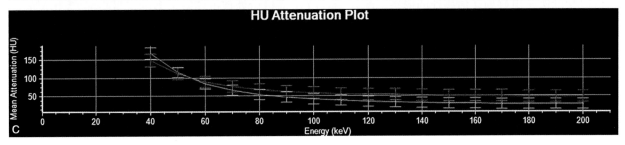

图 10-4-43 同源性分析

注:A 为常规 CT 值直方图;B 为有效原子序数直方图;C 为能量衰减曲线图。病例 1、病例 2 相应的常规 CT 值大部分重合,
而病例 1 的有效原子序数及光谱曲线斜率显著高于病例 2。

(三) 临床诊断

【病例 1】恶性肿瘤,结合免疫组化诊断为胸腺鳞状细胞癌。

【病例 2】B2 型胸腺瘤。

(四) 病例讨论

胸腺是人体重要的免疫器官,起源于胚胎时期第 3(或第 4)鳃弓内胚层,系原始前肠上皮细胞衍生物,随胚胎生长发育而附入前纵隔。

胸腺癌是一种少见的纵隔恶性肿瘤,来源于胸腺上皮细胞,最常见的组织类型是鳞状细胞癌和未分化癌。胸腺癌多见于成年男性,平均年龄 50 岁,其中淋巴上皮癌也可见于儿童,胸腺基底细胞样癌多见中老年男性,胸腺黏液表皮样癌与腺鳞癌也可见于中老年女性,大多数患者表现为胸痛或胸部不适,部分患者可有消瘦、盗汗、咳嗽、呼吸困难等症状。若肿瘤较大,可出现上腔静脉阻塞表现。大多数胸腺癌患者在首次发现时已有外侵或转移表现,一般多侵犯周围器官或向前纵隔淋巴结、无名静脉、胸膜、肺、心包扩散转移。个别患者也可表现出胸腺瘤的一些从属综合症状,如伴有全身红斑狼疮等。极少胸腺癌患者仅在体检时偶尔被发现,而无任何临床症状。

胸腺瘤是较常见的成人前纵隔肿瘤,恶性约占 10%,好发年龄为 30~50 岁,20 岁以下者罕见,男性发病率高于女性。小的胸腺瘤多无症状,也不易被发现。肿瘤生长到一定体积时,常有的症状是胸痛、胸闷、咳嗽及前胸部不适。严重的胸腺瘤常压迫无名静脉或有上腔静脉梗阻综合征的表现。胸腺瘤特有的表现是合并某些综合征,如重症肌无力、纯红细胞再生障碍、低丙种球蛋白血症、肾炎与肾病综合征、类风湿性关节炎、红斑狼疮、贲门失弛缓症等。

胸腺癌的临床表现与胸腺瘤相似,除有纵隔转移症状、进展较快的特点外,还可有胸腔外转移表现。但胸腺癌在组织学上表现出明显不同于胸腺瘤的恶性生物学行为,二者的治疗方案差异巨大,因此,术前影像学检查对于区分胸腺瘤与胸腺癌至关重要。

在病例 1 中,患者因胸闷、不适前来就诊,症状较轻、病灶较小,对于这种不典型的小病灶,平扫 CT 很容易漏诊,而能量 CT 可以通过后处理在平扫时就清晰地显示肿瘤的边界、密度,有利于检出微小病灶,帮助减少漏诊。在增强扫描时,尽管常规增强 CT 也能显示强化方式,但能量 CT 提高了病灶的可视化效果,对病灶范围、密度的显示更为清晰。有研究表明,低风险胸腺瘤、高风险胸腺瘤和胸腺癌的碘造影剂浓度存在显著差异。能量 CT 的碘密度图和有效原子序数图能提供定量的指标,病例 1 的有效原子序数及光谱曲线斜率显著高于病例 2,表示胸腺癌与胸腺瘤相比含有更多的碘造影剂。能量 CT 的同源性分析进一步提示二者来源不同、差异巨大,最终的病理结果也证实了这点,这些都可以协助医师更好地诊断。

综上所述,能量 CT 可以提供更高的组织分辨率,一方面这可以提高早期对小病灶的检出率,另一方面可以帮助医生更好地评估病灶的形态。此外,能量 CT 通过后处理可获得更多的定量指标,为相关的科学研究提供了资料。

十三、食管癌 TNM 分期

(一) 临床表现

【病例 1】71 岁男性患者,吞咽梗阻 1 个月。

【病例 2】64 岁男性患者,进行性吞咽困难 3 个月。

(二) 影像表现

【病例 1】【病例 2】患者均接受了增强 CT 检查,病例 1 患者影像表现及同源性分析如图 10-4-44、图 10-4-46 所示;病例 2 患者影像表现及同源性分析如图 10-4-45、图 10-4-47 所示。

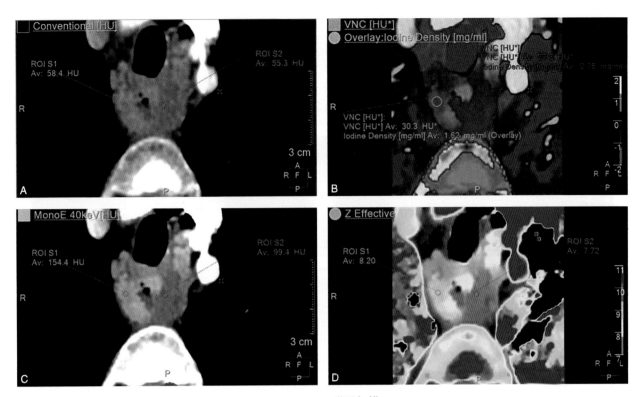

图 10-4-44　增强扫描

注:A 为常规 CT 图像;B 为虚拟平扫与碘密度融合图;C 为 40keV 图像;D 为有效原子序数图。食管中段管壁明显增厚,管腔狭窄、闭塞,病灶不均匀强化,病灶内碘剂沉积,符合食管癌的表现。

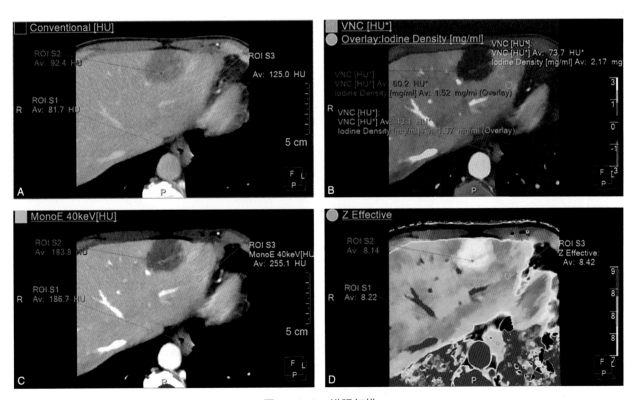

图 10-4-45　增强扫描

注:A 为常规 CT 图像;B 为虚拟平扫与碘密度融合图;C 为 40keV 图像;D 为有效原子序数图。食管下段管壁明显增厚,管腔狭窄、闭塞,病灶不均匀强化,病灶内碘剂沉积,符合食管癌的表现。

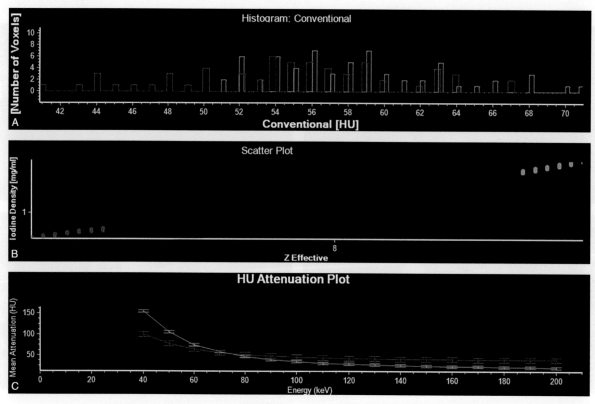

图 10-4-46 同源性分析

注:A 为能量 CT 值直方图;B 为有效原子序数与碘密度的散点图;C 为能量衰减曲线。食管肿瘤活性区 S1 和肿瘤非活性区 S2 的常规 CT 值相似,而能量参数显著不同。

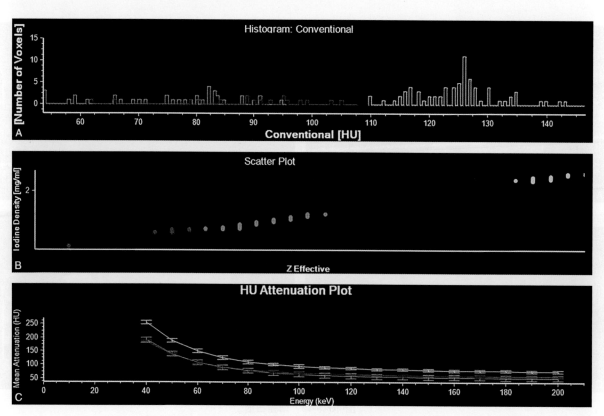

图 10-4-47 同源性分析

注:A 为能量 CT 值直方图;B 为有效原子序数与碘密度的散点图;C 为能量衰减曲线。肝脏转移灶 S2 与原发灶 S1 同源,与正常肝组织 S3 不同源。

（三）临床诊断

【病例 1】食管鳞癌 cT3N2M1 期。

【病例 2】食管鳞癌 cT4aN2M1 期。

（四）病例讨论

食管癌是全球范围内常见的恶性肿瘤之一。据 2020 年全球癌症统计,食管癌的新发患者数达 60.4 万,死亡人数达 54.4 万。中国是食管癌高发地区,食管癌是威胁我国居民健康的主要恶性肿瘤之一。我国食管癌的组织学类型以鳞状细胞癌为主,已知其发病与饮食生活习惯密切相关,包括烫食、热茶、饮酒、吸烟等,此外还包括食品霉变、炭烤或烟熏等制备方式,饮用水、土壤成分或环境微生物菌群等因素。

食管癌国际分期原则参照国际抗癌联盟(UICC)/美国癌症联合委员会(AJCC)第 8 版 TNM 分期体系,将原发肿瘤大小和范围(T)、区域淋巴结(N)、远处转移情况(M)分别定义如下:

食管癌 TNM 分期(2017 年第 8 版 UICC/AJCC)

原发肿瘤大小和范围(T)

Tx	原发肿瘤不能评价
T0	没有原发肿瘤的证据
Tis	高级别上皮内瘤变/异型增生
T1	肿瘤侵及黏膜固有层、黏膜肌层或黏膜下层
T1a	肿瘤侵及黏膜固有层或黏膜肌层
T1b	肿瘤侵及黏膜下层
T2	肿瘤侵及固有肌层
T3	肿瘤侵及食管纤维膜
T4	肿瘤侵及邻近结构
T4a	肿瘤侵犯邻近脏器(可切除),如胸膜、心包、奇静脉、膈肌或腹膜
T4b	肿瘤侵犯邻近重要脏器(不可切除),例如主动脉、椎体或气管

区域淋巴结(N)

Nx	区域淋巴结不能评价
N0	无区域淋巴结转移
N1	1～2 个区域淋巴结转移
N2	3～6 个区域淋巴结转移
N3	≥7 个区域淋巴结转移

远处转移情况(M)

M0	无远处转移
M1	有远处转移

根据不同临床情况,分为临床分期(cTNM)、病理分期(pTNM)与诱导治疗后病理分期(ypTNM)3 种类型。

上述分期原则适用于食管癌,包括鳞状细胞癌、腺癌、腺鳞癌、未分化癌、神经内分泌癌、伴神经内分泌特征的腺癌等,但不适用于食管的神经内分泌肿瘤及非上皮性肿瘤,如淋巴瘤、肉瘤、胃肠道间质瘤(gastrointestinal stromal tumor,GIST)和黑色素瘤等。食管鳞状细胞癌的发病率和死亡率高,起病隐匿且预后很差,5 年生存率仅为 15%～20%。研究表明肿瘤病理分级与预后密切相关,因此,准确的术前肿瘤病理分级对其预后评估至关重要,而影像学检查是获取病理分级的重要工具。

常规 CT 检查及其他影像学方法常用于对食管癌的诊断、定位及分期,但缺乏功能成像方法,对鉴别食管癌的病理分级有一定的局限性。能量 CT 可多参数成像并进行定量分析,对肿瘤的检出及其良恶性、病理类型、分期和分级判定具有优势。平扫时,能量 CT 可以提供更高的组织分辨率,通过后处理即可清晰地显示病灶的位置、范围及形态,直观地看到食管管壁增厚程度及管腔狭窄程度,有无邻近结构侵犯、近处淋巴结转移等;增强后,能量 CT 的碘密度图和有效原子序数图能提供定量的指标。病例 1 和病例 2 中食管鳞状细胞癌病灶的 CT 值随病理分级的升高而增加,这可能与肿瘤内摄取碘的浓度有关,因为恶性程度越高,肿瘤血供就越丰富,从而摄取碘的浓度增高。

综上所述,能量 CT 可以提供比常规 CT 更高的组织分辨率和定量的有效原子序数等数据指标,为食管癌的初步 TNM 分期展示更加丰富的影像学信息和分期指导,而同源性分析能在确定了病灶存在的基础上,判断病灶和正常组织的相似程度以及可能来源,从而帮助鉴别诊断。这些都能进一步帮助临床医生及早确定手术及治疗方案,从而提高患者生存率和改善预后。

第五节　乳腺疾病

一、侵袭性乳腺癌肿瘤分型和预后评估

(一) 临床表现

【病例 1】43 岁女性患者,因体检发现右乳肿块入院。

【病例 2】48 岁女性患者,触及右乳肿块,约蚕豆大小,质地硬,无压痛,不伴乳头溢液。

【病例 3】54 岁女性患者,无明显诱因触及左乳肿块。

【病例 4】53 岁女性患者,自行触及左乳肿块,质地硬,活动度尚可。

(二) 影像表现

【病例 1】患者接受了能量 CT 检查,具体影像表现如图 10-5-1 所示。

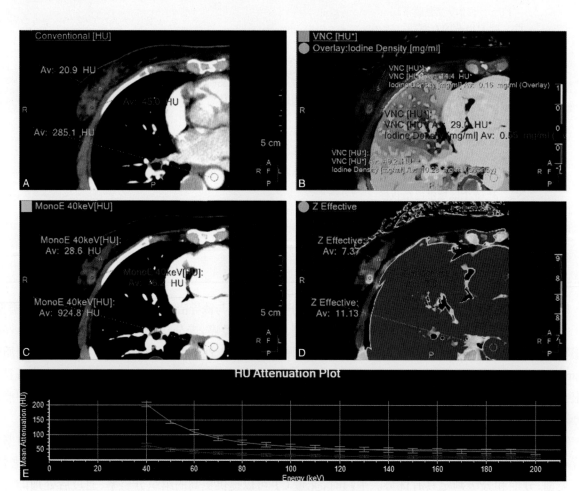

图 10-5-1　能量 CT 扫描

注:A 为轴位常规增强 CT 图像,病变平均密度为 45.0HU;B 为虚拟平扫与碘密度融合图,测定的平均碘密度为 0.55mg/ml;C 为 40keV 图像,虚拟单能量图像的平均密度为 76.2HU;D 为有效原子序数图,平均有效原子序数为 7.61;E 为能量衰减曲线图,λHU=1.04HU/keV。

【病例 2】患者接受了能量 CT 检查, 具体影像表现如图 10-5-2 所示。

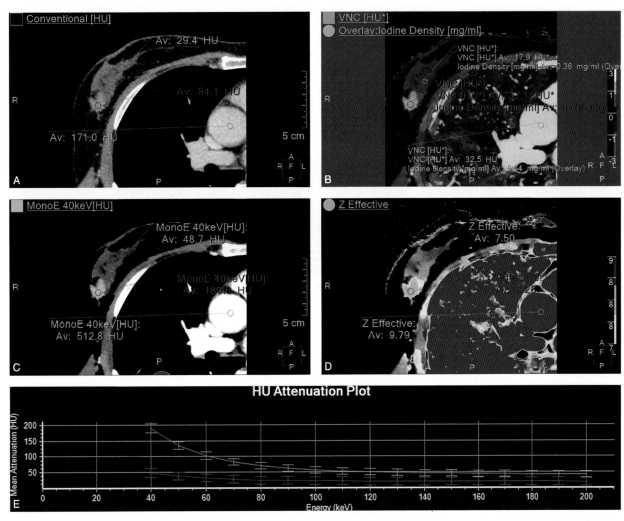

图 10-5-2　能量 CT 扫描

注:A 为轴位常规增强 CT 图像, 病变平均密度为 84.1HU;B 为虚拟平扫与碘密度融合图, 测定的平均碘密度为 1.79mg/ml;C 为 40keV 图像, 虚拟单能量图像的平均密度为 189.6HU;D 为有效原子序数图, 平均有效原子序数为 8.28;E 为能量衰减曲线图, λHu=3.52HU/keV。

【病例 3】患者接受了能量 CT 检查, 具体影像表现如图 10-5-3 所示。

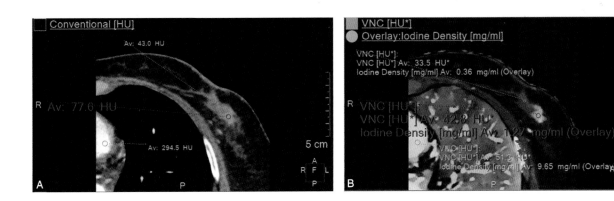

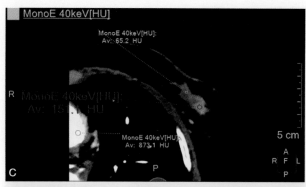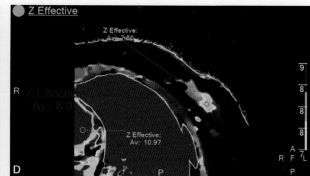

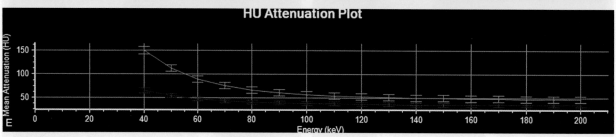

图 10-5-3　能量 CT 扫描

注:A 为轴位常规增强 CT 图像,病变平均密度为 77.6HU;B 为虚拟平扫与碘密度融合图,测定的平均碘密度为 1.27mg/ml;C 为 40keV 图像,虚拟单能量图像的平均密度为 151.1HU;D 为有效原子序数图,平均有效原子序数为 8.04;E 为能量衰减曲线图,λHU=2.45HU/keV。

【病例 4】患者接受了能量 CT 检查,具体影像表现如图 10-5-4 所示。

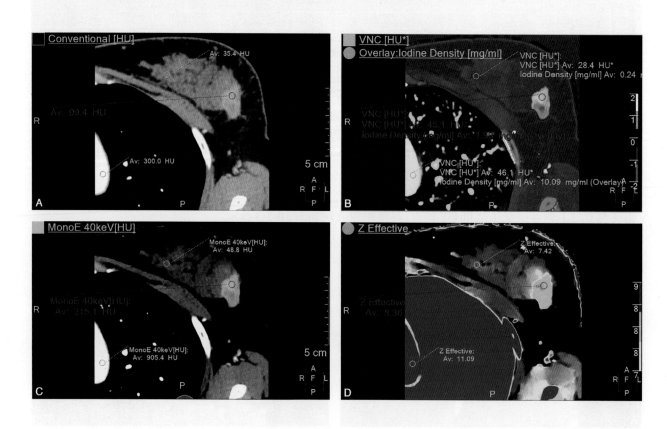

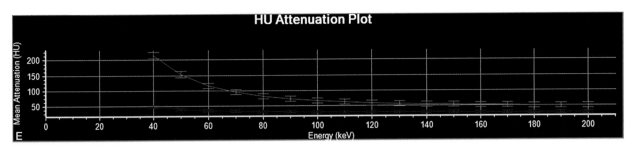

图 10-5-4　能量 CT 扫描

注:A 为轴位常规增强 CT 图像,病变平均密度为 99.4HU;B 为虚拟平扫与碘密度融合图,测定的平均碘密度为 1.99mg/ml;C 为 40keV 图像,虚拟单能量图像的平均密度为 215.1HU;D 为有效原子序数图,平均有效原子序数为 8.36;E 为能量衰减曲线图,λHU=3.86HU/keV。

(三) 临床诊断

【病例 1】右侧乳腺浸润性导管癌,Luminal A 型。ER(强+,80%)、PR(弱+,20%)、HER-2(0)、Ki-67(+,<5%)。

【病例 2】右侧乳腺浸润性导管癌,Luminal B 型。ER(中-强+,90%)、PR(中-强+,90%)、HER-2(+)、Ki-67(+,30%)。

【病例 3】左侧乳腺浸润性导管癌,HER-2 阳性。ER(-)、PR(-)、HER-2(++)/FISH 基因扩增、Ki-67(<25%)。

【病例 4】左侧乳腺浸润性导管癌,三阴型。ER(-)、PR(-)、HER-2(-)、Ki-67(部分>30%)。

(四) 病例讨论

乳腺癌是女性最常见的恶性肿瘤,目前是女性癌症相关死亡的主要原因。乳腺癌是一种异质性肿瘤,根据受体状态可分为不同的亚型,各亚型治疗反应及预后存在差异。因此,如果能在术前通过无创的影像学早期识别乳腺癌分型,有利于临床医师完善治疗方案及手术方式,以期延长患者存活时间。

乳腺癌细胞中最主要的受体是雌激素受体(estrogen receptor,ER)、孕激素受体(progesterone receptor,PR)、人表皮生长因子受体 2(human epidermal growth factor receptor 2,HER-2)及 Ki-67,它们决定着治疗策略。乳腺癌的分子亚型根据 ER、PR、HER-2 和 Ki-67 的免疫组化染色结果进行分类。在评估 ER 和 PR 时,评分++为阳性。在评估 HER-2 时,+++为阳性,0 或+为阴性,在++的肿瘤中,采用 FISH 分析基因扩增来确认 HER-2 的状态。Ki-67 表达量≥20% 时,判定为阳性。乳腺癌分为四类:①Luminal A 型[ER(+)、PR(+)且高表达(>20%)、HER-2(-)、Ki-67 低表达(<14%)];②Luminal B 型[a. ER 和/或 PR(+)、HER-2(-)、Ki-67 高表达(>14%)或 PR 低表达(≤20%);b. ER 和/或 PR(+)、HER2(+)、任何状态 Ki-67];③HER-2 阳性[ER(-)、PR(-)、HER-2(+)、任何状态 Ki-67];④三阴型[ER(-)、PR(-)、HER-2(-)、任何状态 Ki-67]。肿瘤侵袭性从 Luminal A、Luminal B、三阴型到 HER-2 阳性依次递增。

乳腺癌诊断的主要影像学检查方法包括乳腺 X 射线摄影、超声和乳腺 MRI 检查。常规 CT 因辐射剂量大,不作为乳腺疾病诊断的主要方法。乳腺 X 射线摄影检查在致密型乳腺中受到限制,尤其是在亚洲女性中。超声检查受到高假阳性率和操作员依赖性、主观性的限制。对比增强 MRI(contrast-enhanced MRI,CE-MRI)是检测乳腺癌灵敏度最高的方式,常用于术前评估。但是 MRI 的临床应用受限于部分患者(安装心脏起搏器、体内有金属异物、幽闭恐惧症等患者)无法进行 MRI 检查、费用较高、检查时间较长、高假阳性率、发展中国家的有限可及性、Gd 造影剂在大脑中剂量依赖性积累。

根据美国国家综合癌症网络(National Comprehensive Cancer Network,NCCN)乳腺癌指南,在临床 I~IIb 期(如果有体征或症状)和 IIIa 期以上的乳腺癌患者中,常规建议行胸部增强 CT 以筛查肺转移和其他病变。因为在无症状的 I 期和 II 期乳腺癌患者中,发现隐匿性转移的概率很低(0~5%),而在有症状的伴多发淋巴结转移或 III/IV 期患者中,发现隐匿性转移的风险增加至 6%~14% 或更高。此外,临床医生会对 15%～42% 的患者(有时甚至在癌症早期的患者)进行全身 CT 检查,以确定有无转移病灶。此外,有报道称,在所有女性胸部增强 CT 检查中,有高达 5.8% 的患者被发现了需要进一步诊断的偶发乳腺肿块。所以,在临床实践中,乳腺癌患者经常同时接受 MRI 和 CT 检查。与 MRI 相比,CT 成像的优点是能够进行面朝上(手术位)成像,缩短了检查时间和患者负担,可用于寻找远处转移(如肝、肺、骨)。然而,常规 CT 主要提供形态学信息,无法准确预测乳腺癌分型。

能量 CT 技术作为 CT 定量的先进技术,与常规 CT 相比暴露剂量不变,通过获取两个不同能级的衰减值,可以生成额外的数据集,不仅可以运用单能量图像,使病灶尤其微小病灶显示得更清晰,还可以利用病灶的碘密度、有效原子序数、NIC、标准化有效原子序数(normalized effective atomic number,nZeff),以及 λHU 等定量指标,多参数地从病灶性质、组成来客观分析并预判肿瘤,并且乳腺癌增强 CT 扫描的敏感性可能不受乳腺密度的影响。因此,能量 CT 可以作为一种替代的成像方式,在肿瘤成像中有很好的临床应用。

血管重塑或新血管生成是肿瘤发展早期的起始事件,能量 CT 能够有效评估新生血管,因此被越来越多地应用于对肿瘤的检测和表征。恶性肿瘤中的新生血管通常包含未成熟的微血管,增加肿瘤内的血流量。能量 CT 的碘摄取值计算的是增强图像对比剂的实际碘含量,碘在组织中的分布与局部血容量和血管密度密切相关,较 CT 值更为精确地反映了组织的血供情况和强化特点。NIC 可以显示肿瘤新生血管的增加,能更准确地反映出病灶碘含量,并且特异度较高。乳腺癌是富血供肿瘤,会增加肿瘤内和肿瘤附近小血管的形成,其碘摄取值明显增高,高于正常乳腺组织及胸肌,碘摄取值可以定量地反映乳腺癌病灶的强化方式和血供特点。能级减小到接近碘 K 缘的低能量水平,碘的衰减增加,含碘的病灶及正常组织的 CT 值差增大,从而提高对比度。40keV 图像的图像噪声、图像对比度和整体图像质量均显著高于常规 CT 图像。在 40keV 序列,乳腺癌的显著性及碘增强性达到峰值,且显著高于其他能量水平(60keV、80keV和 100keV)。光谱曲线可以提供组织成分的定量信息,并已被证明能够从软组织中区分碘。光谱曲线显示增强后病灶的衰减变化,曲线变化越快,病变中造影剂的比例越高,原因可能是侵袭性癌需要更多的底层微血管和肿瘤血管生成,这增加了肿瘤内的血流量,导致更快地达到增强峰值。有效原子序数是对一种化合物或各种材料混合物的定量指标,可以定量描述各种材料 X 射线吸收率的变化,反映复合材料的原子序数。化合物密度越高,有效原子序数越高,从而区分不同的组织。有研究表明能量 CT 的 NIC 和nZeff 等参数可以在术前区分浸润性乳腺癌免疫组化生物标志物的表达状态,从而在对主要肿瘤进行活检之前提供适当的治疗和预后的评估。

乳腺癌在静脉期图像上的显著性优于在动脉期图像上。乳腺癌静脉期的 NIC、nZeff 和 λHU 均高于动脉期。预后因素较差的癌症,如在 ER(-)、PR(-)、HER-2(+) 和 Ki-67(+) 乳腺癌中,灌注更高,峰值时间更短,表现出较早的强化(即动脉期)和较高的平均 CT 值。ER(-)肿瘤的静脉期 NIC、nZeff 高于 ER(+)肿瘤。ER 表达与静脉期 NIC 呈负相关。PR(-)肿瘤的动脉期和静脉期 NIC 显著高于 PR(+)肿瘤。PR 表达与动脉期和静脉期 NIC 呈负相关。HER-2(+)肿瘤的静脉期 NIC、nZeff 高于 HER-2(-)肿瘤。Ki-67 高增殖组的动脉期和静脉期 NIC、nZeff 显著高于低增殖组。Ki-67 表达与 NIC、nZeff 呈正相关。Luminal A 型在动脉期的显著性低于 Luminal B 型、HER-2 阳性和三阴型。Luminal A 型与非 Luminal A 型浸润性乳腺癌相比,其静脉期 NIC、动脉期和静脉期 nZeff 较低。动脉期 nZeff 的鉴别诊断能力最好,最佳阈值为 0.715。三阴型在动脉期的显著性明显高于 Luminal B 型。在动脉期,三阴型的平均 CT 值显著高于Luminal A 型。

ER 的表达与抑制血管生成有关,会降低血流灌注。PR 基因受雌激素调控,其表达表明 ER 通路完整且功能正常。PR 阴性的肿瘤可能反映了异常的生长因子信号。而 NIC 可能通过血管生成来反映 ER和 PR 的表达。HER-2 基因扩增/蛋白过度表达是表明细胞增殖和血管生成增加,与转移进展和预后不良相关。Ki-67 是一种核内非组蛋白,是细胞增殖的标志。Ki-67 阳性与乳腺癌患者的总体生存时间较短有关。Ki-67 与 NIC 值相关,可能是高增殖的肿瘤具有更多的异质性,包括有丝分裂和血管生成,导致

NIC 值增加。

　　乳腺癌分子亚型(molecular subtypes)极大地影响对治疗方案的初始选择。ER 状态一直被用于预测肿瘤对内分泌治疗的反应性,并作为早期复发和长期结果的预后因素。Luminal 型中 ER(+)或 PR(+)表明术前新辅助内分泌治疗(neoadjuvant endocrine therapy,NET)可能受益。术前 NET 可降低大多数患者的 Ki-67,而第 2 周 Ki-67 评分较低与复发时间较长相关。HER-2(+)癌症可受益于靶向抗 HER-2 抗体治疗。化疗联合术前靶向治疗可显著提高疗效。预后不良的三阴型癌症不能从常规内分泌和靶向治疗中获益。在免疫治疗出现之前,化疗是唯一确定的治疗方案。ER(+)和 PR(+)癌症的死亡风险低于 ER(−)和 / 或 PR(−),而 HER-2(+)往往比 HER-2(−)乳腺癌更具侵袭性,预后更差。与其他分型相比,Luminal A 型的总体预后更好,复发较少,存活率更高,并且随着时间的推移而保持不变,而其余分型的死亡率通常在 5 年内达到峰值,然后下降。非 Luminal 型在前 5 年内预后较差,但在较长时间内,Luminal 的生存率较差。三阴型有快速复发的倾向,并在确诊后的病死率较高。另外,在能量 CT 上,较差的预后因素仅在动脉期上具有较高的显著性和平均衰减,这表明动脉期在预测乳腺癌患者的预后方面具有额外的益处。

　　总之,能量 CT 定量参数是一种可行的、有价值的非侵入性诊断评估手段,可用于预测乳腺癌患者的分子亚型及预后。

二、转移性淋巴结与非转移性淋巴结的鉴别

(一)临床表现

【病例】47 岁女性患者,因发现右乳包块 3 个月余,确诊右乳癌 1 个月余入院。

(二)影像表现

【病例】患者接受了增强 CT 检查,具体影像表现如图 10-5-5～图 10-5-8 所示。

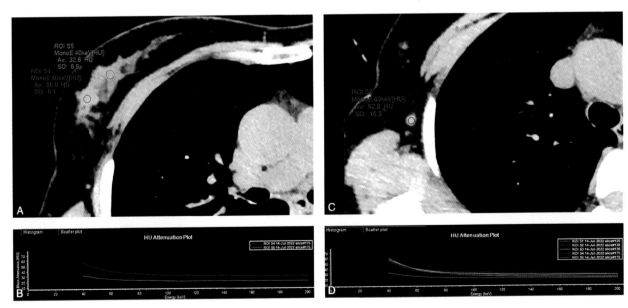

图 10-5-5　光谱曲线

注:A、B 示增强 CT 发现右乳病变(S4)与正常乳腺组织(S5)光谱曲线显著不同;C、D 示右侧腋窝多个异常强化淋巴结(S1～S3),光谱曲线与 S4 几乎重合,考虑均为转移性。

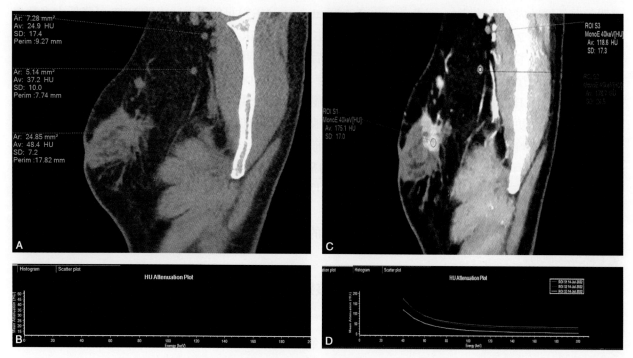

图 10-5-6　增强 CT

注：A、B 示常规 CT 显示的乳腺病变及淋巴结 CT 值差异不显著，且无法进行光谱分析；C、D 示能量 CT 显示乳腺病变（S1）强化程度显著高于正常乳腺组织，光谱曲线与淋巴结 S2 重合，而与淋巴结 S3 不重合，考虑 S2 为转移性淋巴结。

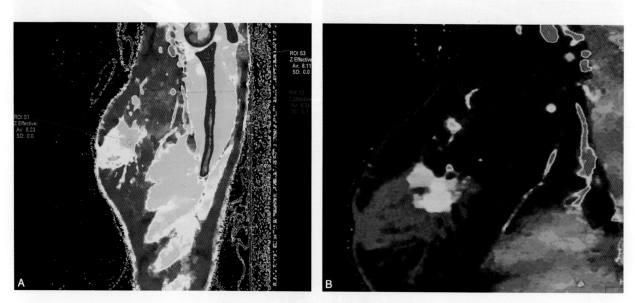

图 10-5-7　有效原子序数图与 ECV 图

注：A 为有效原子序数图；B 为 ECV 图。显示转移性淋巴结与乳腺病变同源。

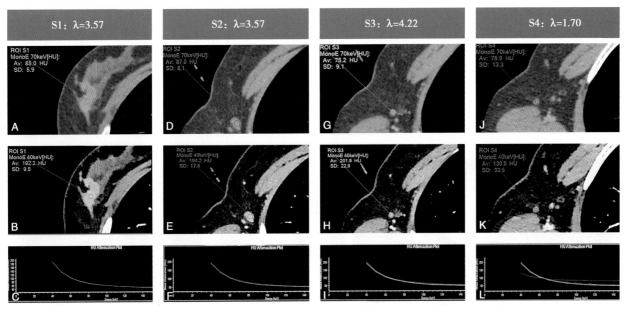

图 10-5-8 同源性分析

注:乳腺癌原发灶(S1)与淋巴结(S2~S4)的同源性分析:A~C 示 S1 的光谱曲线斜率为 3.57HU/keV;D~F 示 S2 的光谱曲线斜率为 3.57HU/keV;G~I 示 S3 的光谱曲线斜率为 4.22HU/keV。三者的曲线斜率相同或相近,且曲线趋于重合,提示淋巴结 S2 和 S3 为转移性。J~L 示 S4 的光谱曲线斜率为 1.70HU/keV,与 S1~S3 均截然不同,提示 S4 为非转移性淋巴结。

(三)临床诊断

【病例】"右腋窝 1 水平 LN"(1/5)枚查见癌转移,纤维脂肪组织内见癌浸润;"右腋窝 2 水平 LN"(2/7)枚查见癌转移。

(四)病例讨论

常规增强 CT 判定乳腺癌腋窝淋巴结是否转移主要依据淋巴结大小、形态、淋巴结门是否消失、强化程度、周围脂肪间隙是否清晰等指标,通常转移性淋巴结比正常淋巴结大,形态不规则、淋巴结门显示不清或消失,强化程度更高,周围间隙受累时脂肪间隙模糊。但是判定的准确性不够高,部分反应性增生淋巴结可能也有相似改变。

在这个病例中,能量 CT 清晰显示了乳腺病灶及腋窝淋巴结,并且通过功能学评估分析发现部分淋巴结与乳腺病灶组织来源相同,与术后病理结果一致。综合分析能量 CT 在转移性淋巴结与非转移性淋巴结的鉴别中能提供更多有效的指标,提高诊断的准确性。

三、乳腺癌全身转移灶检出率的提升

(一)临床表现

【病例 1】45 岁女性患者,"发现右乳房无痛性肿块 1 个月入院",1 个月前患者无意间扪及右乳房外上象限"鸡蛋"大小肿块,质硬,不伴乳头内陷、溢液,无皮肤橘皮样变。

【病例 2】64 岁女性患者,"右乳癌术后 15 年,咳嗽、咳痰 2 个月"入院。15 年前患者因右乳癌行根治性手术,术后病理显示右乳浸润性导管癌(WHO 2 级),免疫组化提示:ER(+)、PR(+)、HER-2(-)、Ki-67(10%)。术后给予辅助化疗 6 个疗程(TE 方案 2 个周期 +TEC 方案 4 个周期);局部放射治疗 25 个周期;口服他莫昔芬 1 年(10mg/次,每日 2 次),服药过程中患者因出现全身不适、疼痛,大小便不畅等停药。此后患者每年复查一次,自诉无异常。7 个月前患者无明显诱因出现刺激性呛咳,无咯血、咯痰,无胸闷、气紧、胸痛、乏力等,口服中药治疗(具体不详);约 2 个月前咯白色黏痰,活动后心累,无咯血,仍未正规治疗;约 1 个月前患者出现胸痛,无胸闷、气紧等,现为进一步治疗入我院。

【病例3】50岁女性患者，"确诊左乳癌6个月余"入院。6个月余前患者于我院穿刺活检诊断"左乳浸润性癌"，免疫组化示：E-G（+）、GATA-3（+）、Syn（+）、P63（−）。受体检测示：ER（强+，100%）、PR（强+，90%）、HER-2（++）、CK5/6（−）、Ki-67阳性率约30%。目前已完成4个周期EC-T（表柔比星＋环磷酰胺）方案，今为行下一阶段化疗入院。

（二）影像表现

【病例1】【病例2】【病例3】患者接受了增强CT检查，具体影像表现如图10-5-9所示。

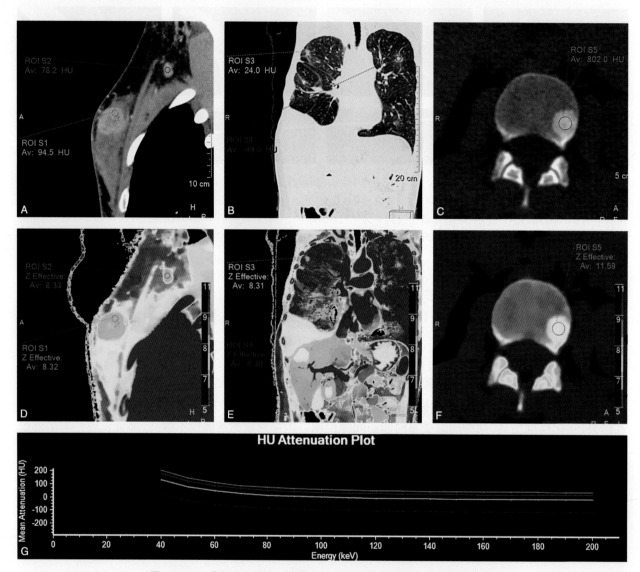

图10-5-9 常规CT图像、能量CT有效原子序数图像及同源性分析

注：常规CT图像（A～C）（其中病例1乳腺癌原发灶为S1，淋巴结转移灶为S2；病例2肺转移灶为S3、S4；病例3骨转移灶为S5）；D～F对病灶范围的显示均优于图A～C，可见基于能量CT成像及重建，转移灶S2-S5与周围组织间具有更高的对比度；能量衰减曲线（G）显示原发灶S1（蓝色）及淋巴结转移S2（紫色）、肺转移灶S3（黄色）、S4（红色）的曲线斜率相同，曲线基本平行，提示病灶S1～S4为同源。

（三）临床诊断

【病例1】右乳病灶穿刺后临床诊断为浸润性癌（倾向非特殊型），免疫组化结果显示ER（中-强+，约90%）、PR（强+，>90%）、HER-2（++）、CK5&6（−）、Ki-67（30-9）（+，约30%）、P63（−）、E-cadherin（+）；右侧腋窝淋巴结查见异型细胞，结合免疫标记支持为乳腺癌转移（breast cancer metastasis）。

【病例2】穿刺后病理查见异型细胞，免疫组化：TTF-1（−）、Nasin A（−）、E-C（+）、GATA-3（+）、WT-1（−）、

D2-40（-）、ER（强+，85%）、PR（强+，80%）、HER-2（+）、Ki-67（阳性率：约15%），结合细胞形态及免疫细胞化学，查见腺癌细胞，倾向乳腺来源。

【病例3】腰椎骨组织病理活检示骨组织间查见少量不规则上皮细胞团，免疫组化：CK7（+）、ER（个别弱+，约10%）、PR（个别弱+，约5%）、HER-2（+）、Ki-67（+，约10%），结合患者病史及免疫标记，支持乳腺癌转移。

（四）病例讨论

乳腺癌转移是乳腺癌不良预后的重要影响因素。早期、精确检出转移灶对于制订治疗方案、评估预后及生存期的预测具有极其重要的价值。CT 成像具有成像体位与手术相同、扫描时间短、可进行全身分期等优势。基于能量 CT 及能谱重建算法可获得不同能级的能谱图像，在抑制伪影、判定物质成分和定性分析方面优势显著，因此，在提高乳腺癌转移灶的检出率方面具有独特价值。

具体而言，转移灶受肿瘤新生畸形血管数量、血管壁通透性及肿瘤细胞变性坏死情况等因素影响，组织密度及内部血供发生变化，其平扫及增强后 CT 值与正常组织不同，而常规 CT 成像时 X 射线固有的硬化效应可能掩盖此类轻微的 CT 值差异，使转移性病灶与正常组织无法区分。相比之下，能量 CT 成像具有更高的组织对比度，可量化肿瘤碘摄取值，有利于提高病灶的对比度及对比噪声比，有效提升对乳腺癌肺转移、骨转移、腋窝淋巴结转移等转移灶的检出率。

该病例 1 所示右侧腋窝淋巴结短径为 0.6cm，且不伴有淋巴结数目增多、融合、中心坏死、边界模糊等明显异常；病例 2 肺内散在炎性灶混杂影像；病例 3 临床症状不典型，常规 CT 易漏诊误诊上述病灶。但值得注意的是，基于能量 CT 成像及重建，上述病灶与周围组织具有良好的对比度，利于对病灶的识别；且乳腺癌原发灶及转移灶二者能谱曲线形态较为相似，一定程度上反映了二者在组织特性、血供特点方面存在一定相似性。

综上所述，能量 CT 可提高对乳腺癌转移灶检出的灵敏度与特异度，进而提升对乳腺癌全身转移的检出率。能量 CT 的价值如下。①凸显转移灶与周围正常组织间的强化差异，提升检出灵敏度；②同源性分析：转移灶与原发灶的衰减曲线、直方图、散点图具有相关性，而与未被肿瘤细胞侵袭的正常结构（如无转移性淋巴结）不同，从而提升检出特异度。

第六节　胸部专病应用述评

计算机断层扫描是临床用于评估胸部病变的主要检查方法。近年来随着能量 CT 成像的发展和临床常规应用，越来越多的研究显示，在胸部病变的诊断中能量 CT 成像比常规 CT 更具优势。能量 CT 成像的基本原理为 X 射线作用于物质后能量会衰减，其衰减程度由 X 射线与物质作用产生的光电效应和康普顿效应决定。低能 X 射线作用于人体时，光电效应占主导地位，效应强度主要与原子序数相关；高能 X 射线作用于人体时，康普顿散射占主导地位，效应强度主要与组织密度有关。能量 CT 成像在低能和高能两个能量水平下采集数据，根据不同能量水平的光电效应和康普顿效应构建双能量图像。由于其能提供多参数图像例如碘密度图、虚拟平扫图、单能量图、有效原子序数图等，并且可重建普通常规 CT 图像，能量 CT 成像比常规 CT 能提供更多的影像信息。既往，双能量扫描的实现方式主要包括两个球管双源成像、单球管的高低电压切换扫描等，需要医生提前预判是否需要能量成像。近些年能量成像技术逐渐成熟，基于 X 射线探测器的双层探测器成像方式成为主流。上层探测器接收低能，下层探测器接收高能，高、低能量在时间和空间上完全对准，实现了真正的"三同"。两层合并的信息可重建常规 CT 图像，所以不需要医生提前预判。这种能量成像技术的集成化和常规化促进了能量 CT 成像在胸部病变中的临床应用。本节主要从胸部肿瘤及其主要并发症、肺间质性病变及乳腺疾病三个方面对能量 CT 胸部专病应用进行述评。

一、胸部疾病的专病应用

（一）肺结节

肺结节是胸部 CT 检查的常见发现，对于恶性肺结节，CT 常常表现为混合性磨玻璃结节（mGGNs）。能量 CT 单次扫描不仅可获得常规 CT 图像，而且可获得电子密度图、有效原子序数图、碘密度图等能谱多参数图像。相较于常规 CT，能量 CT 成像所提供的额外信息有助于对良恶性肺结节的鉴别。

有学者发现电子密度图对比常规 CT 图像将恶性肺结节的准确识别率提高了 20%，即有相当一部分常规 CT 诊断为单纯磨玻璃结节的肺结节在电子密度图中被重新归为混合性磨玻璃结节。并且光谱探测器 CT 无须 CT 值转换，可以直接生成电子密度图，数据准确性较高。另有研究表明能量 CT 多参数图像可显著提高对不同浸润程度的肺磨玻璃结节的鉴别能力。腺体前驱病变（granular precursor lesion，PGL）、微浸润性腺癌（microinvasive adenocarcinoma，MIA）与浸润性腺癌（invasive adenocarcinoma，IAC）在常规 CT 上均表现为磨玻璃结节，但是 MIA 及 IAC 的电子密度及有效原子序数图量化值均不同于 PGL。以电子密度、有效原子序数、100keV 单能量图联合胸苷激酶 1（TK1）构建的联合模型鉴别三种病变的效能最高，受试者工作特征曲线下面积达 0.933。其中电子密度能准确预测磨玻璃结节的浸润程度。

碘密度图是另一个具有鉴别肺部结节的良恶性能力的定量参数。美国克利夫兰（Cleveland）医学中心报道了在同一患者不同肺叶的两个结节虽然在常规 CT 图像上都考虑转移灶，但碘密度图诊断上述结节一个为腺癌一个为良性病变，这与 PET/CT 的诊断结果一致。德国科隆大学对能量 CT 碘密度图的纹理及量化值的研究也证实了其对于良性结节和恶性转移结节的鉴别能力。类似的报道也见于肺移植术后对肺内结节的良恶性鉴别。因此，碘密度图尤其适用于具有肺结节高发比率的患者人群。其次，碘密度图还可用于鉴别恶性肺结节的类别。国内相关研究表明静脉期 40keV 的 CT 值及动脉期标准化碘密度可用于量化鉴别小细胞肺癌和非小细胞肺癌。

能量 CT 成像除能提高对良恶性肺部结节的鉴别能力外，其扫描技术能显著降低辐射剂量并提高图像质量，体现了其较常规 CT 在肺结节筛查上的优势。在低剂量肺癌筛查中，常规 CT 图像在降低辐射剂量后容易受到线束硬化伪影的影响降低图像质量，而能量 CT 的单能量图像恰能消除线束硬化伪影。而且在降低 30% 或 55% 辐射剂量时，能量 CT 仍然能保持对部分实性肺结节体积测量的可重复性。

（二）肺癌

能量 CT 成像在对肺癌的诊断、治疗以及疾病管理等方面均有应用。传统常规 CT 通过形态学、密度及淋巴结转移来评估肿瘤的良恶性，但对于恶性肿瘤病理亚型较难评估，而越来越多的研究证明能量 CT 成像可以无创地鉴别肿瘤类型。研究证明有效原子序数图、碘密度图、能量衰减曲线可以用于对非小细胞肺癌和小细胞肺癌的鉴别。碘密度图、有效原子序数图和常规 CT 图像的 CT 值的联合应用也能鉴别原发肺癌和转移瘤。动脉期的碘密度可用于对肺腺癌的分级诊断。碘密度图还可用于预判肺内肿瘤穿刺活检的入针路径。研究表明动脉期碘密度大于 0.59mg/ml 能够 100% 准确预判肿瘤细胞聚集区，以保证穿刺成功和取得阳性标本。而在 CT 平扫中，有效原子序数图也被证实具有确保穿刺成功的潜力，有望取代现在常用的常规 CT 与 PET 图像融合的方法。在指导治疗方面，基于能量 CT 研发的深度学习模型在预判肺腺癌切除术中脏层胸膜的侵犯程度上达到了资深放射科医生的水平。碘密度图在肺内术前灌注评估上也具有类似 SPECT 的量化潜力，如图 10-6-1 所示。能量 CT 的多组学特征可对非小细胞肺癌一线化疗和"靶向"治疗的肿瘤反应进行预估。

（三）肺外肿瘤

能量 CT 成像也可应用于对胸部肺外肿瘤的诊断。例如，能量 CT 碘密度图可用于对胸膜占位的良恶性鉴别。恶性胸膜病变常有明显的碘摄取，而良性病变一般只有较少或者没有明显碘摄取。经研究证实，碘密度＞1.3mg/ml 多提示为胸膜恶性肿瘤。且相比于常规 CT 图像，能量 CT 成像鉴别胸膜占位的良恶性敏感性及特异性都显著提高。除此之外，食管癌中的腺癌和鳞癌也可利用多参数中的量化参数进行鉴别，如图 10-6-2

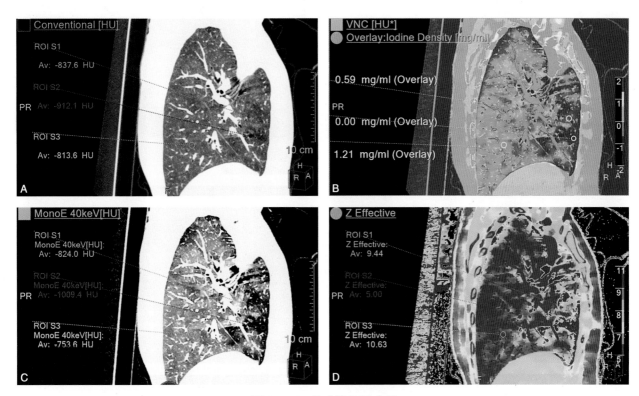

图 10-6-1　肺功能 ROI 分析

注:A 为常规 CT 图像;B 为虚拟平扫与碘密度融合图;C 为 40keV 图像;D 为有效原子序数图。B~D 可清晰显示无功能区 (S2)、功能减低区(S1)及功能正常区(S3),相比于 S3,S1 的碘密度明显减低,而 S2 的碘密度为 0.00mg/ml。

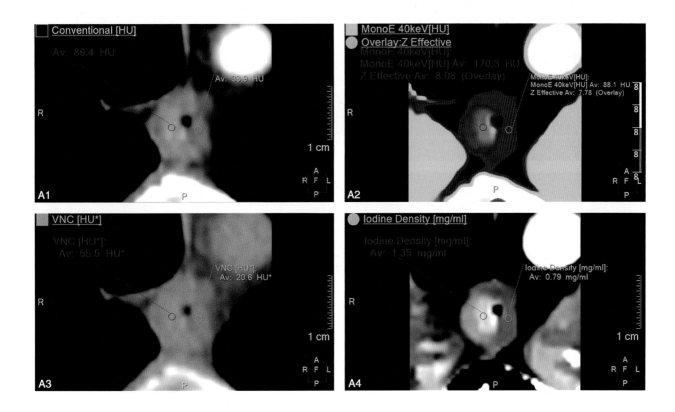

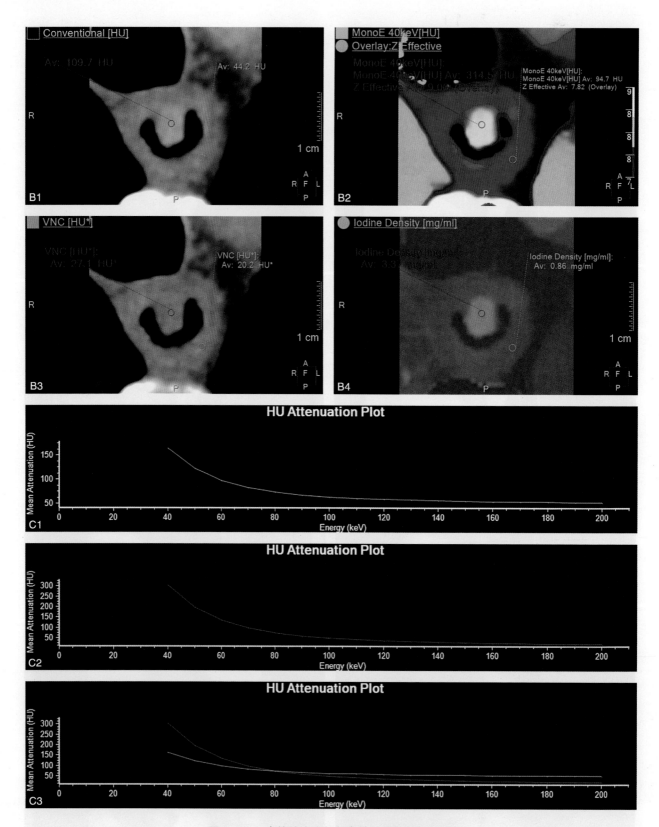

图 10-6-2 食管鳞癌病灶与食管腺癌的 ROI 分析

注:A1 为食管鳞癌常规 CT 图像;A2 为食管鳞癌 40keV 与有效原子序数融合图;A3 为食管鳞癌虚拟平扫图像;A4 为食管鳞癌碘密度图。B1 为食管腺癌常规 CT 图像;B2 为食管腺癌 40keV 与有效原子序数融合图;B3 为食管腺癌虚拟平扫图像;B4 为食管腺癌碘密度图。C1 为食管鳞癌的能量衰减曲线;C2 为食管腺癌的能量衰减曲线;C3 为二者的对比,食管腺癌的曲线斜率显著高于食管鳞癌。

所示。有研究表明动脉期和静脉期中食管腺癌的碘密度、光谱曲线斜率、有效原子序数和 40keV CT 值均不同程度高于食管鳞癌。此外,除了碘密度图,使用能量成像自动生成的 ECV 也可以用于鉴别胸腺瘤与胸腺癌。在对胸部肿瘤淋巴结转移的评估中,能量 CT 的 AEF 能够更准确地鉴别转移性和非转移性淋巴结。能量 CT 高能级图像能很好地消除术后胸骨区域的金属伪影,从而有利于对胸部手术后患者周围组织的评估。

（四）肺栓塞

肺栓塞是胸部肿瘤患者常见的危及生命的并发症,早期发现并治疗肺栓塞可显著改善患者结局。CTPA 是一种高特异性和敏感性的肺栓塞检查方式,目前已在临床广泛应用。但仍有一部分患者因造影剂充盈程度不良而在 CTPA 检查中被漏诊,能量 CT 成像获得的多参数信息能减少这部分漏诊。在对肺栓塞的探查中,能谱图像单能量 40keV 或 50keV 图像较同一次扫描的常规 CT 图像具有更高的肺动脉信噪比,更少的噪声,具有显著提高血管亮度的作用,即使在造影剂不充分的情况下,也能更清楚地显示血栓。此外,能量 CT 图像在对肺栓塞的检查中有望减少高达 50% 的对比剂用量。研究表明仅依据静脉期能量 CT 图像诊断肺栓塞,其准确性即能满足临床需要。更有研究显示能量 CT 图像的电子密度参数在平扫图像中仍能鉴别诊断肺栓塞。因此,平扫能量 CT 成像也可以运用于对肺栓塞的诊断。随着人工智能技术的发展,有学者尝试使用单能量图像联合深度学习进行对肺栓塞的自动筛查。

对肺灌注缺损程度及病变累及范围的评估对于指导治疗、评估治疗效果和预后具有重要临床意义。能量 CT 图像中的碘密度图及有效原子序数图可用于对肺栓塞患者肺灌注缺损程度评估。肺栓塞时,肺内灌注下降,反映在碘密度中表现为肺内碘含量的下降,反映在有效原子序数图中表现为色彩的显著差异,医生可依据颜色差异对肺灌注缺损程度进行分级。这类灌注缺损的视觉诊断具有较高的准确率,有统计显示其灵敏度高达 85%,特异度高达 96%。

（五）肺间质性病变

与肺实质性病变不同的是,肺间质性病变早期常规 CT 征象往往不明显,容易被漏诊。能量 CT 成像有利于对肺间质性病变的早期诊断和治疗。有报道显示,相较常规 CT,能量 CT 的电子密度图在新冠患者中可提前 3～5 天观察到明显的肺间质改变。此外,由于能显示微小肺间质改变,能量 CT 可大大提高肺动脉高压诊断的灵敏度（100% vs 79%）及特异度（88%～95% vs 85%～90%）。更进一步的研究显示,能量 CT 一次扫描获得的额外信息可用于全面分析肺血管、肺灌注及肺间质的改变,其碘基肺灌注图及虚拟平扫肺气肿量化分析可以确定肺动脉高压的亚组分型,在肺间质疾病中具有广阔的临床应用前景。

二、乳腺疾病的专病应用

乳腺疾病临床使用的主要影像学检查方法包括乳腺 X 射线摄影、超声和磁共振成像检查。常规 CT 因辐射剂量大,病灶成分难以定性,不作为诊断乳腺疾病的主要方法。在与常规 CT 接收相同辐射剂量情况下,能量 CT 成像不仅能运用单能量图像,使微小病灶显示得更清晰,还可以利用多参数定量指标客观分析病灶性质、组成成分,越来越多的研究将其运用于对乳腺疾病的诊断。

能量 CT 已被证明是评估新血管的有效方法,常被应用于对肿瘤的检测,其在对乳腺癌的诊断中也显示出极大的潜力。乳腺癌也是富血供肿瘤,肿瘤内及肿瘤周围有丰富的小血管生成。在能量 CT 成像中,乳腺癌碘摄取值明显增高,高于正常乳腺组织及胸肌,可以定量地反映乳腺癌病灶的强化方式和血供特点。在 40keV 序列,乳腺癌的碘强化达到峰值,病灶被清晰地显示出来,这证明了能量 CT 鉴别乳腺肿瘤良恶性的能力。

此外,能量 CT 成像也被用于对乳腺癌的分型,不同分型决定了不同的治疗策略和不同的预后,因此对乳腺癌的术前表型分析至关重要。其分型依赖于乳腺癌细胞中主要受体 ER、PR、HER-2 及 Ki-67 的表达。能量 CT 成像研究表明预后较差的乳腺癌[如 ER（-）、PR（-）、HER-2（+）和 Ki-67（+）],病灶灌注更高,峰值时间更短。不同分子亚型的肿瘤中 NIC、nZeff 有明显差异,并且受体的表达也与上述参数明显相关。

能量 CT 成像在评估乳腺癌的转移方面也有应用。转移是乳腺癌预后不良的重要影响因素,早期、精准地检出乳腺癌转移灶对于制订治疗方案和评估预后具有极其重要的价值。在一项有 182 例样本的研究中,能量 CT 对于乳腺癌转移病灶的总体检出率优于常规 CT 及 MRI。而应用于单个患者身上,能量 CT 和 MRI 对转移灶的诊断效能相当,均高于常规 CT。基于能量 CT 重建算法可获得不同能级的能谱图像,可以用来抑制伪影、凸显病灶对比度、判定物质成分和做同源性分析,明显提高对乳腺癌转移灶的检出率。

能量 CT 成像也用于评估乳腺癌腋窝淋巴结状态,可作为乳腺癌患者术前识别腋窝淋巴结转移的方法。研究表明,光谱探测器 CT 参数 λHU 在静脉期对乳腺癌患者腋窝淋巴结转移的术前诊断能力较强,且高于常规形态学参数。相信随着能量 CT 的不断发展和完善,将会在乳腺疾病中发挥其独特的应用价值。

三、小结

综上所述,能量 CT 成像单次扫描可获得多参数信息的特点,在胸部成像上具有超越常规 CT 成像的突出优势,具有广阔的应用前景,其在胸部疾病的主要应用包括:①肿瘤良恶性鉴别;②肿瘤病理类型鉴别;③肿瘤的预后评估及疗效评价。常用的疾病鉴别阈值如表 10-6-1 所示。

表 10-6-1　疾病常用能量 CT 图像鉴别阈值

病变鉴别	定量阈值	备注
胸膜癌变 vs 良性胸膜病变	碘密度:1.3mg/ml(大于该值考虑胸膜癌变)	病变直径需＞5mm
肺腺癌 vs 肺鳞癌	①碘密度:1.550mg/ml(大于该值考虑肺腺癌) ②NID-AP(动脉期标准化碘密度):0.227(大于该值考虑肺腺癌) ③λ-VP(静脉期光谱曲线斜率):3.088HU/keV(大于该值考虑肺腺癌)	40～60keV 区间斜率
乳腺恶性结节 vs 乳腺良性结节	碘密度:0.7～0.9mg/ml(大于该值考虑乳腺恶性结节)	
乳腺癌浸润性病变 vs 乳腺癌非浸润性病变	碘密度:1.7mg/ml(大于该值考虑浸润性病变)	
乳腺癌转移性淋巴结 vs 乳腺癌非转移性淋巴结	碘密度:1.5mg/ml(大于该值考虑乳腺癌转移性淋巴结)	
胸腺瘤 vs 胸腺癌	碘密度:＞1.5mg/ml、ECV:＞26.8% 提示为胸腺癌	平衡期扫描

（廖凯　蒋宇　张倩　杨芮一　张燕芹　陈志霞　陈榆舒　张文钊　唐昕　庞彤　漆锐　黄娟）

参 考 文 献

［1］卢光明,张龙江. 双能量 CT 临床应用指南. 北京:人民卫生出版社,2015:29.

［2］中华放射学杂志双层探测器光谱 CT 临床应用协作组. 双层探测器光谱 CT 临床应用中国专家共识(第一版). 中华放射学杂志,2020,54(7):635-643.

［3］林晓珠,沈云,陈克敏. CT 能谱成像的基本原理与临床应用研究进展. 中华放射学杂志,2011,45(8):798-800.

［4］陈克敏. 能谱 CT 的基本原理和临床应用. 北京:科学出版社,2012:202.

［5］ALVAREZ R E,MACOVSKI A. Energy-selective reconstructions in X-ray computerized tomography. Phys Med Biol,1976,21(5):733-744.

［6］SHEFER E,ALTMAN A,BEHLING R,et al. State of the art of CT detectors and sources:a literature review. Curr Radiol Rep,2013,1(1):76-91.

［7］MEGIBOW A J,KAMBADAKONE A,ANANTHAKRISHNAN L.Dual-energy computed tomography:image acquisition,processing,and workflow. Radiol Clin North Am,2018,56(4):507-520.

［8］CARRASCOSA P M,CURY R C,DEVIGGIANO A,et al. Comparison of myocardial perfusion evaluation with single versus dual-energy CT and effect of beam-hardening artifacts. Acad Radiol,2015,22(5):591-599.

［9］NAGAYAMA Y,NAKAURA T,ODA S,et al. Dual-layer detector CT of chest,abdomen,and pelvis with a one-third iodine dose image, radiation dose, and optimal monoenergetic settings. Clin Radiol,2018,73(12):1058.e21-1058.e29.

[10] BAE K,JEON CHO S B,et al. Improved opacification of a suboptimally enhanced pulmonary artery in chest CT: experience using a dual-layer detector spectral CT. AJR Am J Roentgenol,2018,210(4):734-741.

[11] KRÖGER J R,GERHARDT F,DUMITRESCU D,et al. Diagnosis of pulmonary hypertension using spectral-detector CT. Int J Cardiol,2019,285:80-85.

[12] BORNEFALK H,DANIELSSON M. Photon-counting spectral computed tomography using silicon strip detectors:a feasibility study. Phys Med Biol,2010,55(7):1999-2022.

[13] WILLEMINK M J,PERSSON M,POURMORTEZA A,et al. Photon-counting CT:technical principles and clinical prospects. Radiology,2018,289(2):293-312.

[14] SCILLIA P,BANKIER A A,GEVENOIS P A. Computed tomography assessment of lung structure and function in pulmonary edema. Crit Rev Comput Tomogr,2004,45(5/6):293-307.

[15] DAOUD B,CAZEJUST J,TAVOLARO S,et al. Could spectral CT have a potential benefit in coronavirus disease (COVID-19)?. AJR Am J Roentgenol,2021,216(2):349-354.

[16] OHIRA S,WASHIO H,YAGI M,et al. Estimation of electron density,effective atomic number and stopping power ratio using dual-layer computed tomography for radiotherapy treatment planning. Phys Med,2018,56:34-40.

[17] BARILE M,HIDA T,HAMMER M,et al. Simple quantitative chest CT for pulmonary edema. Eur J Radiol Open,2020,7: 100273.

[18] 李明英,张成琪,邓凯. CT 能谱成像对肺内良恶性肿块诊断的初步研究. 中华放射学杂志,2013,47(5):410-413.

[19] 王君鑫,牛丹丹,孙玉清,等. 能谱 CT 定量参数对结节/肿块样肺炎与肺癌的鉴别诊断价值. 放射学实践,2021,36(7): 863-867.

[20] HOU W S,WU H W,YIN Y,et al. Differentiation of lung cancers from inflammatory masses with dual-energy spectral CT imaging. Acad Radiol,2015,22(3):337-344.

[21] WANG G L,ZHANG C Q,LI M Y,et al. Preliminary application of high-definition computed tomographic Gemstone Spectral Imaging in lung cancer. J Comput Assist Tomogr,2014,38(1):77-81.

[22] AOKI M,TAKAI Y,NARITA Y,et al. Correlation between tumor size and blood volume in lung tumors:a prospective study on dual-energy gemstone spectral CT imaging. J Radiat Res,2014,55(5),917-923.

[23] 侯唯姝,殷焱,程杰军,等. 能谱 CT 成像在鉴别周围型肺癌和肺炎性肿块中的价值. 中华放射学杂志,2014,48(10): 832-835.

[24] 王素雅,高剑波,张芮,等. CT 能谱成像对孤立性肺结节的诊断价值. 中华医学杂志,2016,96(13):1040-1043.

[25] 李法升,闫瑞柯. 能谱 CT 成像对肺癌与炎性肿块鉴别效能的 Meta 分析. 中国医学影像学杂志,2019,27(3):230-235.

[26] 王媛,叶蕊,赵立. 能谱 CT 评估肺动脉高压临床应用状况. 中国临床药理学杂志,2022,38(12):1415-1418.

[27] GALIÈ N,HUMBERT M,VACHIERY J L,et al. 2015 ESC/ERS Guidelines for the diagnosis and treatment of pulmonary hypertension:The Joint Task Force for the Diagnosis and Treatment of Pulmonary Hypertension of the European Society of Cardiology(ESC) and the European Respiratory Society(ERS):Endorsed by:Association for European Paediatric and Congenital Cardiology(AEPC),International Society for Heart and Lung Transplantation(ISHLT). Eur Heart J,2016,37 (1):67-119.

[28] SIMONNEAU G,MONTANI D,CELERMAJER D S,et al. Haemodynamic definitions and updated clinical classification of pulmonary hypertension. Eur Respir J,2019,53(1):1801913.

[29] THIEME S F,JOHNSON T R,REISER M F,et al. Dual-energy lung perfusion computed tomography:a novel pulmonary functional imaging method. Semin Ultrasound CT MR,2010,31(4):301-308.

[30] LEWCZUK J,PISZKO P,JAGAS J,et al. Prognostic factors in medically treated patients with chronic pulmonary embolism. Chest,2001,119(3):818-823.

[31] 杨磊,李一鸣,李澄. 双源 CT 双能量肺灌注成像评估 COPD 研究进展. 国际医学放射学杂志,2017,40(1):41-45.

[32] JEYIN N,DESAI S R,PADLEY S P,et al. Dual-energy computed tomographic pulmonary angiography accurately estimates lobar perfusion before lung volume reduction for severe emphysema. J Thorac Imaging,2023,38(2):104-112.

[33] GIETEMA H A,WALRAVEN K H,POSTHUMA R,et al. Dual-energy computed tomography compared to lung perfusion scintigraphy to assess pulmonary perfusion in patients screened for endoscopic lung volume reduction. Respiration,2021, 100(12):1186-1195.

[34] LADOR F,HACHULLA A L,HOHN O,et al. Pulmonary perfusion changes as assessed by contrast-enhanced dual-energy computed tomography after endoscopic lung volume reduction by coils. Respiration,2016,92(6):404-413.

[35] WANG T,YUE Y,FAN Z,et al. Spectral dual-layer computed tomography can predict the invasiveness of ground-glass

nodules: a diagnostic model combined with thymidine kinase-1. J Clin Med, 2023, 12 (3): 1107.

［36］YU Y, FU Y, CHEN X, et al. Dual-layer spectral detector CT: predicting the invasiveness of pure ground-glass adenocarcinoma. Clin Radiol, 2022, 77 (6): e458-e465.

［37］ZHANG Y, TANG J, XU J R, et al. Analysis of pulmonary pure ground-glass nodule in enhanced dual energy CT imaging for predicting invasive adenocarcinoma: comparing with conventional thin-section CT imaging. J Thorac Dis, 2017, 9 (12): 4967-4978.

［38］WEN L J, ZHAO Q Y, YIN Y H, et al. Application value of double-layer spectral detector CT in differentiating central lung cancer from atelectasis. Ann Palliat Med, 2022, 11 (6): 1990-1996.

［39］ZHANG G J, CAO Y T, ZHANG J, et al. Focal organizing pneumonia in patients: differentiation from solitary bronchioloalveolar carcinoma using dual-energy spectral computed tomography. Am J Transl Res, 2020, 12 (7): 3974-3983.

［40］黄倩文, 陈应东, 钟华, 等. 肺癌能谱 CT 相关参数定量与临床应用. 临床放射学杂志, 2020, 39 (7): 1316-1321.

［41］MU R H, MENG Z N, GUO Z X, et al. Dual-layer spectral detector computed tomography parameters can improve diagnostic efficiency of lung adenocarcinoma grading. Quant Imaging Med Surg, 2022, 12 (9): 4601-4611.

［42］SAUERBECK J, ADAM G, MEYER M. Spectral CT in oncology. Rofo, 2023, 195 (1): 21-29.

［43］WEN Q Y, YUE Y, SHANG J, et al. The application of dual-layer spectral detector computed tomography in solitary pulmonary nodule identification. Quant Imaging Med Surg, 2021, 11 (2): 521-532.

［44］CHEN W Q, ZHENG R S, BAADE P D, et al. Cancer statistics in China, 2015. CA Cancer J Clin, 2016, 66 (2): 115-132.

［45］SUNG H, FERLAY J, SIEGEL R L, et al. Global cancer statistics 2020: GLOBOCAN estimates of incidence and mortality worldwide for 36 cancers in 185 countries. CA Cancer J Clin, 2021, 71 (3): 209-249.

［46］王永丽, 杨帆, 刘文亚. 能谱 CT 多参数定量分析预测原发性肺癌病理类型. 中国医学影像技术, 2021, 37 (6): 899-903.

［47］温青云, 侯阳. 能谱 CT 在肺结节诊断及治疗中的应用进展. 中国介入影像与治疗学, 2020, 17 (5): 315-318.

［48］CUI Y, GAO S Y, WANG Z L, et al. Which should be the routine cross-sectional reconstruction mode in spectral CT imaging: monochromatic or polychromatic?. Br J Radiol, 2012, 85 (1018): e887-e890.

［49］LV P J, Lin X Z, CHEN K M, et al. Spectral CT in patients with small HCC: investigation of image quality and diagnostic accuracy. Eur Radiol, 2012, 22 (10): 2117-2124.

［50］FERGUSON M K, WATSON S, JOHNSON E, et al. Predicted postoperative lung function is associated with all-cause long-term mortality after major lung resection for cancer. Eur J Cardiothorac Surg, 2014, 45 (4): 660-664.

［51］ROACH P J, SCHEMBRI G P, BAILEY D L. V/Q scanning using SPECT and SPECT/CT. J Nucl Med, 2013, 54 (9): 1588-1596.

［52］Si-Mohamed S A, Miailhes J, Rodesch P A, et al. Spectral photon-counting CT technology in chest imaging. J Clin Med, 2021, 10 (24): 5757.

［53］DOWNER N J, ALI N J, AU-YONG I T. Investigating pleural thickening. BMJ, 2013, 346: e8376.

［54］LENNARTZ S, LE BLANC M, ZOPFS D, et al. Dual-energy CT-derived iodine maps: use in assessing pleural carcinomatosis. Radiology, 2019, 290 (3): 796-804.

［55］HIERHOLZER J, LUO L, BITTNER R C, et al. MRI and CT in the differential diagnosis of pleural disease. Chest, 2000, 118 (3): 604-609.

［56］KIM Y K, KIM J S, LEE K W, et al. Multidetector CT findings and differential diagnoses of malignant pleural mesothelioma and metastatic pleural diseases in Korea. Korean J Radiol, 2016, 17 (4): 545-553.

［57］SEELY J M, NGUYEN E T, CHURG A M, et al. Malignant pleural mesothelioma: computed tomography and correlation with histology. Eur J Radiol, 2009, 70 (3): 485-491.

［58］METINTAS M, UCGUN I, ELBEK O, et al. Computed tomography features in malignant pleural mesothelioma and other commonly seen pleural diseases. Eur J Radiol, 2002, 41 (1): 1-9.

［59］XIE Y J, ZHANG S P, LIU J L, et al. Value of CT spectral imaging in the differential diagnosis of thymoma and mediastinal lymphoma. Br J Radiol, 2019, 92 (1095): 20180598.

［60］韩引萍, 张玉婷, 王丹, 等. 能谱 CT 成像对侵袭性胸腺瘤与纵隔淋巴瘤的鉴别诊断价值. 中国医学影像学杂志, 2016, 24 (6): 464-467.

［61］WU M H, SHENG M, LI R M, et al. Dual-layer dual-energy CT for improving differential diagnosis of squamous cell carcinoma from adenocarcinoma at gastroesophageal junction. Front Oncol, 2022, 12: 979349.

［62］ZHOU Y, HOU P, ZHA K J, et al. Spectral computed tomography for the quantitative assessment of patients with carcinoma of the gastroesophageal junction: initial differentiation between a diagnosis of squamous cell carcinoma and adenocarcinoma. J Comput Assist Tomogr, 2019, 43 (2): 187-193.

［63］MA Y C,ZHANG S H,XIE Z Y,et al. Comparison of spectral computed tomography imaging parameters between squamous cell carcinoma and adenocarcinoma at the gastroesophageal junction. Technol Health Care,2021,29(4):619-627.

［64］CHEN A L,LIU A L,LIU J H,et al. Application of dual-energy spectral CT imaging in differential diagnosis of bladder cancer and benign prostate hyperplasia. Medicine(Baltimore),2016,95(52):e5705.

［65］LI G J,GAO J,WANG G L,et al. Correlation between vascular endothelial growth factor and quantitative dual-energy spectral CT in non-small-cell lung cancer. Clin Radiol,2016,71(4):363-368.

［66］RASSOULI N,ETESAMI M,DHANANTWARI A,et al. Detector-based spectral CT with a novel dual-layer technology: principles and applications. Insights Imaging,2017,8(6):589-598.

［67］SCHABEL C,PATEL B,HARRING S,et al. Renal lesion characterization with spectral CT:determining the optimal energy for virtual monoenergetic reconstruction. Radiology,2018,287(3):874-883.

［68］GE X M,YU J P,WANG Z L,et al.Comparative study of dual energy CT iodine imaging and standardized concentrations before and after chemoradiotherapy for esophageal cancer. BMC Cancer,2018,18(1):1120.

［69］CHEN X L,XU Y Y,DUAN J H,et al. Correlation of iodine uptake and perfusion parameters between dual-energy CT imaging and first-pass dual-input perfusion CT in lung cancer. Medicine(Baltimore),2017,96(28):e7479.

［70］CHANG S,HUR J,IM D J,et al. Volume-based quantification using dual-energy computed tomography in the differentiation of thymic epithelial tumours:an initial experience. Eur Radiol,2017,27(5):1992-2001.

［71］YU C H,LI T,ZHANG R P,et al. Dual-energy CT perfusion imaging for differentiating WHO subtypes of thymic epithelial tumors. Sci Rep,2020,10(1):5511.

［72］YAN W Q,XIN Y K,JING Y,et al. Iodine quantification using dual-energy computed tomography for differentiating thymic tumors. J Comput Assist Tomogr,2018,42(6):873-880.

［73］刘月华,朱绍成,史大鹏,等. CT 能谱成像术前评估食管鳞状细胞癌病理分级的临床价值. 中华医学杂志,2017,97(43):3406-3411.

［74］ZHOU Y,LIU D,HOU P,et al. Low-dose spectral insufflation computed tomography protocol preoperatively optimized for T stage esophageal cancer-preliminary research experience. World J Gastroenterol,2018,24(36):4197-4207.

［75］DEMIRLER ŞIMŞIR B,KRUG K B,BURKE C,et al. Possibility to discriminate benign from malignant breast lesions detected on dual-layer spectral CT-evaluation. Eur J Radiol,2021,142 :109832.

［76］OKADA K,MATSUDA M,TSUDA T,et al. Dual-energy computed tomography for evaluation of breast cancer:value of virtual monoenergetic images reconstructed with a noise-reduced monoenergetic reconstruction algorithm. Jpn J Radiol,2020,38(2):154-164.

［77］WANG X X,LIU D H,ZENG X F,et al. Dual-energy CT quantitative parameters for the differentiation of benign from malignant lesions and the prediction of histopathological and molecular subtypes in breast cancer. Quant Imaging Med Surg,2021,11(5):1946-1957.

［78］WANG X X,LIU D H,ZENG X F,et al. Dual-energy CT quantitative parameters for evaluating immunohistochemical biomarkers of invasive breast cancer. Cancer Imaging,2021,21(1):4.

［79］BARBARA KRUG K,SCHÖMIG-MARKIEFKA B,CAMPBELL G M,et al. Correlation of CT-data derived from multiparametric dual-layer CT-maps with immunohistochemical biomarkers in invasive breast carcinomas. Eur J Radiol,2022,156 :110544.

［80］WANG X X,LIU D H,JIANG S X,et al. Subjective and objective assessment of monoenergetic and polyenergetic images acquired by dual-energy CT in breast cancer. Korean J Radiol,2021,22(4):502-512.

［81］INOUE T,NAKAURA T,IYAMA A,et al. Usefulness of virtual monochromatic dual-layer computed tomographic imaging for breast carcinoma. J Comput Assist Tomogr,2020,44(1):78-82.

［82］MOON J I,CHOI B H,BAEK H J,et al. Comprehensive analyses with radiological and biological markers of breast cancer on contrast-enhanced chest CT:a single center experience using dual-layer spectral detector CT. Eur Radiol,2020,30(5):2782-2790.

［83］LAN X S,WANG X X,QI J,et al. Application of machine learning with multiparametric dual-energy computed tomography of the breast to differentiate between benign and malignant lesions. Quant Imaging Med Surg,2022,12(1):810-822.

［84］VOLTERRANI L,GENTILI F,FAUSTO A,et al. Dual-energy CT for locoregional staging of breast cancer:preliminary results. AJR Am J Roentgenol,2020,214(3):707-714.

［85］VUONG D,SIMPSON P T,GREEN B,et al. Molecular classification of breast cancer. Virchows Arch,2014,465(1):1-14.

［86］ZHANG X,ZHENG C S,YANG Z H,et al. Axillary sentinel lymph nodes in breast cancer:quantitative evaluation at dual-energy CT. Radiology,2018,289(2):337-346.

［87］BUUS T W,SANDAHL M,THORUP K S,et al. Breast cancer:comparison of quantitative dual-layer spectral CT and axillary ultrasonography for preoperative diagnosis of metastatic axillary lymph nodes. Eur Radiol Exp,2021,5(1):16.

［88］ZENG R T,ZHANG X,ZHENG C S,et al. Decoupling convolution network for characterizing the metastatic lymph nodes of breast cancer patients. Med Phys,2021,48(7):3679-3690.

［89］LI H J,WANG H,CHEN F F,et al. Detection of axillary lymph node metastasis in breast cancer using dual-layer spectral computed tomography. Front Oncol,2022,12:967655.

［90］MATSUURA Y,KAMITANI T,SAGIYAMA K,et al. Virtual monochromatic spectral CT imaging in preoperative evaluations for intraductal spread of breast cancer:comparison with conventional CT and MRI. Jpn J Radiol,2023,41(7):733-740.

［91］DENIFFEL D,SAUTER A,DANGELMAIER J,et al. Differentiating intrapulmonary metastases from different primary tumors via quantitative dual-energy CT based iodine concentration and conventional CT attenuation. Eur J Radiol,2019,111:6-13.

［92］TAN M T,LLOYD T B. Utility of dual energy computed tomography in the evaluation of infiltrative skeletal lesions and metastasis:a literature review. Skeletal Radiol,2022,51(9):1731-1741.

［93］FLOHR T,PETERSILKA M,HENNING A,et al. Photon-counting CT review. Phys Med,2020,79:126-136.

［94］MCCOLLOUGH C H,LENG S,YU L F,et al. Dual- and multi-energy CT:principles,technical approaches,and clinical applications. Radiology,2015,276(3):637-653.

［95］MARIN D,BOLL D T,MILETO A,et al. State of the art:dual-energy CT of the abdomen. Radiology,2014,271(2):327-342.

［96］SIEGEL M J,KAZA R K,BOLUS D N,et al. White paper of the society of computed body tomography and magnetic resonance on dual-energy CT,part I:technology and terminology. J Comput Assist Tomogr,2016,40(6):841-845.

［97］ZHANG Z H,YIN F,KANG S L,et al. Dual-layer spectral detector CT(SDCT)can improve the detection of mixed ground-glass lung nodules. J Cancer Res Clin Oncol,2023:149(9):5901-5906.

［98］GROßE HOKAMP N,GUPTA A,GILKESON R C. Stratification of pulmonary nodules using quantitative iodine maps from dual-energy computed tomography. Am J Respir Crit Care Med,2019,199(2):e3-e4.

［99］LENNARTZ S,MAGER A,GROßE HOKAMP N,et al. Texture analysis of iodine maps and conventional images for k-nearest neighbor classification of benign and metastatic lung nodules. Cancer Imaging,2021,21(1):17.

［100］DI FELICE C,KIKANO E G,YOUNG B,et al. Indeterminate pulmonary nodule in lung allograft characterized using dual-energy computed tomography. Radiol Case Rep,2021,16(1):132-135.

［101］KIM J,LEE K H,KIM J,et al. Improved repeatability of subsolid nodule measurement in low-dose lung screening with monoenergetic images:a phantom study. Quant Imaging Med Surg,2019,9(2):171-179.

［102］KIM C,KIM W,PARK S J,et al. Application of dual-energy spectral computed tomography to thoracic oncology imaging. Korean J Radiol,2020,21(7):838-850.

［103］MA X,XU M,TIAN X J,et al. A retrospectively study:diagnosis of pathological types of malignant lung tumors by dual-layer detector spectral computed tomography. Technol Cancer Res Treat,2022,21:15330338221074498.

［104］DENIFFEL D,SAUTER A,FINGERLE A,et al. Improved differentiation between primary lung cancer and pulmonary metastasis by combining dual-energy CT-derived biomarkers with conventional CT attenuation. Eur Radiol,2021,31(2):1002-1010.

［105］MA Y Q,LI S L,HUANG G,et al. Role of iodine density value on dual-energy CT for detection of high tumor cell proportion region in lung cancer during CT-guided transthoracic biopsy. Eur J Radiol,2023,160:110689.

［106］CURTI M,FONTANA F,PIACENTINO F,et al. Dual-layer spectral CT fusion imaging for lung biopsies:more accurate targets,diagnostic samplings,and biomarker information?. Eur Radiol Exp,2022,6(1):34.

［107］CHOI H,KIM H,HONG W,et al. Prediction of visceral pleural invasion in lung cancer on CT:deep learning model achieves a radiologist-level performance with adaptive sensitivity and specificity to clinical needs. Eur Radiol,2021,31(5):2866-2876.

［108］GUPTA A,KIKANO E G,GUPTA A,et al. Preoperative assessment of lung nodules and lobar function by spectral detector computed tomography. Radiol Case Rep,2020,15(7):966-969.

［109］YANG F C,ZHANG J Y,ZHOU L,et al. CT-based radiomics signatures can predict the tumor response of non-small cell lung cancer patients treated with first-line chemotherapy and targeted therapy. Eur Radiol,2022,32(3):1538-1547.

［110］TAKUMI K,NAGANO H,MYOGASAKO T,et al. Feasibility of iodine concentration and extracellular volume fraction measurement derived from the equilibrium phase dual-energy CT for differentiating thymic epithelial tumors. Jpn J Radiol,

2023,41(1):45-53.

[111] GAO L,LU X M,WEN Q W,et al. Added value of spectral parameters for the assessment of lymph node metastasis of lung cancer with dual-layer spectral detector computed tomography. Quant Imaging Med Surg,2021,11(6):2622-2633.

[112] HESS S,FRARY E C,GERKE O,et al. State-of-the-art imaging in pulmonary embolism:ventilation/perfusion single-photon emission computed tomography versus computed tomography angiography-controversies,results,and recommendations from a systematic review. Semin Thromb Hemost,2016,42(8):833-845.

[113] GROßE HOKAMP N,KESSNER R,VAN HEDENT S,et al. Spectral detector computed tomography pulmonary angiography:improved diagnostic assessment and automated estimation of window settings angiography of pulmonary arteries from novel spectral detector computed tomography provides improved image quality if settings are adjusted. J Comput Assist Tomogr,2018,42(6):850-857.

[114] GHANDOUR A,SHER A,RASSOULI N,et al. Evaluation of virtual monoenergetic images on pulmonary vasculature using the dual-layer detector-based spectral computed tomography. J Comput Assist Tomogr,2018,42(6):858-865.

[115] HICKETHIER T,KROEGER J R,LENNARTZ S,et al. Venous-phase chest CT with reduced contrast medium dose: Utilization of spectral low keV monoenergetic images improves image quality. Eur J Radiol,2020,122:108756.

[116] BAE K,JEON K N. Diagnosis of pulmonary embolism in unenhanced dual energy CT using an electron density image. Diagnostics(Basel),2021,11(10):1841.

[117] FINK M A,SEIBOLD C,KAUCZOR H U,et al. Jointly optimized deep neural networks to synthesize monoenergetic images from single-energy CT angiography for improving classification of pulmonary embolism. Diagnostics(Basel), 2022,12(5):1224.

[118] PALM V,RENGIER F,RAJIAH P,et al. Acute pulmonary embolism:imaging techniques,findings,endovascular treatment and differential diagnoses. Rofo,2020,192(1):38-49.

[119] CAI X R,FENG Y Z,QIU L,et al. Iodine distribution map in dual-energy computed tomography pulmonary artery imaging with rapid kVp switching for the diagnostic analysis and quantitative evaluation of acute pulmonary embolism. Acad Radiol,2015,22(6):743-751.

[120] GERTZ R J,GERHARDT F,KRÖGER J R,et al. Spectral detector CT-derived pulmonary perfusion maps and pulmonary parenchyma characteristics for the semiautomated classification of pulmonary hypertension. Front Cardiovasc Med,2022, 9:835732.

[121] ODISIO E G,TRUONG M T,DURAN C,et al. Role of dual-energy computed tomography in thoracic oncology. Radiol Clin North Am,2018,56(4):535-548.

[122] BUUS T W,RASMUSSEN F,NELLEMANN H M,et al. Comparison of contrast-enhanced CT,dual-layer detector spectral CT,and whole-body MRI in suspected metastatic breast cancer:a prospective diagnostic accuracy study. Eur Radiol,2021,31(12):8838-8849.

[123] ZHANG Z T,ZOU H Y,YUAN A M,et al. A single enhanced dual-energy CT scan may distinguish lung squamous cell carcinoma from adenocarcinoma during the venous phase. Acad Radiol,2020,27(5):624-629.

第十一章　腹部临床专病应用

第一节　腹部扫描技术及评估方法

一、能量 CT 规范化扫描技术

(一)基于球管的能量 CT 扫描技术

1. GSI 扫描技术要点　采用 GSI 螺旋扫描模式,高低管电压瞬时切换技术。扫描参数设置:80/140kVp,200mAs,旋转时间 0.8s,准直 128×0.625mm,图像矩阵为 512×512,自适应统计迭代算法 ASIR-V 等级选择 50%,滤波函数为标准算法 Stnd,层厚及层间距设置为:0.625mm×0.625mm,同时保存 GSI 能谱数据。

2. 双源 CT 扫描技术要点　采用双能量螺旋扫描模式,AB 双球管双探测器同时采集数据,双能量扫描范围受限于探测器视野(第 1 代到第 3 代双源 CT 分别为 25cm、33cm、35cm),扫描参数设置:80/140kVp、100/140kVp、70/Sn150kVp、80/Sn150kVp、90/Sn150kVp、100/Sn150kVp,低、高球管有效管电流分别为 150~200mAs、83~100mAs,采用管电流自动调节技术,旋转时间 0.5s,准直 128×0.6mm,图像矩阵均为 512×512,迭代重建算法 IRIS SAFIRE 等级选择 3,滤波函数为标准算法 Br40,层厚及层间距设置为:1mm×1mm,同时保存双能量数据。

(二)基于探测器的能量 CT 扫描技术

1. 平扫技术要点　采用螺旋扫描模式,扫描参数设置:120kVp,管电流设置范围 100~400mAs,采用管电流自动调节技术,旋转时间 0.5s,准直 128×0.625mm,图像矩阵均为 512×512,迭代算法 idose^4 等级选择 3,滤波函数为标准算法 Standard(B),层厚及层间距设置为:1mm×1mm,同时重建 SBI 数据包。

2. 增强扫描技术要点　采用螺旋扫描模式,对比剂用量 60~80ml 或 0.9~1.2ml/kg,高压注射器团注给药,速率 2.5~3.5ml/s,动脉期于对比剂注射开始 25~30s 启动扫描或选择动态监测触发扫描,阈值为 150HU,延迟时间为 6s 或最小值,门静脉期于对比剂注射后 45~55s 启动扫描,延迟期于对比剂注射后 70~80s 启动扫描,如表 11-1-1 所示。

表 11-1-1　不同能量 CT 的扫描参数

能量 CT 成像技术		管电压/kVp	管电流/mAs	旋转时间/s	螺距	准直/mm	重建算法	滤波函数
基于球管	快速管电压切换技术	80/140	200	0.8	0.992	128×0.625	ASIR-V:50%	Stnd
	双源 CT 技术	100/Sn 140	150/83	0.5	0.7	128×0.6	IRIS SAFIRE:3	Br40
基于探测器	双层探测器技术	120	200	0.5	0.5	128×0.625	idose^4:3	Standard(B)

二、能量 CT 形态学评估方法

(一)肿瘤边界及周围侵犯情况

能量 CT 能够提供 40~140keV 的单能量图像。通过调节能级,可以获取组织结构显示的最佳对比度噪声比。单能量 40keV 图像能显著提高含碘组织的 CT 值,从而增加软组织对比度。这使得肿瘤等病变的形态、大小及边界范围显示得更为清晰,与周围正常组织有了明确的区分。这不仅显著提高了肿瘤等病变的清晰度和对比度,还提高了其检出率。同时,40keV 图像使得肿瘤周围的供血血管,尤其是小供血动脉,显示得更为明显。

（二）肿瘤体积测量

基于能量 CT 成像,可以实现更精准的组织提取和体积测量。40keV 单能量重建图像中,靶向组织与周围组织结构的边界更加清晰,有利于对靶向组织进行提取和体积测量,如图 11-1-1 所示。

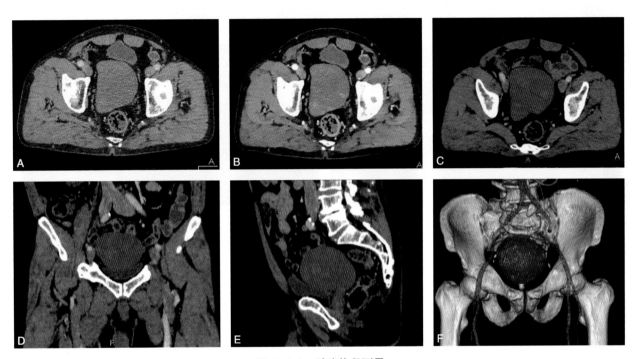

图 11-1-1　肿瘤体积测量

注:A、B 分别为盆腔占位病变患者轴位的常规 CT 图像、单能量 40keV 图像;C~E 为对应的轴位、冠状位、矢状位图像,肿瘤被标记为红色,与周围组织结构分界清晰;F 为相应的体积测量图像,肿瘤的体积为 143.6cm³。

三、能量 CT 功能学评估方法

1. **有效原子序数图**　有效原子序数图显示了病灶与正常组织的有效原子序数的差异,并以不同色阶的彩色进行着色,从而提升了病灶的可视化效果。这使得病灶,特别是小病灶如小肝癌,得到了更加直观的展示,如图 11-1-2 所示。

2. **电子密度图**　电子密度图表示单位体积内的电子数量,它能够反映出物质的电子密度值。

3. **碘密度图**　碘密度图能够直观地展示病变的碘摄取状态,并允许对 ROI 的碘密度进行定量测量。这样,我们可以获取病变的碘密度,进而更精确地对病灶进行定量分析,进一步提高对病灶的检出率,如图 11-1-2 所示。

4. **衰减曲线、直方图、散点图**　允许对多个 ROI 进行对比分析。通过光谱曲线及其斜率的差异,我们可以鉴别病灶与正常组织的成分差异。此外,这些工具还可以用于鉴别病变的同源性,特别是鉴别转移灶与原发灶的同源性。通常,来源不同的病灶在曲线斜率上会有显著的差异,而直方图和散点图可能部分重合或完全不重合,如图 11-1-2 所示。

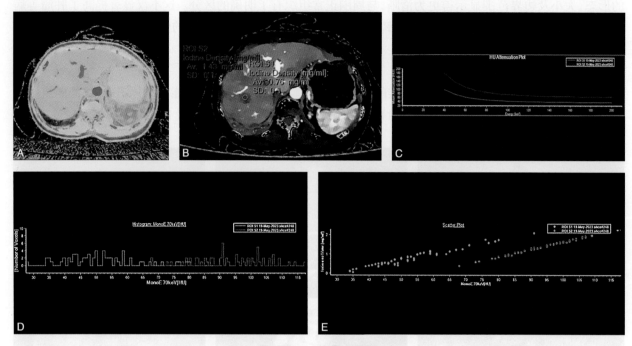

图 11-1-2　定量测量图

注:A、B 分别为横断位的有效原子序数图和碘密度图;C～E 分别为转移性肝癌(蓝色 S1)、正常肝实质(紫色 S2)的衰减曲线、直方图、散点图,S1、S2 表现均不同。

第二节　肝　脏　疾　病

一、原发性肝癌与肝转移癌的鉴别

(一) 临床表现

【病例 1】72 岁男性患者,体检发现肝脏占位性病变 26 天后入院。一般情况良好,既往高血压、糖尿病病史 1 年余,规律用药控制。腹部专科查体未发现异常。入院检查血常规、血生化、凝血功能等均未见异常,乙型肝炎两对半(−+−++)。肿瘤标志物中,甲胎蛋白测定、异常凝血酶原、血清糖类抗原均有所升高。

【病例 2】46 岁女性患者,大便习惯改变半年,外院肠镜检查发现直肠新生物,病理活检诊断为腺癌后入院。一般情况良好,既往史无特殊。专科查体发现腹部柔软,无压痛及反跳痛,距肛门 8cm 处可扪及新生物,退出指套血染。入院检查血常规、凝血功能均未见异常,血生化检查发现血清总蛋白、白蛋白、球蛋白均有所降低,乙型肝炎两对半(−+−−−)。肿瘤标志物中,癌胚抗原、血清糖类抗原均有所升高,甲胎蛋白正常。

(二) 影像表现

【病例 1】【病例 2】患者均接受了腹部增强 CT 检查,具体影像表现如图 11-2-1、图 11-2-2 所示。

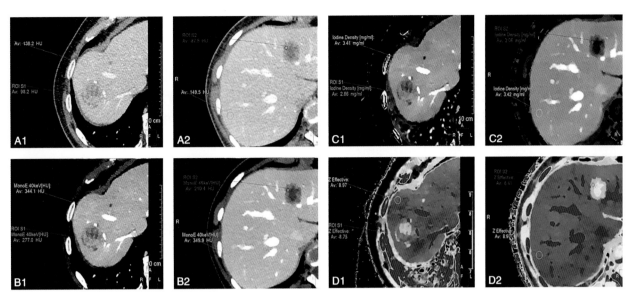

图 11-2-1 增强扫描

注:A1、B1、C1、D1 为病例 1 的影像表现,A2、B2、C2、D2 为病例 2 的影像表现。A 为门静脉期轴位常规 CT 图像;B 为 40keV 图像;C 为碘密度图;D 为有效原子序数图。与常规 CT 图像相比,40keV 图像清晰显示病灶边界,通过二者影像表现对比发现其强化方式、碘摄取值、有效原子序数均不相同。

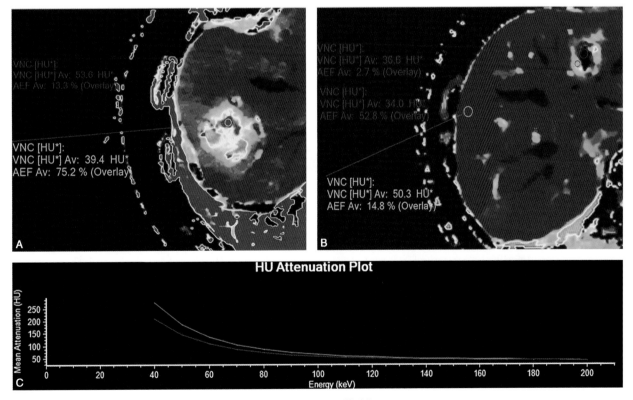

图 11-2-2 同源性分析

注:A、B 分别为病例 1 与病例 2 的动脉增强指数彩图,二者表现明显不相同;C 为病例 1(蓝色)与病例 2(紫色)的能量衰减曲线,显示二者曲线分离,提示组织来源不同。

（三）临床诊断

【病例 1】肝细胞癌（hepatocellular carcinoma，HCC）。组织学分级：中分化。

【病例 2】直肠癌肝转移癌（liver metastasis）（cT3N2M1）。

（四）病例讨论

原发性肝癌在全球的发病率和致死率都较高，早期发现和手术切除是对其主要的治疗手段。由于肝脏具有双重血供，容易成为其他部位恶性肿瘤的转移目标。特别是在有肝炎背景的情况下，如果再发生其他部位的原发肿瘤，对其的诊断与治疗决策和对原发与继发肿瘤的鉴别密切相关。能量 CT 不仅继承了常规 CT 的特点，更重要的是能实现多参数成像和定量测量，这在对恶性肿瘤的诊断和鉴别中具有很好的应用前景。

病例 1 中的患者被诊断为肝细胞癌，有肝硬化背景；病例 2 中的患者被诊断为直肠癌肝转移癌，无肝硬化背景。由于二者的组织来源不同，能量 CT 上的各测量参数应该有明显的差别。在这篇案例分析中，我们可以看到 40keV 图像明显提高了病变与背景肝的对比度。肝细胞癌在能量 CT 门静脉期的各测量参数值高于肝转移癌，这可能与肝细胞癌有肝硬化背景，且门静脉期仍持续灌注，而肝转移癌则多为乏血供，无肝硬化背景有关。在肿瘤同源性分析中，二者的能量衰减曲线是明显分离的，如图 11-2-2C 所示。

肝脏动脉增强分数的定量测定及三维彩色成像是能量 CT 的一种后处理技术，它能够在不增加额外辐射暴露的前提下，间接地展示肝动脉与总体灌注的比例。当肝细胞癌呈现出动脉与门脉的流量变化，即动脉输入相对增加时，其 AEF 值可能会上升。特别是在肿瘤的动脉期增强微弱，并且肿瘤的动态对比度增强与肝实质接近时，识别病灶和肝实质变得尤为困难。此时，AEF 的彩色标定能够在某种程度上解决这一问题。与常规 CT 动态增强扫描相比，能量 CT 的多参数成像可以更为明确地展示肝动脉与门脉流量的差异，从而提高对肝细胞癌的诊断能力。此外，能量 CT 的 40keV 图像能够通过提高背景肝的 CT 值，增强肝脏内乏血供病变的对比度及可视化，进而提高对肝转移癌的检出率和敏感性。在病例 2 中，肝转移癌"牛眼征"的可视化效果在能量 CT 上得到了增强。

最后，我们对病例 1 和病例 2 中的病灶进行了定量分析，结果显示二者在碘浓度差值、有效原子序数差值、能量衰减曲线斜率、动脉增强分数等指标上存在明显差异，具体数据见表 11-2-1。

表 11-2-1　肝细胞癌与肝转移癌定量分析对比结果

	肝细胞癌（病例 1）	肝转移癌（病例 2）
常规 CT 值/HU	98.2	87.5
虚拟平扫/HU	277	210.4
碘浓度（病灶）/(mg·ml⁻¹)	2.86	2.06
碘浓度（肝脏）/(mg·ml⁻¹)	3.41	3.42
碘浓度差值/(mg·ml⁻¹)	0.55	1.36
有效原子序数（病灶）	8.75	8.41
有效原子序数（肝脏）	8.97	8.97
有效原子序数差值	0.22	0.56
能量衰减曲线斜率	5.9	4.1
动脉增强分数/%	75.2	52.8

综上所述，对于肝细胞癌和肝转移癌的鉴别诊断，能量 CT 显示出了巨大的潜力。能量 CT 的优势主要体现在以下几点：①提高了对比度，使病灶的显示更为清晰；②能够提供如碘摄取值、有效原子序

数等的定量参数;③通过同源性分析,其能量衰减曲线明确地展示了肝细胞癌与肝转移癌之间的显著差异;④肝脏的定量 AEF 彩图能够在不增加额外的辐射暴露下,有效地展示肝细胞癌与肝实质之间在动脉和门脉灌注上的平衡信息,这一特点进一步提高了多期 CT 检测肝细胞癌的灵敏度和诊断效果。

二、肝癌门静脉癌栓与血栓的鉴别

(一)临床表现

【病例】53 岁男性患者,反复上腹部疼痛 6 个月余,查见肝占位 10 余天后入院。患者于 6 个月余前无明显诱因出现上腹部疼痛,呈阵发性胀痛,无明显腹胀,腹泻,恶心,呕吐,畏寒,发热,黄疸等症状。10 余天前在当地医院检查,通过 B 型超声查见肝占位,遂来我院就诊。既往史:乙型肝炎小三阳。查体:全身皮肤、巩膜无黄染,肝脏、脾脏肋下未扪及肿大。实验室检查血常规:红细胞计数、血红蛋白、红细胞压积、血小板降低;肝肾功:直接胆红素、总胆汁酸、丙氨酸转氨酶、天冬氨酸转氨酶、碱性磷酸酶、谷氨酰转肽酶升高;肿瘤标记物:异常凝血酶原(PIVKA-Ⅱ)、甲胎蛋白明显升高,癌胚抗原、血清糖类抗原升高;输血前全套:乙型肝炎表面抗原(+),乙型肝炎 e 抗体(+),乙型肝炎核心抗体(+)。

(二)影像表现

【病例】患者接受了增强 CT 检查,具体影像表现如图 11-2-3、图 11-2-4 所示。

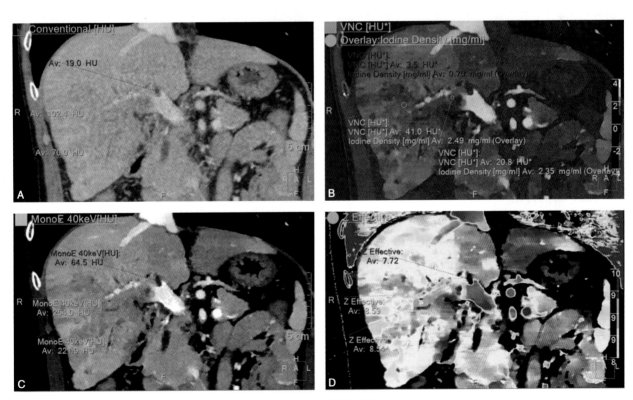

图 11-2-3　增强扫描

注:A 为常规冠状位门静脉期增强 CT 图像;B 为虚拟平扫与碘密度融合图;C 为 40keV 图像;D 为有效原子序数图。与常规 CT 图像对比,40keV 图像清晰显示癌栓与原发灶强化接近,血栓强化不明显。癌栓(绿色 ROI)的碘密度为 2.49mg/ml,而血栓(红色 ROI)为 0.70mg/ml。

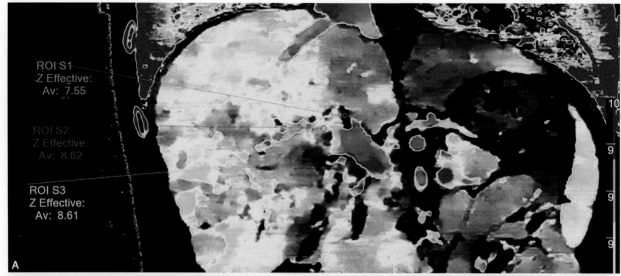

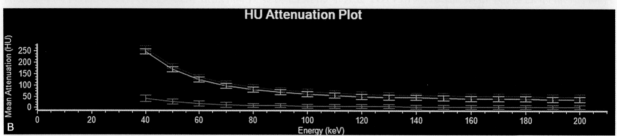

图 11-2-4 同源性分析

注:A 为有效原子序数图;B 为能量衰减曲线。A 所示的血栓(蓝色 S1)与癌栓(紫色 S2)及肝内病变(黄色 S3)在 B 中表现为 S2 与 S3 平行且相近,提示二者的组织来源相同;而 S1 与 S3 呈分离趋势,提示二者的组织来源不同。

(三)临床诊断

【病例】肝细胞癌[中国肝癌的分期方案(CNLC)Ⅲa 期,门静脉癌栓(PVTT)Ⅱ型]。

(四)病例讨论

根据肝细胞癌的生物学特性及肝脏的解剖特点,肝细胞癌容易侵犯肝内血管系统,特别是门静脉,从而导致门静脉癌栓的形成。肝细胞癌患者多合并肝硬化,其静脉内也可能形成血栓。但这二者形成的病理生理机制不同,因此它们的治疗方法也有所不同。准确鉴别癌栓和血栓对于肝癌伴门静脉癌栓的分型极为重要,它不仅可以帮助确定治疗方案,还对预测患者存活率具有重要的临床意义。

在这个病例中,患者有乙型肝炎及肝硬化病史。常规 CT 显示了肝右叶的不规则病变及门静脉左、右支内栓子的形成。然而,肝原发病变与门静脉栓子的边界显得模糊,其密度强化的差异也不明显。与此相对,能量 CT 的 40keV 能级图像更为清晰地展示了肝原发病变的范围及门静脉左、右支内栓子的边界和明显的密度强化差异,如图 11-2-3 所示。碘密度图进一步表明,门静脉左支血栓与右支癌栓的碘摄取值有明显区别,且癌栓与原发病变的碘摄取值相似。功能学评估结果指出,门静脉右支癌栓与原发病变具有相同的组织来源,而门静脉左支血栓与原发病变在组织成分上存在差异,如图 11-2-4 所示。因此,相较于常规 CT,能量 CT 在鉴别肝癌伴随的门静脉癌栓和血栓方面能够提供更为丰富的诊断信息。

综上所述,对于肝癌伴随的门静脉癌栓与血栓的鉴别,能量 CT 展现了以下关键价值:①40keV 能级图像提高了各组织结构的对比度,使得病灶呈现更为清晰;②碘密度图明确展示了门静脉癌栓与血栓之间的碘摄取值差异;③同源性分析中,肝内原发病灶与门静脉癌栓的有效原子序数和衰减曲线保持一致,而与血栓有所区别。这些特点均增强了影像诊断的置信度,进而有助于更准确地为肝癌伴门静脉癌栓进行分型,并为临床治疗提供更为明确的决策参考。

三、肝癌消融后早期疗效评估

(一) 临床表现

【病例】70 岁男性患者,体检发现肝脏多发占位,考虑肝细胞癌。遂行经皮肝癌射频消融术+肝包块活检术,术中经皮彩超示:肝脏左右叶散在分布低回声包块,最大包块位于右前叶上段,大小约 3.5cm×2.6cm。穿刺活检最大包块 2 次,射频消融术处理靶病灶 7 枚。术前甲胎蛋白 12.3ng/ml,糖类抗原 19-9 50.50U/ml,癌胚抗原 2.42ng/ml,异常凝血酶原 67.00mAU/ml;术后 5 个月复查甲胎蛋白 8.23ng/ml,糖类抗原 19-9 53.10U/ml,癌胚抗原 2.45ng/ml。患者既往乙型肝炎病史 20 余年,未服用抗病毒药物治疗;糖尿病病史 14 年,目前口服二甲双胍治疗,血糖控制一般。

(二) 影像表现

【病例】患者于术后 5 月接受了增强 CT 检查,具体影像表现如图 11-2-5 所示。

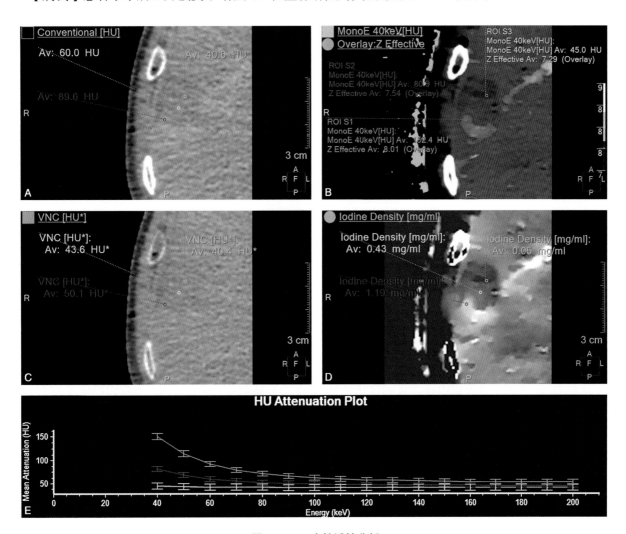

图 11-2-5　病灶活性分析

注:A 为常规轴位增强 CT 图像;B 为 40keV 与有效原子序数融合图;C 为虚拟平扫图像;D 为碘密度图;E 为残留病灶 S1、部分灭活病灶 S2 与灭活病灶 S3 的能量衰减曲线比较。B、D 可以提高活性病灶的可视化和对比度;E 可以量化肿瘤成分,客观地区分病灶成分活性。

(三) 临床诊断

【病例】患者初次就诊穿刺病理示:局灶肝细胞水肿伴异型增生;免疫组化示 G-S(+)、CD34(-)、GPC-3(-)、Arg(+)、AFP(-)、Ki-67 阳性率约 5%;*TERT* 基因检测未检出 250 位点突变、未检出 228 位点突变。综合诊断:肝细胞水肿伴脂肪变性,局灶肝细胞增生活跃,伴大细胞非典型增生;门管区慢性炎细胞浸润。患者复查时临床诊断为:肝占位射频消融术后,局部可疑复发,嘱患者继续口服药物并密切复查。

(四)病例讨论

消融治疗是借助影像技术引导对肿瘤靶向定位,局部采用物理或化学方法直接杀灭肿瘤组织的治疗手段,具有快速高效、直接作用于肿瘤组织、肿瘤坏死确切等优点。同时,它对机体的整体和肝功能的影响较小,因此可以多次使用。目前,消融治疗已成为继手术切除和经动脉化疗栓塞术之后,肝癌治疗的最常见方法。

消融治疗主要适用于 CNLC Ⅰa 期及部分Ⅰb 期肝癌(即单个肿瘤、直径≤5cm 或 2~3 个肿瘤、最大直径≤3cm),无血管、胆管和邻近器官侵犯及远处转移,肝功能 Child-Pugh A/B 级者,可以获得根治性的疗效。物理性消融最常用且具有代表性的方法包括:射频消融术、微波消融。化学性消融中,经皮无水乙醇注射治疗应用最为广泛。

患者在消融 1 个月左右进行动态增强 CT/MRI 或者超声造影,评估消融效果。效果可分为:①完全消融,肿瘤表现为低密度,动脉期未见强化;②不完全消融,肿瘤病灶局部动脉期有强化,提示有肿瘤残留。对于治疗后仍有肿瘤残留的患者,可以考虑再次消融治疗,若两次消融后仍有肿瘤残留,应认为消融治疗失败,转而使用其他治疗方法。完全消融后,患者仍需定期复查,以便及时发现可能的局部复发病灶和肝内新发病灶。虽然 CT 检查较 MRI 更为经济,但常规增强 CT 难以检出小病灶。能量增强 CT 检查可以提供更丰富的信息,有助于评估消融治疗的早期疗效。

肝癌射频消融术治疗后的一定时期内(1~6 个月),射频区域边缘会出现炎性反应带。在常规增强 CT 检查中,由于残余病灶和炎症反应带都表现为多血供病灶,因此它们经常难以进行区分。能量 CT 提供了一种有效的解决方案。它能提供 40~200keV 不同能级的图像,模拟了单一能量 X 射线穿过人体的吸收情况和对应重建的图像。特别是在低能级段,由于接近 33keV 碘的 K 缘效应,能量 CT 可以显著提高碘的显示,进而提高对隐匿性病灶的检出。有研究发现,通过虚拟单能量图像,可以提高射频后区域、炎性反应带、残癌和毗邻血管的对比度,从而提高诊断的可信度。而能量 CT 的碘密度定量技术则能直观地反映病灶的血供情况。利用这一技术,我们通过碘密度可以区分残留或复发的肿瘤、炎症反应区、肝实质和射频后病变,其中残癌或复发肿瘤的碘密度最高。

有效原子序数图可根据 ROI 的原子序数值辅助区分不同组织,从而助力于对隐匿性病灶的检出。在这个病例中,40keV 与有效原子序数融合图(图 11-2-5B)和碘密度图(图 11-2-5D)均能更清晰地展示病灶内及病灶边缘的结构。尤其是通过量化病灶内部不同区域的碘密度平均值,碘密度图不仅提高了病灶的可视化效果,还实现了对组织内碘含量的量化。另外,能量衰减曲线(图 11-2-5E)为我们提供了一个更直观的视角,展示了病变中不同成分能量衰减的差异,这对于判断治疗后病灶内可能存在的多种组织成分非常有帮助。

对于接受微波和射频消融术治疗的肝癌患者,常规 CT 检查难以判断是否有碘的摄取,无法有效评估治疗疗效。然而,光谱多参数成像能准确判断碘摄取情况,并通过与治疗前的图像对比,精准评估治疗效果。在这个病例中,能量 CT 的 40keV 与有效原子序数融合图及碘密度图清晰地区分了肝癌射频消融术后的残留、复发、部分灭活与完全灭活的病灶,展现出优越的可视化和对比度。在碘密度图上选取 ROI 并提取其平均碘密度来绘制能量衰减曲线,揭示了不同组织成分的差异,进而辅助判断肿瘤是残留还是复发。因此,相较于常规 CT,能量 CT 在肝癌射频消融术后的早期疗效评估中提供了更丰富的诊断信息。

四、肝癌经动脉导管治疗后疗效评估

(一)临床表现

【病例 1】64 岁男性患者,慢性乙型肝炎病史 20 年,未服用抗病毒药物。1 个月余前因体检发现肝细胞癌并肝内多发转移,术前甲胎蛋白 4.72ng/ml,糖类抗原 19-9 100.00U/ml,癌胚抗原 4.48ng/ml,异常凝血酶原 19.00mAU/ml,遂于我院行经导管动脉化疗栓塞术(transcatheter arterial chemoembolization,TACE)＋靶向治疗＋免疫治疗。术后 1 个月复查甲胎蛋白 2.81ng/ml,糖类抗原 19-9 76.80U/ml,癌胚抗原 5.77ng/ml,异常凝血酶原 37.00mAU/ml。

【病例 2】51 岁男性患者,慢性乙型肝炎病史 10 余年,未规律进行抗病毒治疗。3 年余前行 MRI 增强检查,诊断为肝右叶多发肝细胞癌病灶。术前甲胎蛋白 17.80ng/ml,异常凝血酶原 156.00mAU/ml;遂局麻下行超选择肝动脉造影术+TACE。术后规律口服抗病毒及靶向药物治疗。术后 1 个月复查甲胎蛋白 4.91ng/ml,异常凝血酶原 366.00mAU/ml。

(二)影像表现

【病例 1】患者接受了增强 CT 检查,具体影像表现如图 11-2-6 所示。

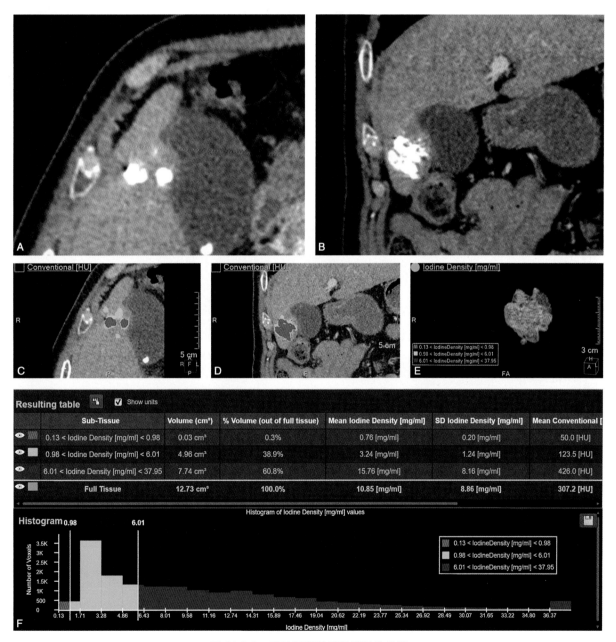

Resulting table　☑ Show units					
Sub-Tissue	Volume (cm³)	% Volume (out of full tissue)	Mean Iodine Density [mg/ml]	SD Iodine Density [mg/ml]	Mean Conventional [
0.13 < Iodine Density [mg/ml] < 0.98	0.03 cm³	0.3%	0.76 [mg/ml]	0.20 [mg/ml]	50.0 [HU]
0.98 < Iodine Density [mg/ml] < 6.01	4.96 cm³	38.9%	3.24 [mg/ml]	1.24 [mg/ml]	123.5 [HU]
6.01 < Iodine Density [mg/ml] < 37.95	7.74 cm³	60.8%	15.76 [mg/ml]	8.16 [mg/ml]	426.0 [HU]
Full Tissue	**12.73 cm³**	**100.0%**	**10.85 [mg/ml]**	**8.86 [mg/ml]**	**307.2 [HU]**

图 11-2-6　碘油沉积量及肿瘤活性分析

注:A 为常规 CT 图像轴位;B 为常规 CT 图像冠状位;C 为组织染色轴位;D 为组织染色冠状位;E 为碘密度图病灶容积提取;F 为病灶成分分析直方图。碘油沉积(蓝色)的容积为 7.74ml,占比为 60.8%;碘密度＜0.98mg/ml 的低活性病灶(红色)容积为 0.03ml,占比为 0.3%;高活性病灶(绿色)容积为 4.96ml,残存肿瘤占比为 38.9%,提示疗效欠佳。

【病例 2】患者接受了增强 CT 检查,具体影像表现如图 11-2-7 所示。

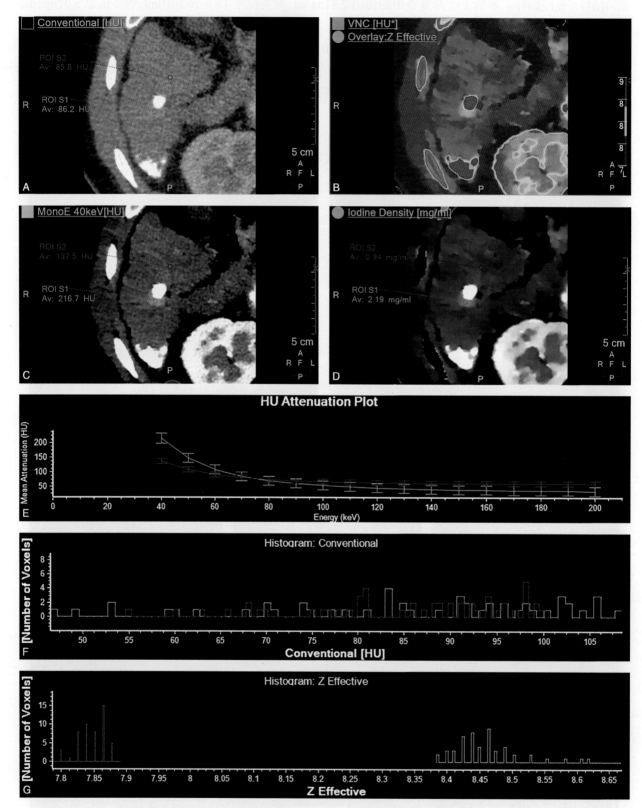

图 11-2-7 影像表现

注:A 为常规 CT 轴位图像;B 为虚拟平扫与有效原子序数融合图;C 为单能量 40keV 图像;D 为碘密度图;E 活性成分(蓝色)与正常肝脏组织(紫色)对应的能量衰减曲线;F 为常规 CT 直方图;G 为有效原子序数直方图。A～D 可以提高活性病灶的可视化和对比度,E～G 提示活性成分与正常肝组织不同源。

（三）临床诊断

【病例1】患者于TACE术后2个月再次行腹腔镜下右侧复杂肝癌切除+肝静脉修补术。手术发现：肝S5段见一大小约3cm×3cm肿物，凸出于肝包膜，超声探查全肝，肝内多发结节，超声再次明确肿瘤边界，切除右肝肿物送病理检查。病理提示：治疗反应为不完全坏死（可见肿瘤）+残留肿瘤占比约70%；组织学类型为肝细胞癌，中分化-高分化；未见脉管累犯、未见微血管侵犯；周围肝组织有炎症（G3-4），纤维化分级S3-4，肝硬化，脂肪变性（20%）；免疫组化提示肿瘤微灶区域微血管化。

【病例2】因反复意识障碍未进行手术治疗，继续随访CT。临床诊断为：肝细胞癌（CNLC Ⅲa期），栓塞术后部分缓解。

（四）病例讨论

肝癌的导管治疗主要包括经动脉化疗灌注术、TACE和经动脉栓塞术三种。其中，TACE被视为目前肝癌非手术治疗最常用和有效的方法。国际上将TACE推荐为巴塞罗那分期（BCLC）B期肝癌患者首选治疗方法。我国的《原发性肝癌诊疗指南（2022年版）》也明确指出，TACE适用于CNLC Ⅱb、Ⅲa和部分Ⅲb期肝癌患者。在治疗后，一般建议在4~6周时进行增强CT和/或多参数MRI扫描等实验室检查，随后的每次随访间隔建议为1~3个月。若影像学随访显示肝脏内的肿瘤灶有浓密的碘油沉积、肿瘤组织坏死无强化，并且没有新的病灶出现，那么可以考虑暂停TACE治疗。

TACE术后疗效的影像学评价，主要是基于形态学评价。这包括评估靶病灶对治疗的客观反应率，例如完全缓解（complete response，CR）、部分缓解（partial response，PR）、病灶稳定（stable disease，SD）和病灶进展（progressive disease，PD）。在临床实践中，常用的评价标准是修订后实体瘤临床疗效评价标准（modified response evaluation criteria in solid tumor，mRECIST）和欧洲肝脏研究学会（European Association for the Study of the Liver，EASL）评价标准，如表11-2-2所示。相较于常规增强CT检查，MRI的动态增强检查更为准确。这是因为在常规CT扫描中，碘油的高密度会对强化病灶产生显著的影响，而能量增强CT则能够弥补这一缺陷。

表11-2-2　肝癌TACE治疗后疗效的影像学判断标准

	WHO分级	mRECIST	EASL评价标准
影像学检查方法	无特殊要求	CT/MRI增强	CT/MRI增强
病灶要求	只要可测量，无特殊要求	病灶直径>10mm，可测量	病灶直径>10mm，可测量
测量方法	测量靶病灶最长径×与之垂直的短径	测量靶病灶最长径和强化存活病灶直径	测量靶病灶最长径和强化存活病灶直径
CR标准	所有靶病灶完全消失，无新病灶	所有靶病灶完全消失，无新病灶	所有靶病灶完全消失，无新病灶
PR标准	靶病灶缩小≥50%	靶病灶缩小≥30%	靶病灶坏死无强化≥50%
SD标准	介于PR和PD之间	介于PR和PD之间	介于PR和PD之间
PD标准	靶病灶增大>25%，有新病灶	靶病灶增大≥20%，有新病灶	靶病灶增大或强化≥25%，有新病灶

在病例1中，能量CT图像的碘密度图利用容积提取功能对靶病灶进行了容积分析。根据碘密度，不同的肿瘤活性区域被以不同颜色进行区分。最终，该图计算得出残存肿瘤占比与手术后病理标本基本一致。病理结果显示残留肿瘤占比约70%，这一比例明显高于CT后处理得出的38.9%。这种差异可能是残留病灶在影像检查后到手术之间的一个月里继续发展所致。有研究指出，当靶病灶的碘油沉积量达到10.68mg/ml这一阈值时，可以认为病灶已彻底灭活。在常规增强CT检查中，我们仅能选取靶病灶、新病灶的最大层面，测量其最长径及与之垂直的短径，粗略地用这些数据代表病灶的大小。此外，在测量容积

时,常会遇到如何确定临界 CT 值的难题。与之不同,能量增强 CT 能够依据碘摄取来明确病灶成分,并在增强处理后更准确地计算靶病灶与新病灶的总容积,从而确保病灶测量的真实性和准确性。

在病例 2 中,我们通过常规增强 CT 图像(图 11-2-7A)难以判断病灶是否有碘剂摄入。相较之下,能量 CT 的有效原子序数融合图(图 11-2-7B)显示的红色区域代表碘沉积区,而其边缘的绿色区域则表示残存的活性病灶。同时,单能量 40keV 图(图 11-2-7C)与碘密度图(图 11-2-7D)也能清晰地揭示白色碘油沉积区旁的灰色残存活性病灶区,它们与深灰色的背景肝有着明显的区分。这些后处理图像均有效增加了正常肝组织与残存活性病灶之间的对比度,使病灶边缘的强化区域更易被发现。此外,能量衰减曲线、常规 CT 直方图和有效原子序数直方图也可用于对病灶成分进行定量分析(图 11-2-7E～G)。能量 CT 通过更直观地展示新的病灶和靶病灶的强化情况,提升了对小病灶及多发病灶的检出率,有助于 TACE 治疗后通过影像学评价疗效。

综上所述,能量增强 CT 在 TACE 治疗后动脉期强化病灶的检出方面具有显著优势。与此同时,它不仅在可视化和对比度上表现更佳,还能准确计算靶病灶的碘油沉积量和各种成分的容积。相较于仅测量径线,这种方法更为真实和精确。这可能为建立一个更加优化的 TACE 治疗后疗效的影像学评价标准提供有力支持。

五、肝移植供者、受者血管评估

(一)临床表现

【病例 1】36 岁男性受检者,为活体肝移植供者。受检者平日体健,否认肝炎、结核或其他传染病史。实验室检查、查体、既往史等无特殊。术前行 CT 活体肝三期血管增强扫描,提示肝动脉发育变异,肠系膜上动脉发出肝右动脉,胃左动脉发出迷走肝左动脉。

【病例 2】37 岁男性患者,肝移植受者。既往乙型肝炎病史 10 余年,未规律服用抗病毒药物治疗,确诊肝硬化 2 年余。随诊发现肝右后叶下段肝细胞癌,遂于我院行同种异体尸体肝移植术。术前总胆红素 39.9μmol/L,直接胆红素 19.7μmol/L,间接胆红素 20.2μmol/L,丙氨酸转氨酶 70IU/L,天冬氨酸转氨酶 246IU/L,血清总蛋白 55.8g/L,球蛋白 12.3g/L。术后 2 个月总胆红素 21.0μmol/L,直接胆红素 7.6μmol/L,间接胆红素 13.4μmol/L,丙氨酸转氨酶 39IU/L,天冬氨酸转氨酶 34IU/L,血清总蛋白 72.2g/L,球蛋白 24.7g/L。

(二)影像表现

【病例 1】肝移植供者接受了增强 CT 检查,具体影像表现如图 11-2-8 所示。

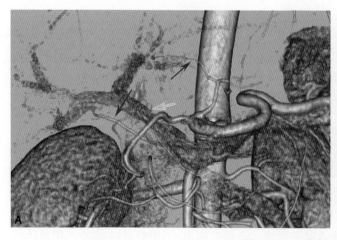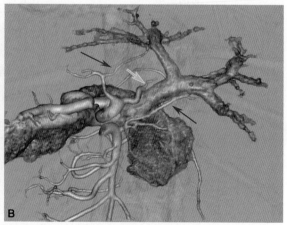

图 11-2-8　供者肝动脉评估

注:A 为常规 CT 图像正面观;B 为 40keV 图像背面观。B 可清晰显示发育不良的肝固有动脉(绿色短箭头),以及发自胃左动脉的肝左动脉和发自肠系膜上动脉的肝右动脉(红色长箭头)。

【病例2】肝移植受者接受了增强 CT 检查,具体影像表现如图 11-2-9 所示。

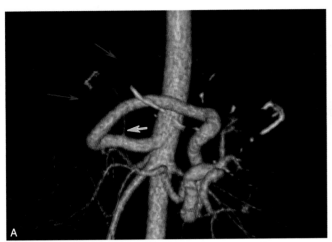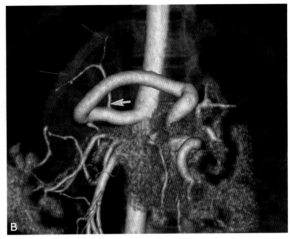

图 11-2-9　受者肝动脉评估

注:A 为常规 CT 图像正面观;B 为 40keV 图像正面观。B 可清晰显示肝固有动脉(绿色短箭头),以及相应的肝左、右动脉(红色长箭头)。

(三) 临床诊断

【病例1】肝移植供者术中见:肝总动脉由腹腔干发出,肝固有动脉由肝总动脉发出,肝动脉左分支由肝固有动脉发出,肝中动脉由肝左动脉发出,胃左动脉分出一支肝左动脉,肠系膜上动脉分出一支肝右动脉。

【病例2】肝移植术后 2 个月,肝移植状态:肝动脉、肝静脉、门静脉系统及胆管系统未见狭窄、扩张,管腔通畅。移植肝功能轻度受损。

(四) 病例讨论

肝移植作为对终末期急性和慢性肝病的首选治疗方式,为患者带来了更长的生存时间和更好的生活质量。然而,术前对肝脏的脉管变异和体积进行评估,以及术后对并发症的早期诊断,都是影响移植成功率的关键因素。针对动脉情况,术前可能需要进行体外重建。术前的影像学检查可以提示肝血管存在的变异,以提醒术者避免术中损伤血管造成大出血。术前影像学评价主要包括:①对供、受者肝脏主要血管及胆管系统的清晰显示;②对活体供肝体积的精确测量及肝实质的评价;③对受者肝脏及周围区域解剖及病理评估。术后影像学评估主要包括:①血管系统,包括血栓形成、吻合口狭窄、假性动脉瘤形成、肝内动-静脉瘘或动-门静脉瘘;②肝实质缺血性改变;③胆道系统,包括胆道狭窄、漏胆、胆管扩张和胆石形成;④腹腔并发症,包括腹腔积液、积气、血肿/积血以及肠麻痹和肠梗阻;⑤肿瘤的转移及复发;⑥排斥反应。肝移植受者术前影像评估对术者了解肝动静脉和门静脉的分布,管径大小形态,血管走行变异及其空间关系是必须的,肝动脉、肝静脉、门静脉及胆管变异很多,外科医生需要根据不同情况选择不同的重建方式。影像学检查在肝移植术前评估、筛选、手术方案的制订,术后疗效评价、随访、并发症的监测上具有重要价值。

能量 CT 的低能级图像能够提高不同组织结构之间的对比度,从而有利于探查和发现等密度病变。这使得静脉成像图像更为清晰,并优化了动脉成像。这对于识别影响手术计划的血管解剖变异尤为重要。特别在婴幼儿中,由于肝脏体积小且肝血管纤细,而且在疾病状态下血管变异较多,这一技术的应用显得尤为关键。在成人患者中,尤其是那些存在肝硬化和肝功能损害的患者,肝脏血管强化程度减低,这也增加了术前识别变异血管的难度。

在上述病例中,病例 1 中肝移植供者的肝固有动脉纤细,它仅发出了一支肝左动脉,肝右动脉则起自肠系膜上动脉,而胃左动脉为左肝提供了分支血流。由于部分变异血管纤细,常规的血管增强 CT 表现并不理想(图 11-2-8A)。但在能量 CT 的 40keV 图像中,其可视性明显优于常规 CT。而对于上述肝移植受者,术后 CT 复查时,临床医师选择了上腹部增强 CT 检查,这样的图像在展示血管方面并不如血管增强图像清晰。再加上患者术后肝功能出现异常,导致肝脏强化不均匀,尤其是肝动脉的远端显示欠清晰(图11-2-9A),影响了术后对血管系统的评估。但是,经过后处理,在40keV图像中,我们可以清晰地看到肝动脉分支的显示(图11-2-9B)。

综上所述,能量增强CT经过后处理,如选择40keV的图像,相比常规的增强CT,其在展示纤细和变异的血管方面具有更加清晰和直观的优势,进而可以帮助临床医师术前了解患者的血管、胆管变异情况,制订相应的手术方式,降低术中和术后并发症的风险,提高移植成功率。此外,能量增强CT在术后也能协助临床医师更为准确地评估治疗效果,以及进行早期诊断和处理可能出现的并发症。

第三节　胆道疾病

一、胆囊阴性结石的检出

(一)临床表现

【病例】66岁男性患者,因右上腹疼痛8个月入院。

(二)影像表现

【病例】患者接受了增强CT检查,具体影像表现如图11-3-1所示。

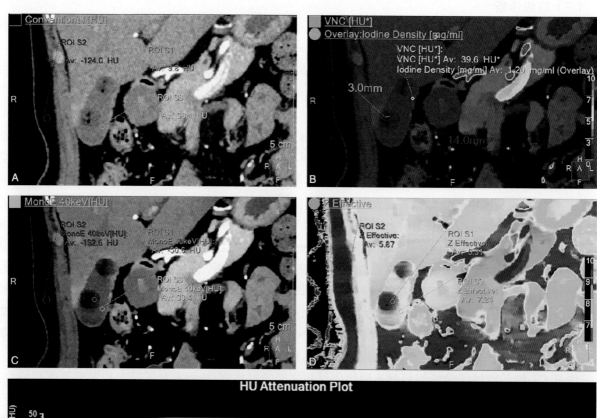

图 11-3-1　病灶成分分析

注:A为常规CT图像;B为虚拟平扫与碘密度融合图;C为40keV图像;D为有效原子序数图;E为阴性结石(S1)、皮下脂肪(S2)与胆汁(S3)的能量衰减曲线比较,提示结石成分为含脂质的胆固醇结晶。

（三）临床诊断

【病例】胆囊结石、慢性胆囊炎。

（四）病例讨论

胆石症在世界范围内是一种常见疾病。虽然胆结石通常是无症状的,但部分患者会发生胆绞痛和胆囊炎,此外少部分患者可能发生梗阻性黄疸、急性胰腺炎和胆囊癌等严重的继发病变,这是对公众健康和生活质量的一系列威胁。因此,准确诊断胆囊结石和胆管结石就显得尤为重要。胆结石常规 CT 可表现为高密度、稍高密度、低密度、稍低密度或等密度。常规 CT 仅在对高密度和低密度结石的诊断中具有较高的敏感性和特异性,而对等密度或稍低密度结石的诊断则较为困难。通常,等密度、稍低密度或低密度结石被定义为阴性结石。

胆囊阴性结石与胆汁、胆囊壁密度相似,常规 CT 很难诊断,给临床治疗带来了一定的困难。能谱成像技术的发展弥补了常规 CT 在对等密度结石的诊断上的不足。在能谱成像中,有希望提高胆囊结石检出率的特殊对比剂的特异性成像、虚拟平扫成像和低能级图像,为胆囊结石的鉴别诊断提供了一种新的方法,为临床治疗胆囊结石提供了可靠的影像依据。

据报道,能量 CT 对阴性胆管结石的检出率约为 95%。先前的一项研究表明,40keV 和 140keV 的虚拟平扫图像组合有助于检测胆固醇成分胆结石。另有报道指出,40keV 虚拟平扫图像在检测等密度结石方面优于 140keV 虚拟平扫图像。上图所示的病例,从碘密度与虚拟平扫图像的融合图中,我们可以发现阴性结石与胆汁相似,其碘摄取率几乎为零。此外,利用物质分解图像和能谱曲线可以对等密度结石进行准确地诊断,通过有效原子序数图和能量衰减曲线可以推断阴性结石、皮下脂肪和胆汁的物质含量信息,提示阴性结石成分可能为胆固醇晶体。

二、胆囊腺肌瘤伴胆囊炎

（一）临床表现

【病例】39 岁女性患者,因乳房肿块入院,腹部 CT 发现胆囊底结节状增厚伴明显强化。

（二）影像表现

【病例】患者接受了增强 CT 检查,具体影像表现如图 11-3-2 所示。

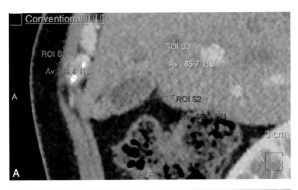
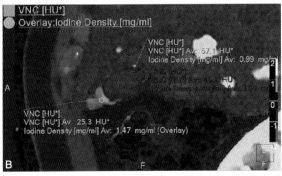
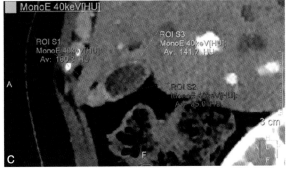
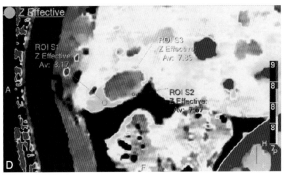

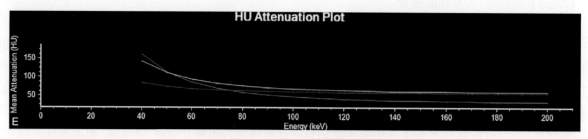

图 11-3-2 病灶活性分析

注:A 为常规 CT 图像;B 为虚拟平扫与碘密度融合图;C 为 40keV 图像;D 为有效原子序数图;E 为腺肌瘤病灶(蓝色 S1)、胆囊壁较薄区域(紫色 S2)与胆囊壁正常区域(黄色 S3)的能量衰减曲线比较,提示胆囊发生嵌顿性炎症,胆囊壁局部存在坏死风险(cut-off 值 0.3mg/ml)。

(三)临床诊断

【病例】胆囊腺肌瘤、胆囊炎。

(四)病例讨论

胆囊腺肌瘤是一种良性增生性胆囊病,在接受胆囊切除术的患者中,发病率可达 8%。胆囊腺肌瘤的病理特征是胆囊黏膜增生,内陷到肥厚的肌层,形成被称为罗 - 阿窦(Rokitansky-Aschoff sinus)的壁内憩室。腺肌瘤病的形态特征可为局灶型、节段型或弥漫型。局灶型是最常见的,通常发生在胆囊底部,形成结节,称为腺肌瘤;节段型为节段的胆囊壁增厚,引起狭窄,将胆囊腔分割为相互连接的腔室,节段性腺肌瘤病与胆囊癌发病率较高相关;弥漫型通常表现为整个胆囊壁增厚。

由于病变通常很小,常规 CT 诊断胆囊腺肌瘤具有挑战性,而且胆囊腺肌瘤引起的局灶性或弥漫性壁增厚不易与胆囊癌鉴别。近年来,能量 CT 在提高对病变的识别能力方面显示出了潜在的应用前景,在能量 CT 图像的碘密度图上,胆囊腺肌瘤的碘密度高于正常胆囊壁,但是低于胆囊癌。

胆囊腺肌瘤通常伴有胆囊炎。坏疽性胆囊炎是急性胆囊炎的严重并发症,伴有血管损害、腔内出血、坏死和脓肿形成,可导致脓毒症、胆囊穿孔、腹腔脓肿或瘘管形成,需要手术治疗,治疗延误可能导致穿孔甚至危及生命。因此,早期诊断坏疽性胆囊炎是非常必要的。能量 CT 有助于发现与胆囊壁坏死相关的多种征象,包括胆囊窝充血、胆囊壁变薄和非均匀性壁增强。坏疽性胆囊炎的 CT 征象表现为胆囊壁间断或增强减弱(胆囊壁灌注缺损),碘密度及有效原子序数降低提示有胆囊炎及胆囊壁局部坏死风险。

三、胆总管结石

(一)临床表现

【病例】77 岁女性患者,1 年余前油腻饮食后出现右上腹疼痛不适,呈间断性绞痛,并且出现皮肤巩膜黄染。

(二)影像表现

【病例】患者接受了增强 CT 检查,具体影像表现如图 11-3-3 所示。

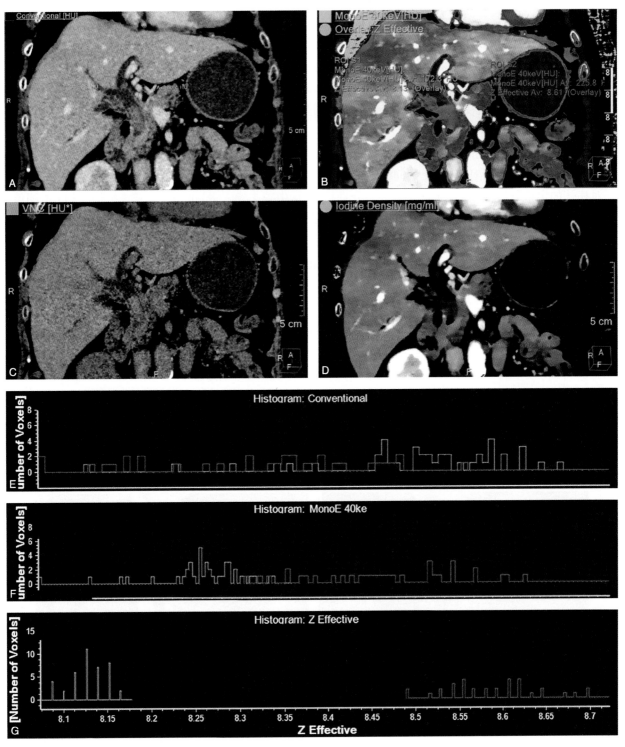

图 11-3-3 胆管内病灶优化显示

注:A 为常规 CT 图像;B 为 40keV 与有效原子序数融合图;C 为虚拟平扫图像;D 为碘密度图。胆管内病灶(S1)的常规 CT 值与周围软组织(S2)相似,但有效原子序数显著不同,且虚拟平扫表现为高密度,而碘密度图表现为低密度。E~G 为能谱分析图。E 中 S1 与 S2 的常规 CT 值直方图基本重合,提示二者为等密度;F 中 S1 与 S2 的 40keV 直方图小部分重合,提示 40keV 时二者的差异更大;G 中 S1 与 S2 的有效原子序数直方图完全分离,提示有效原子序数更有利于对二者的鉴别。

（三）临床诊断

【病例】胆总管结石。

（四）病例讨论

10%～20% 的胆囊切除术患者被发现有胆总管结石。胆总管结石的检出有助于选择可能受益于术前内镜逆行胆管-胰腺造影的患者,并有助于确定合适的治疗方法。

超声是检测胆结石最常用的方法,首次检查可发现 90% 的胆结石。但超声对胆总管结石的检测敏感性较差,因为胆总管可能受到十二指肠气体的干扰而显示不清。此外,超声检查胆总管结石对操作者的经验要求较高。

通过能量 CT,可以获得能量等级为 40～140keV 的单能量图像。因此,我们可以得到最优单能量 CT 图像对阴性结石检测所对应的能级,同时 CT 值、碘密度、有效原子序数、能谱曲线斜率在临床应用中可用于对病灶的定量分析。能量 CT 碘选择性后处理技术(从中减去碘含量)可用于创建虚拟的平扫 CT 图像。碘含量可以显示为纯碘密度图或叠加图,其中碘含量以彩色叠加在灰度虚拟平扫图像之上。从单一的对比增强 CT 图像采集的碘密度图可用于直接量化碘的量和确定增强程度。

本例胆管阴性结石的常规 CT 值与周围软组织相似,但有效原子数值有明显差异,虚拟平扫显示高密度,碘密度图显示低密度。通过能谱曲线分析,胆管阴性结石与周围正常组织的常规 CT 的直方图基本吻合,提示二者为等密度。但胆管阴性结石与周围正常组织的 40keV 直方图部分吻合,提示在 40keV 处差异更大。胆总管阴性结石与周围正常组织的有效原子序数直方图完全分离,表明有效原子序数更有利于对二者的鉴别。

四、胆管癌

（一）临床表现

【病例】65 岁女性患者,因皮肤巩膜黄染 1 个月,彩超检查发现胆管占位入院。

（二）影像表现

【病例】患者接受了增强 CT 检查,具体影像表现如图 11-3-4～图 11-3-6 所示。

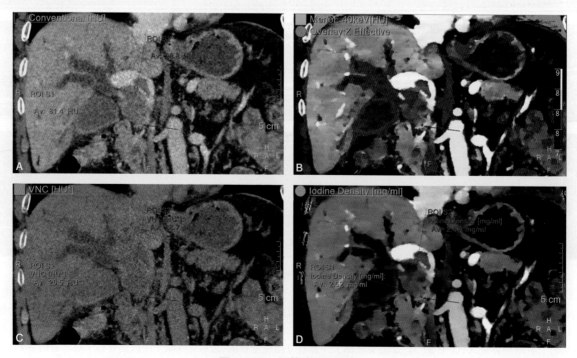

图 11-3-4　胆管癌 CT 影像

注:A 为常规 CT 图像;B 为 40keV 与有效原子序数融合图;C 为虚拟平扫图像;D 为碘密度图。病灶(S1)处可见残留管腔(红色箭头),门脉内可见病灶(S2),S1 与 S2 的碘密度相近。

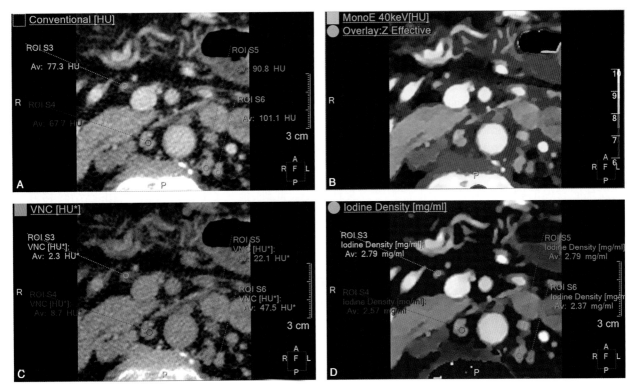

图 11-3-5 淋巴结优化显示

注:A 为常规 CT 图像;B 为 40keV 与有效原子序数融合图;C 为虚拟平扫图像;D 为碘密度图。淋巴结(S3~S6)的碘密度均异常增高。

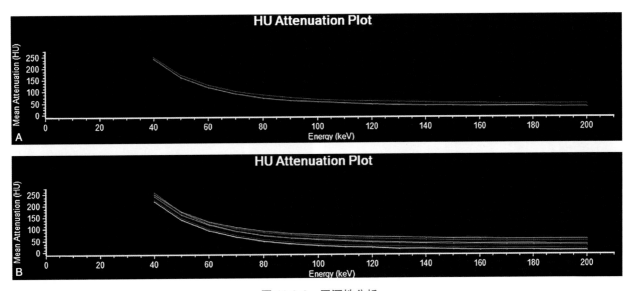

图 11-3-6 同源性分析

注:A 为 S1 及 S2 相应的能量衰减曲线;B 为 S1 及 S2 以及 S3~S6 相应的能量衰减曲线,提示病灶全部为同源。

(三)临床诊断

【病例】中分化腺癌(胆总管),累及胆管全层及周围结缔组织。

(四)病例讨论

胆管癌是一类起源于胆管上皮细胞的恶性肿瘤,90% 以上为腺癌,根据形态学分为肿块型、导管周围浸润型和导管内生长型。手术切除是治愈的唯一希望,切缘状态和有无转移性淋巴结是复发和生存情况的两个主要决定因素。术前复发风险分层对个体化手术规划和肿瘤治疗至关重要,然而由于胆管癌的病灶较小、与胆管壁分界不清、定位困难等原因,目前对于胆管癌的术前检查和评估还存在一定局限。

　　能量 CT 多采用后处理技术,可用于创建不同能级(keV)的虚拟平扫增强 CT 图像,并显示为纯碘密度图或融合碘密度图。碘密度图可用于直接量化碘含量和确定增强程度。因此该技术不仅可以获取常规 CT 图像,还可以获取单能量图像,大大减少了线束硬化伪影。此外它可用于物质成分分离,例如水、碘和钙基等物质可以通过它们的 X 射线吸收和衰减模式不同而进行分离。

　　能量 CT 物质分离和薄层扫描的优点,使其有可能应用于对胆管良恶性病变的鉴别。文献报道胆管癌的强化程度较胰腺癌和十二指肠乳头腺癌明显,碘密度可用于鉴别壶腹区腺癌的起源。并且,我们发现胆管癌的碘密度明显高于正常胆管或炎性病变。此外,能量 CT 在判断胆管癌淋巴结转移方面更有优势。在碘密度图、有效原子序数融合图和能量衰减曲线上,淋巴结转移与原发肿瘤具有相似的特征。

第四节　胰脾疾病

一、胰腺炎与胰腺癌的鉴别

(一)临床表现

【病例 1】59 岁男性患者,慢性胰腺炎(chronic pancreatitis)病史,体检发现胰体密度增高 3 个月余。

【病例 2】58 岁男性患者,慢性胰腺炎病史,超声发现胰头增大 2 周。

(二)影像表现

【病例 1】患者接受了平扫 CT 和增强 CT 检查,具体影像表现如图 11-4-1～图 11-4-3 所示。

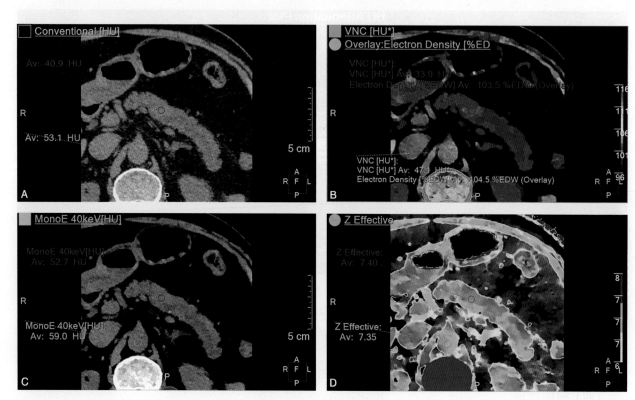

图 11-4-1　平扫 CT 扫描

注:A 为常规 CT 图像;B 为虚拟平扫与电子密度融合图;C 为 40keV 图像;D 为有效原子序数图。轴位 CT 图像显示胰腺多发点状钙化灶,主胰管明显扩张且在胰体突然中断。A 示主胰管中断处胰腺密度稍增高,但与周围正常胰腺组织的密度很接近而难以区分,而 B 示胰体肿瘤的存在,肿瘤为绿色,周围正常胰腺组织为蓝色。

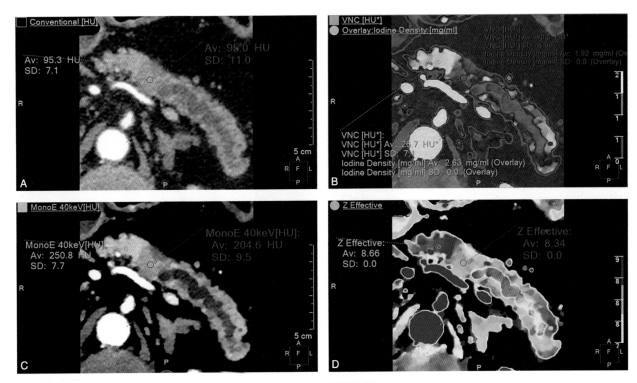

图 11-4-2　增强扫描

注:A 为常规 CT 图像;B 为虚拟平扫与碘密度融合图;C 为 40keV 图像;D 为有效原子序数图。病灶位于胰体,强化程度低于周围正常胰腺,远端胰管明显扩张,符合典型的胰腺导管腺癌表现,B~D 对病灶范围的显示均优于 A。

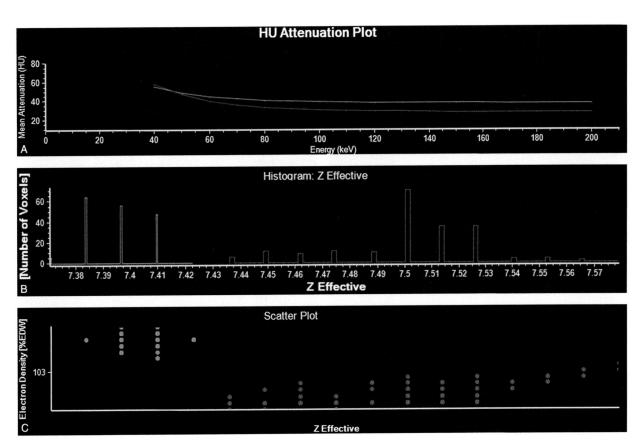

图 11-4-3　同源性分析

注:A 为病灶(淡蓝色)与正常胰腺组织(紫色)对应的能量衰减曲线;B 为有效原子序数直方图;C 为有效原子序数与电子密度的散点图。A~C 均呈现分离的趋势,提示胰腺癌与正常胰腺组织不同源。

【病例2】患者接受了平扫CT和增强CT检查，具体影像表现如图11-4-4～图11-4-8所示。

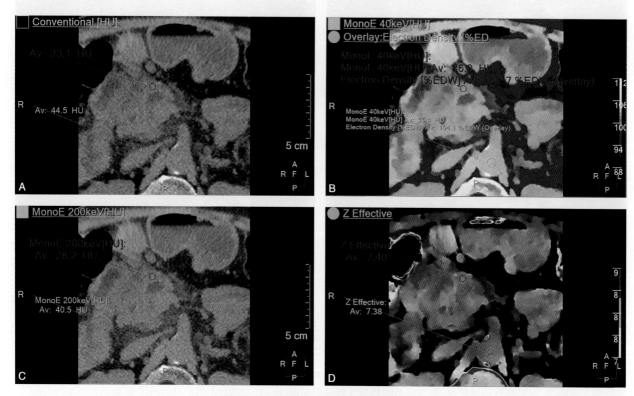

图11-4-4　平扫CT扫描胰头水平图像

注：A为常规CT图像；B为40keV与电子密度融合图；C为200keV图像；D为有效原子序数图。胰头增大呈肿块样改变，内密度不均匀减低，低于腹主动脉的密度，另可见一枚低密度的结节。

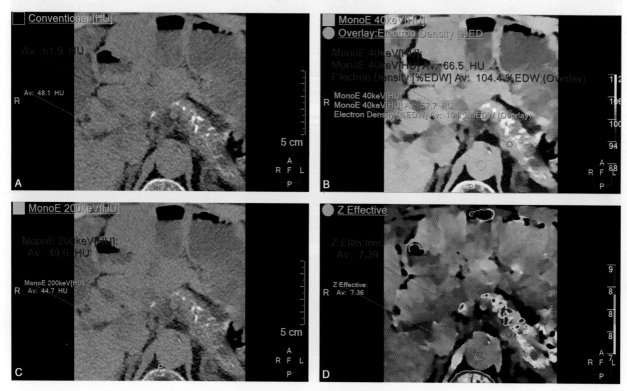

图11-4-5　平扫扫描胰尾水平图像

注：A为常规CT图像；B为40keV与电子密度融合图；C为200keV图像；D为有效原子序数图。胰尾萎缩，多发钙化灶，胰尾相对正常的胰腺组织密度和腹主动脉接近或稍高。

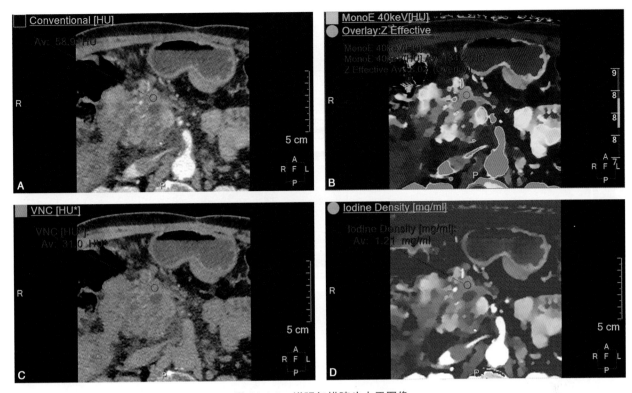

图 11-4-6 增强扫描胰头水平图像

注：A. 为常规 CT 图像；B 为 40keV 与有效原子序数融合图；C 为虚拟平扫图像；D 为碘密度图。胰头呈不均匀强化减低。B 能清晰显示强化减低的区域形态不规则，未见明显结节或肿块形态。D 能比 A～C 更好地显示导管穿过肿块，这是炎症性肿块的典型表现。胰头的低密度结节未见强化，边界较清楚，为假性囊肿。

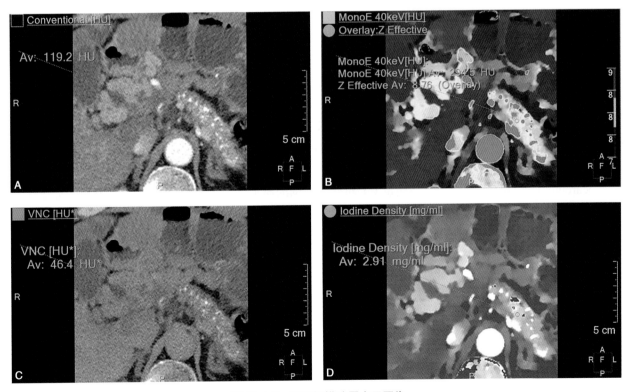

图 11-4-7 增强扫描胰尾水平图像

注：A 为常规 CT 图像；B 为 40keV 与有效原子序数融合图；C 为虚拟平扫图像；D 为碘密度图。胰尾相对正常的胰腺组织强化程度较胰头高，且密度较均匀。

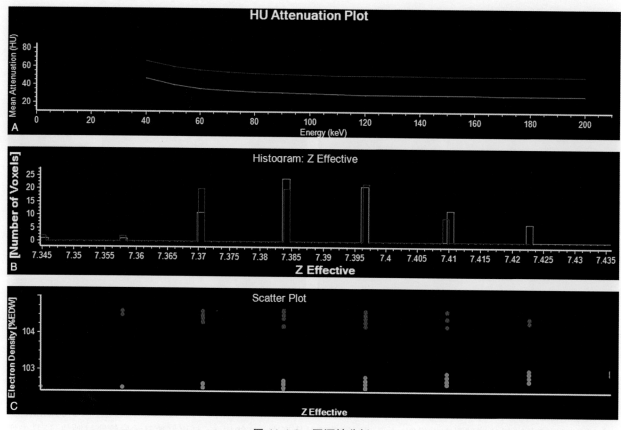

图 11-4-8　同源性分析

注:A 为胰头病灶(淡蓝色)与胰尾正常胰腺组织(紫色)对应的能量衰减曲线;B 为有效原子序数直方图;C 为有效原子序数与电子密度的散点图。A~C 均呈现重合的趋势,提示二者组织同源。

(三) 临床诊断

【病例 1】胰体导管腺癌(pT2N0M0 I 期)。

【病例 2】胰头查见少量淋巴细胞,未见肿瘤细胞。

(四) 病例讨论

在病例 1 中,患者有慢性胰腺炎的背景,平扫 CT 仅显示胰体密度稍增高,局部没有明显的胰腺形态、边缘的改变。对于这种不典型的小病灶,平扫很容易漏诊,而能量 CT 可以通过后处理在平扫时就清晰地显示肿瘤的边界。在增强扫描时,尽管常规 CT 也能显示典型的胰腺导管腺癌(pancreatic ductal adenocarcinoma,PDAC)强化方式,但能量 CT 对病灶范围的显示更为清晰,而且碘密度图和有效原子序数图能提供定量的指标,显示肿瘤比正常胰腺组织含有更少的碘造影剂。能量 CT 的同源性分析进一步提示病灶和正常组织差异较大,为肿瘤的可能性大。

胰腺导管腺癌是美国癌症相关死亡的第四大原因,对于该病症,手术切除是唯一可以延长患者生命的手段。影像学检查对病灶的准确诊断是关键。但是对于较小的病灶,以及在常规 CT 上和周围胰腺组织几乎等密度的病灶,常规 CT 诊断仍是个难题。能量 CT 提高了病灶的可视化效果,有利于小病灶检出,帮助减少漏诊,并且同源性分析也可以进一步帮助诊断。

病例 2 是一例肿块型胰腺炎(mass-forming pancreatitis)。肿块型胰腺炎是慢性胰腺炎的一种特殊类型,应用常规 CT 鉴别其与胰腺癌往往困难。影像学误诊肿瘤可导致不必要的手术。另外,慢性胰腺炎在病程中有更大的发生胰腺癌的风险。因此,区分肿块型慢性胰腺炎和胰腺癌非常重要。该患者胰头增大,增强后强化减低,不能排除合并肿瘤。胰腺癌作为一种乏血供的肿瘤,此时通过强化方式很难进行鉴别,但能量 CT 的 40keV 与有效原子序数融合图能更好地显示强化减低区的边界,显示其形态更接近于慢性炎症而非肿瘤。碘密度图对于胰腺导管的显示更加清楚,从而帮助判断胰腺导管是否受累。能量CT 的同源性检测显示胰头肿块和胰尾正常胰腺组织同源,不支持胰头癌的诊断,病理结果最终也证实了这点。能量 CT 可以更好地帮助影像医生对怀疑肿瘤患者进行评估,能在一定程度上避免不必要的手术。

最后,我们对病例 1 和病例 2 中的病灶进行了定量分析,结果显示二者的有效原子序数差值、电子密度差值、能量衰减曲线斜率差值等指标存在明显差异,如表 11-4-1 所示。

表 11-4-1 胰腺癌与胰腺炎定量分析对比结果

	胰腺癌(病例 1)	胰腺炎(病例 2)
有效原子序数(病灶)	7.40	7.40
有效原子序数(胰腺)	7.50	7.39
有效原子序数差值	−0.10	0.01
电子密度(病灶)/%EDW	103.5	102.7
电子密度(胰腺)/%EDW	102.6	104.4
电子密度差值/%EDW	0.9	−1.7
能量衰减曲线斜率(病灶) 40~200keV	0.1	0.1
能量衰减曲线斜率(胰腺) 40~200keV	0.2	0.1
能量衰减曲线斜率差值	−0.1	0.0

综上所述,能量 CT 可以提供更高的组织分辨率,一方面这可以提高早期对小病灶的检出率,另一方面可以帮助医生更好地评估病灶的形态。而同源性分析能在确定了病灶存在的基础上,判断病灶和正常组织的相似程度,从而帮助鉴别诊断。此外,能量 CT 通过后处理可获得更多的定量指标,为相关的科学研究提供资料。

二、胰腺小囊性灶良恶性鉴别

(一)临床表现
【病例】49 岁男性患者,腹部隐痛 2 个月。

(二)影像表现
【病例】患者接受了增强 CT 检查,具体影像表现如图 11-4-9、图 11-4-10 所示。

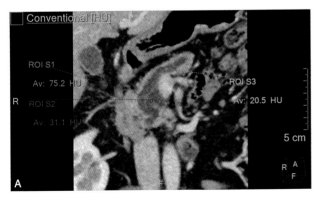
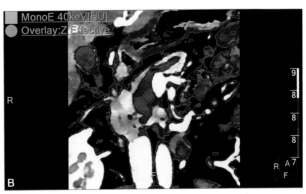

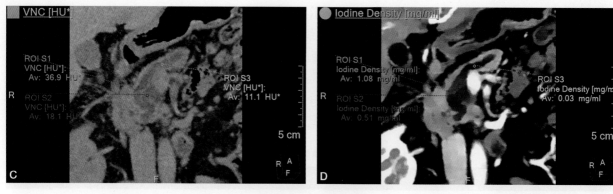

图 11-4-9　增强扫描

注:病灶内实性区 S1、囊性区 S2、S3 的 ROI 分析。A 为常规 CT 图像,胰头区可见一囊状低密度影,大小约 2.2cm×1.7cm,未见明显强化,内见分隔及实性壁结节,似有轻度强化。该病灶局部与主胰管相通,主胰管扩张。B 为 40keV 与有效原子序数融合图,病灶可视化程度进一步增加。C、D 分别为虚拟平扫图和碘密度图,能很好显示病灶内实性成分有强化。

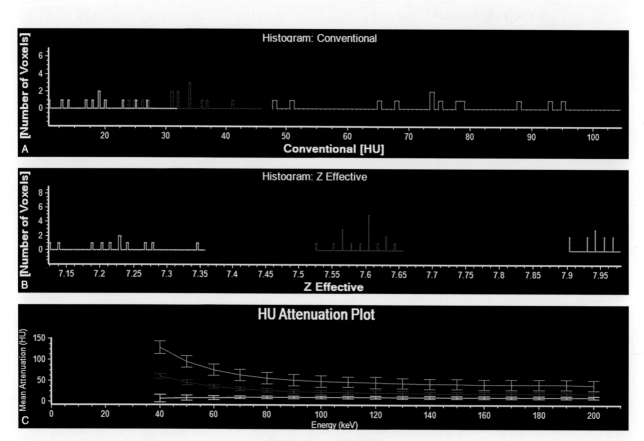

图 11-4-10　光谱分析

注:A~C 为实性区 S1(蓝色)、强化囊性区 S2(紫色)、非强化囊性区 S3(黄色)的光谱分析。A 为常规 CT 值直方图;B 为有效原子序数直方图;C 为能量衰减曲线。A 无法明确区分强化与非强化囊液,而 B、C 可进行明确区分。

(三) 临床诊断

【病例】胰腺导管内乳头状黏液性肿瘤(intraductal papillary mucinous neoplasm of pancreas,IPMN)(肠型),伴高级别上皮内瘤变。

(四) 病例讨论

胰腺 IPMN 是起源于胰管导管上皮并分泌黏蛋白的一种胰腺肿瘤,分为主胰管型、分支胰管型及混合型。胰腺 IPMN 的临床诊断主要基于 CT、磁共振成像 / 磁共振胆胰管成像(MRI/MRCP)、超声内镜检查术（endoscopic ultrasonography，EUS）等影像学检查和肿瘤标记物测定等实验室检查，必要时可行内镜下逆行性胆胰管造影、EUS联合细针抽吸活检等内镜检查技术辅助诊断。术前影像学检查中若能鉴别胰腺IPMN的良恶性，将有利于临床治疗及预后评估。有研究表明，有恶变倾向的胰腺囊性肿瘤（pancreatic cystic neoplasm，PCN）具有以下特征：囊壁结节或实性成分、囊壁增厚、瘤体＞3cm、生长速度＞2mm/年、主胰管扩张＞5mm、胰管直径急剧变化伴远端胰腺萎缩，应密切监视或手术切除。

　　这个病例通过常规CT图像，能显示与主胰管相通的胰头囊性病灶，可初步诊断为胰腺IPMN，但是对病灶内的细微结构显示欠佳。单能量40keV图像与常规CT图像相比，具备更好的软组织密度分辨率，能更好地显示病灶内存在的少量实性成分。通过虚拟平扫与碘密度图，能客观显示病灶内实性成分的轻微强化。常规CT值无法明确区分强化与非强化囊液，有效原子序数直方图、有效原子序数-碘密度散点图及能量衰减曲线可对其进行明确区分。通过对上述影像征象的分析，该病例被诊断为胰腺IPMN，有恶变倾向的可能。最终病理结果证实为胰腺IPMN（肠型），伴高级别上皮内瘤变。因此，能量CT在胰腺囊性病灶的良恶性诊断中提供了比常规CT更多的诊断信息。

三、副脾

（一）临床表现

【病例】52岁女性患者，通过B型超声发现胰尾占位2周。

（二）影像表现

【病例】患者接受了增强CT检查，具体影像表现如图11-4-11、图11-4-12所示。

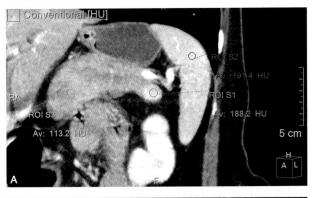
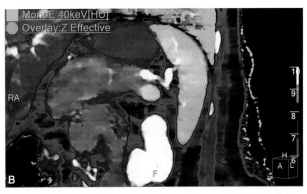
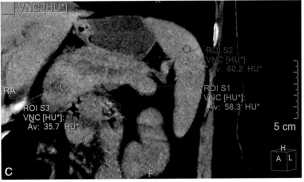
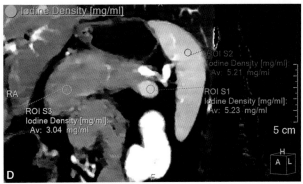

图 11-4-11　增强扫描

注：A为常规CT图像，胰尾可见一大小约2.0cm×1.8cm的结节，强化均匀，与脾脏强化程度相当；B为单能量40keV与有效原子序数融合图；C为虚拟平扫图像；D为碘密度图。常规CT图像在显示该胰尾病变的可视化上不及单能量40keV图像，碘密度图像与有效原子序数图对病变的可视化均进一步提升。

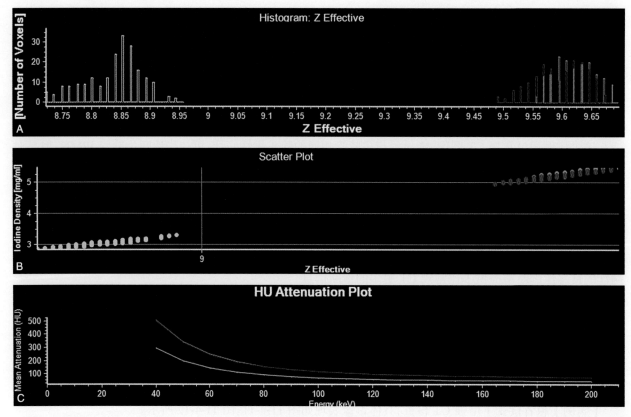

图 11-4-12 光谱分析

注:A~C 为病灶 S1(蓝色)、脾脏 S2(紫色)、胰腺 S3(黄色)的光谱分析。A 为有效原子序数直方图;B 为有效原子序数与碘密度的散点图;C 为能量衰减曲线。A~C 均提示病灶与脾脏同源。

(三)临床诊断

【病例】副脾(accessory spleen)。

(四)病例讨论

副脾是存在于正常脾脏以外的与脾脏结构相似、功能相同的异位脾组织。发生于胰腺时被称为胰腺内副脾,可发生于胰尾。胰腺内副脾临床非常少见,常会被误诊为胰腺神经内分泌肿瘤、实性假乳头状瘤等,导致患者进行不必要的手术治疗。因此,早期正确的影像学诊断可避免不必要的活检及手术治疗。

在这个病例中,单能量 40keV 图像与常规 CT 图像相比,具备更好的软组织密度分辨率,能更好地显示病变的边界和形态。虚拟平扫图像显示,胰尾病灶的平均 CT 值为 58.3HU,与脾脏 CT 值(60.2HU)相当。对碘密度图像的参数分析显示,胰尾病灶的碘密度为 5.23mg/ml,脾脏的碘密度为 5.21mg/ml,二者十分接近。有效原子序数直方图、有效原子序数与碘密度的散点图及能量衰减曲线,均提示该病灶与脾脏同源。因此,能量 CT 在对副脾的诊断中提供了比常规 CT 更多的诊断信息。

第五节　泌尿生殖系统疾病

一、泌尿系结石成分的鉴别

(一)临床表现

【病例】61 岁女性患者,体检时超声发现右肾结石就诊。患者既往体健,无腹痛、恶心、呕吐等症状,既往史无特殊,查体及实验室检查无特殊。

（二）影像表现

【病例】患者接受了 CT 检查，具体影像表现如图 11-5-1 所示。

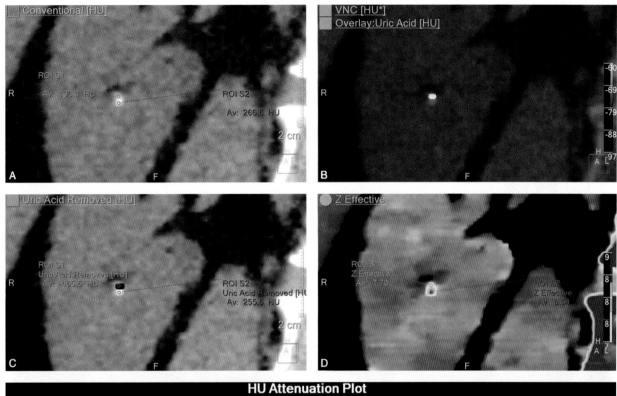

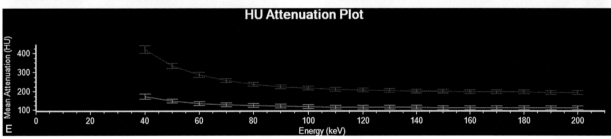

图 11-5-1　结石成分的影像表现

注：A～E 为尿酸成分 S1（蓝色）与非尿酸成分 S2（紫色）的 ROI 分析。A 为常规 CT 图像；B 为尿酸融合图；C 为去尿酸图；D 为有效原子序数图；E 为能量衰减曲线。A 示右肾高密度结石，密度不均匀；B～D 示结石中含有尿酸成分；E 示 S1 与 S2 曲线分离，S1 曲线斜率明显低于 S2。

（三）临床诊断

【病例】患者诊断为肾结石，遂接受了手术取石治疗，经过成分分析后最终诊断为混合性结石，内含尿酸成分。术后泌尿外科医生嘱患者平时饮食应减少尿酸摄入。

（四）病例讨论

根据结石成分的不同，肾结石可分为草酸钙结石、磷酸钙结石、尿酸结石等。由于混合性结石内部不同成分在结石中分布不同，其不同部位的 CT 值会有些差异。了解这些差异就可以大致判断混合性结石含有哪些成分。治疗前通过影像分析结石的不同成分，有益于患者精细化治疗，如果结石成分适合药物治疗，还能避免不必要的手术。

以尿酸结石为例，药物既可以作为外科治疗的辅助手段，也可以单独用于治疗这类结石。对于这类患者，碱化尿液的同时减少尿酸摄入，抑制体内尿酸生成，是经典的治疗方法。存在尿酸代谢紊乱的患者，常常伴有其他代谢异常，如高钠尿症和高钙尿症。发现了尿酸结石后，应警惕有无伴发其他的代谢异常。本例患者常规 CT 中仅能显示结石呈不均匀高密度,但无法鉴别其成分。而能量 CT 能通过尿酸融合图与去尿酸图清晰分辨出结石中尿酸成分的位置,再结合有效原子序数图及能量衰减曲线检测出结石中含尿酸与非尿酸成分,有益于为患者选择合适的治疗方式。

综上所述,能量 CT 在分析结石成分方面价值为:①联合尿酸融合图与去尿酸图可以鉴别结石是否含有尿酸成分;②有效原子序数及能量衰减曲线可以判断结石不同成分。

二、膀胱肿瘤早期检出

(一)临床表现

【病例】44 岁男性患者,超声检查发现膀胱占位 1 个月。1 个月前患者因左侧输尿管结石行超声检查发现膀胱占位,予以保守治疗后左输尿管结石排出体外。患者目前无畏寒发热,无尿频尿急尿痛,无明显血尿,无腰腹痛。患者既往患有脂肪肝,查体及实验室检查无特殊。

(二)影像表现

【病例】患者接受了增强 CT 检查,具体影像表现如图 11-5-2、图 11-5-3 所示。

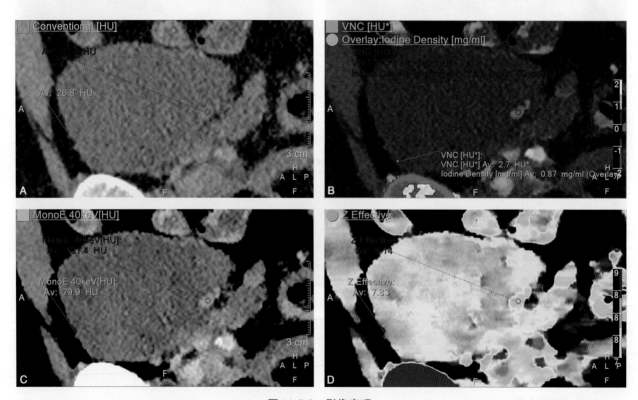

图 11-5-2　影像表现

注:A 为矢状位常规增强 CT 静脉期图像,膀胱三角区可疑小结节状增厚,边界不清;B 为虚拟平扫与碘密度融合图;C 为单能量 40keV 图像;D 为有效原子序数图。B~D 可清晰显示病灶明显强化,边界清楚,摄碘均匀。

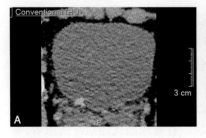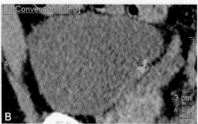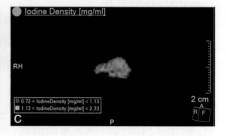

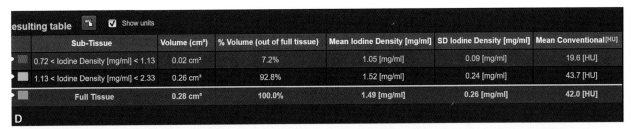

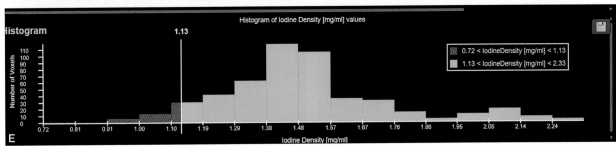

图 11-5-3　病变构成分析

注:A 为轴位;B 为矢状位;C 为三维容积再现;D 为病变构成分析表;E 为病变构成直方图。病变总体积为 0.28cm³,高活性成分(绿色)占比约 92.8%,平均碘密度为 1.52mg/ml,低活性成分(红色)占比约 7.2%,平均碘密度为 1.05mg/ml。

(三)临床诊断

【病例】术后诊断为膀胱低级别乳头状尿路上皮癌,未见确切肌层浸润。膀胱癌是否浸润肌层是决定手术方式的重要因素,经尿道膀胱肿瘤切除术(transurethral resection of bladder tumor,TUR-BT)是诊断和治疗非肌层浸润性膀胱癌(non-muscle-invasive bladder cancer,NMIBC)的首选方案,可以最大限度地保留膀胱功能;而肌层浸润性膀胱癌需要全膀胱切除才能达到根治目的,即使是浸润范围较小的肌层浸润性膀胱癌,切除范围也需要大于肿瘤组织周围 3cm,对患者的生存质量有着较大影响。

(四)病例讨论

膀胱癌是我国最常见的泌尿系肿瘤,多见于 50~70 岁的男性,最常见的症状是无痛性血尿,多数为肉眼血尿,少数为镜下血尿,血尿的症状可自行减轻或消失,容易导致患者对病情的忽视,部分患者可有尿路刺激症状,晚期可出现下尿路梗阻。泌尿系统的薄层增强 CT 可以发现 1.5mm 以上的膀胱癌,是除尿脱落细胞学检查和尿道膀胱镜检查外另一种较为灵敏的筛查方法。

正常情况下,双侧输尿管开口在膀胱三角区,当膀胱充盈时,该处的黏膜层较其余部位稍厚。因此,当一些病灶在膀胱三角区呈匍匐性生长时,即"苔藓样"癌,极易被认为是正常的生理性增厚,从而被忽略。在该病例中,常规增强 CT 上膀胱三角区小病灶极易被忽视,这是由于该处的病灶与周围正常膀胱壁的边界难以辨认,且强化不明显,CT 值区别不大。在能量 CT 中,该患者膀胱病灶的强化程度比周围组织更加明显,增加了该处病灶被发现的可能性。早期膀胱癌多呈匍匐状生长,在常规增强 CT 上多表现为膀胱壁不光滑、轻度增厚、强化不明显,尤其是膀胱充盈状态不佳的情况下,难以同生理性增厚及炎性增厚相区别,而能量 CT 可以提供多种能量图像,能更加全面地显示病灶的强化特征,使得诊断更为准确。

综上所述,对于膀胱癌的早期检出,能量CT 的价值是:①凸显病灶,增强病灶与邻近正常组织的对比;②提供病变构成分析,从三维容积再现、病变构成分析表及直方图提示病灶大部分血供丰富,从而提示病灶可能是来源于黏膜的肿瘤。

三、膀胱肿瘤术后复发监测

(一)临床表现

【病例】52 岁男性患者,膀胱恶性肿瘤电切术后 1 个月常规来院复查。患者于 6 个月前体检时发现膀胱肿物,未予重视,1个月前患者出现血尿,于当地医院诊断为膀胱肿物并行 TUR-BT 手术,术后病理提示膀胱恶性肿瘤。现患者无肉眼血尿,门诊常规复查。患者查体无特殊,实验室尿常规检查提示隐血(++)。

(二) 影像表现

【病例】患者接受了增强 CT 检查,具体影像表现如图 11-5-4、图 11-5-5 所示。

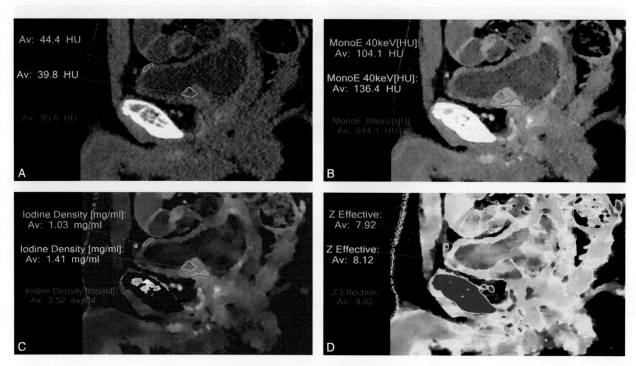

图 11-5-4　不同参数可视化对比

注:A 为矢状位常规增强 CT 图像;B 为单能量 40keV 图像;C 为碘密度图;D 为有效原子序数图。A 示病灶位于膀胱颈前上方,可见凸向腔内的结节影,B~D 对病灶范围及浸润深度的显示均优于 A,可视化最突出的是 D,结节后份(红色)强化程度高于前份(黄色),并且明显高于正常膀胱壁(绿色)。

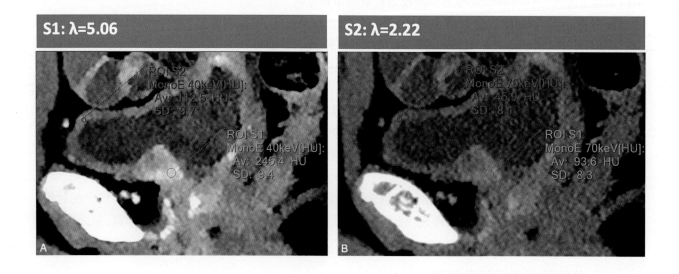

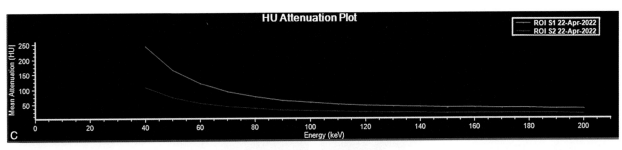

图 11-5-5　衰减曲线斜率比较

注:A 为单能量 40keV 图像;B 为单能量 70keV 图像;C 为病灶(S1)和正常膀胱壁(S2)的能量衰减曲线。根据 A、B 的 CT 值可计算出 S1 和 S2 的能量衰减曲线的斜率 λ,分别为 5.06、2.22,提示 S1 和 S2 组织差异较大。能谱衰减曲线及 λ 不同,提示肿瘤复发。

(三) 临床诊断

【病例】患者行膀胱镜检查,术中发现膀胱颈增厚毛糙,充血明显,可见手术痕迹,膀胱颈前上方可见大小约 1.5cm×1.5cm 结节向膀胱内凸起。术后临床诊断为恶性肿瘤,免疫组化支持为低分化癌,免疫表型符合浸润性尿路上皮癌,WHO 高级别,可见固有肌层浸润。

(四) 病例讨论

目前常见的对早期膀胱癌的治疗方式为 TUR-BT。TUR-BT 能最大限度地保留膀胱功能,但这种手术方式难以彻底根除肿瘤病灶,因此有较高的复发率,术后 1 年内复发的患者约 50%,术后 2 年内复发的患者约 66%,且病理分级及临床分期将随之加重。膀胱灌注治疗能有效降低患者复发率,然而患者长期生存尚未有效延长。因此,对于大部分患者而言,术后复发的影像监测是非常必要的,早期发现局部复发病灶、准确分期并及时治疗可以最大程度避免患者将来进行根治性膀胱切除。

该病例中,患者电切术后 1 个月复查发现膀胱颈病变。由于膀胱壁在电切和灌注治疗后会发生局部甚至广泛的炎性反应,可出现轻度的增厚、肿胀、黏膜面不光滑、毛糙等表现,而许多复发的病灶强化不明显,尤其是小结节状、乳头状病灶难以清楚显示,常规增强 CT 对二者鉴别困难。能量 CT 中,单能量 40keV 图像可以增强小病灶的可视化,而且能谱衰减曲线可以反映病变 CT 值随能级增加而发生的动态变化,并用 λ 量化表示,可用于评价不同组织的衰减特征。由于结构和化学成分不同,每种物质都有特有的能谱曲线。在常规形态学诊断困难时依据能量 CT 参数,尤其是 λ,可提高肿瘤复发或残留的检出能力。

综上所述,膀胱肿瘤复发的早期监测对患者的预后有重要的意义。能量 CT 的价值是:①更加清晰地显示复发病灶的边界;②能量 CT 可提供能量衰减曲线,从而区别出复发病灶与术后炎性及纤维化改变。

四、泌尿生殖系统肿瘤转移性淋巴结评估

(一) 临床表现

【病例 1】58 岁女性患者,因"发现右肾癌 1 年,腰痛 3 个月余"入院,拟行手术治疗。既往有高血压病史,血常规、尿常规等实验室检查无特殊。

【病例 2】56 岁男性患者,因"发现左肾占位 2 个月余"入院,拟行手术治疗。无腰痛、血尿等症状。既往史、实验室检查无特殊。

(二) 影像表现

【病例 1】【病例 2】患者接受了增强 CT 检查,具体影像表现如图 11-5-6～图 11-5-9 所示。

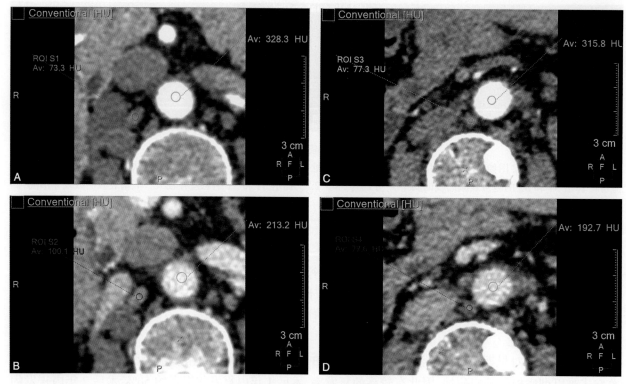

图 11-5-6 常规增强 CT 图像对比

注:A 为病例 1 动脉期图像;B 为病例 1 静脉期图像;C 为病例 2 动脉期图像;D 为病例 2 静脉期图像。病例 1 淋巴结静脉期较动脉期强化更为明显,提示可疑转移性淋巴结;病例 2 淋巴结动脉期和静脉期强化程度变化不明显,提示非转移性淋巴结可能性大。

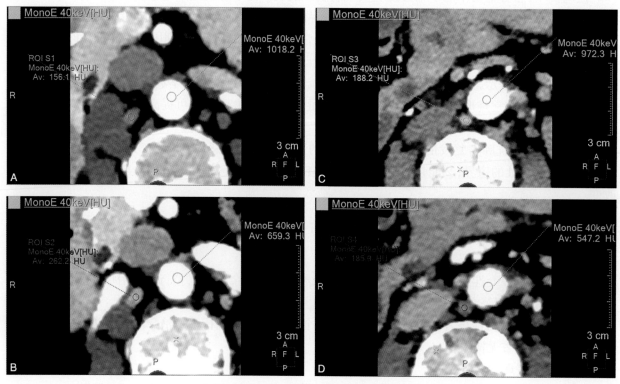

图 11-5-7 单能量 40keV 图像对比

注:A 为病例 1 动脉期图像;B 为病例 1 静脉期图像;C 为病例 2 动脉期图像;D 为病例 2 静脉期图像。病例 1 为转移性淋巴结,淋巴结动脉期和静脉期强化程度差异更为明显。

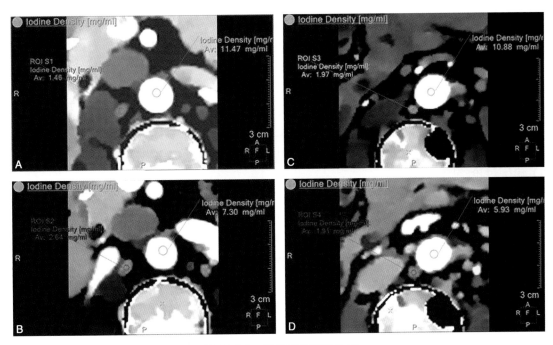

图 11-5-8　碘密度图定量分析

注：A 为病例 1 动脉期图像；B 为病例 1 静脉期图像；C 为病例 2 动脉期图像；D 为病例 2 静脉期图像。病例 1 为转移性淋巴结，在静脉期摄碘更为明显。

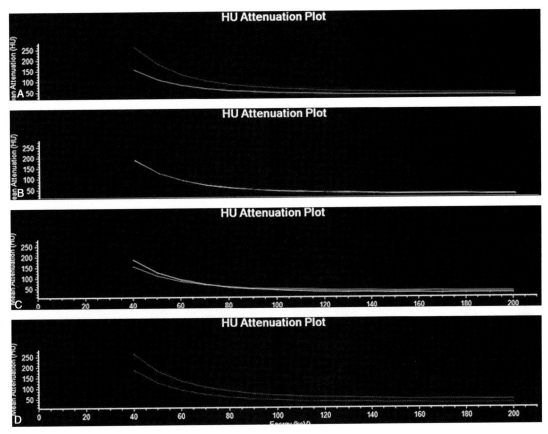

图 11-5-9　能量衰减曲线对比分析

注：A 中病例 1 的转移性淋巴结静脉期（紫色）的曲线斜率显著高于动脉期（蓝色）；B 中病例 2 的非转移性淋巴结动脉期和静脉期的曲线斜率无明显改变；C 中动脉期扫描时，病例 1 的转移性淋巴结（蓝色）与病例 2 的非转移性淋巴结（绿色）的曲线斜率差异较小；D 中静脉期扫描时，病例 1 的转移性淋巴结（紫色）与病例 2 的非转移性淋巴结（红色）的曲线斜率差异较大，提示静脉期更容易检出转移性淋巴结。

（三）临床诊断

【病例1】患者接受了根治性肾切除术,病理结果为右肾透明细胞癌,伴肉瘤样变,腹膜后淋巴结转移阳性。

【病例2】患者接受了根治性肾切除术,病理结果为左肾透明细胞癌,国际泌尿病理协会(International Society of Urological Pathology,ISUP)分级2级,腹膜后淋巴结转移阴性。

若术前影像诊断患者有腹膜后淋巴结转移,手术通常会采取根治性肾切除术加淋巴结清扫,因此术前对淋巴结转移的准确诊断与患者治疗方式及预后密切相关。

（四）病例讨论

肾脏位于腹膜后,发生恶性肿瘤后可能会出现腹膜后淋巴结转移。对于肾癌患者,当术前影像提示有腹膜后淋巴结转移时,需要进行腹膜后淋巴结的清扫,否则通常不清扫腹膜后淋巴结。因此,术前准确诊断是否发生淋巴结转移、分析转移的范围、判断对患者的分期、制订治疗决策意义重大。目前术前通常采用常规CT,通过淋巴结大小或强化情况(强化程度、强化方式等)来预测,对于较小的淋巴结是否发生了转移难以准确诊断。

在这组病例中,常规CT仅能显示腹膜后小淋巴结,病例1增强扫描有轻度强化,病例2淋巴结无强化。能量CT单能量40keV图像中病例1转移性淋巴结在静脉期强化显示更明显,碘密度图可以将差异定量显示,能量衰减曲线进一步提示其静脉期的曲线斜率显著高于动脉期。静脉期扫描时,转移性淋巴结与非转移性淋巴结的曲线斜率差异较大,提示静脉期更容易检出转移性淋巴结。

综上所述,能量CT有助于鉴别肾癌患者腹膜后小淋巴结是否发生转移,为患者肿瘤分期、治疗决策制订提供有用的信息。能量CT价值体现在:①单能量40keV图像可以增强腹膜后小淋巴结强化的显示;②碘密度图及能量衰减曲线可以进一步通过定量分析准确判断小淋巴结的强化程度及方式。

五、前列腺癌骨转移评估

（一）临床表现

【病例】65岁男性患者,因"前列腺癌抗雄激素治疗1年余,前列腺特异性抗原(prostate-specific antigen,PSA)升高"前来就诊。

（二）影像表现

【病例】患者接受了全腹部增强CT检查,具体影像表现如图11-5-10、图11-5-11所示。

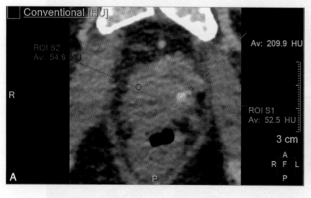 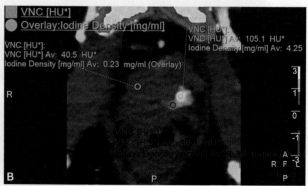

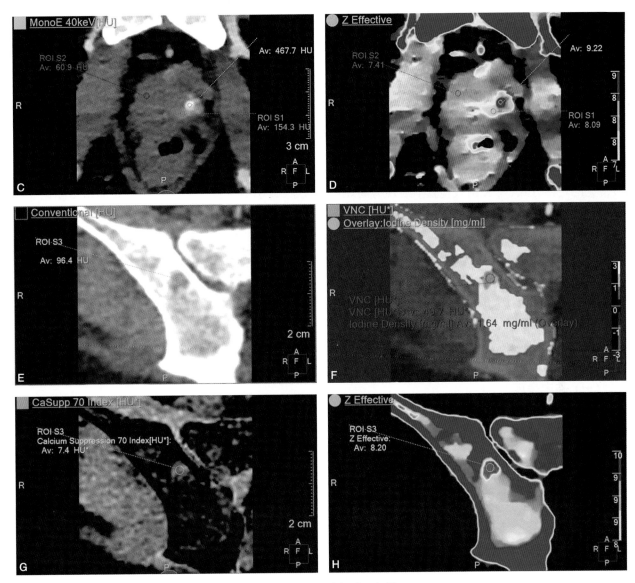

图 11-5-10 全腹部增强扫描

注:A 为前列腺常规 CT 图像;B 为虚拟平扫与碘密度融合图;C 为单能量 40keV 图像;D 为有效原子序数图;E 为常规 CT 图像(局部放大);F 为虚拟平扫与碘密度融合图;G 为钙抑制图像;H 为有效原子序数图。A 示原发灶(S1)与正常前列腺组织(S2)基本为等密度,B~D 示 S1 边界清晰且测量值显著高于 S2,E 示骨转移灶(S3)常规 CT 值显著高于 S1;F~H 示 S3 的可视化优于 E。

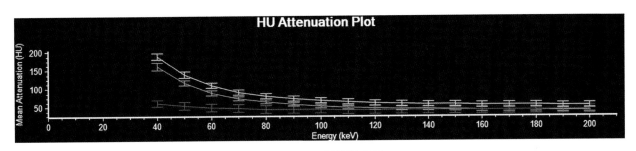

图 11-5-11 同源性分析

注:S1(蓝色)与 S2(紫色)的曲线形态不同,而与 S3(黄色)基本平行,提示 S1 与 S3 同源而与 S2 不同源。

（三）临床诊断

【病例】骨扫描评估显示盆腔多发骨代谢增高，结合 CT 后临床诊断为前列腺癌骨转移。

（四）病例讨论

骨骼是前列腺癌最常发生转移的部位之一，因此通过影像手段筛查是否存在骨骼转移灶，对于患者后续的治疗方式选择至关重要。全身骨显像（bone scan，BS）是成骨性骨转移病灶的主要筛查手段，然而，患前列腺癌的通常为老年患者，因此常合并良性退行性骨病，也可在骨扫描中表现为高摄取，常常需要结合 CT 等影像检查来进行鉴别诊断。

通常，骨转移可分为破骨性、成骨性和混合性三类：①破骨性骨转移在 X 射线检查上表现为局部高密度骨组织被软组织密度肿瘤替代，病灶较小时需与良性骨质疏松等病变鉴别；②成骨性骨转移是前列腺癌最常见的转移方式，在 X 射线检查上表现为局灶骨质致密，骨小梁模糊不清，有时需与骨质增生硬化等良性病变鉴别；③混合性骨转移则上述两种情况均存在。此病例中右侧髂骨病灶在常规 CT 图像上表现为小灶破骨性转移灶，临床工作易将其当作局灶骨质疏松而漏诊，双能量 CT 提供的碘密度图提示病灶区有碘摄取，同源性分析提示病灶与前列腺原发癌病灶同源，从而诊断为骨转移灶。

对于前列腺癌患者骨质病变是否为骨转移，能量 CT 的主要价值在于：①能够提高小骨质破坏灶的检出率；②通过碘摄取图，展示病灶内部是否存在碘摄取，从而增强对骨转移的诊断信心；③对于原发灶仍然存在的患者，可以通过对骨病灶与原发病灶的同源性分析判断其是否为肿瘤骨转移。

六、肾上腺腺瘤与转移瘤的鉴别

（一）临床表现

【病例】59 岁男性患者，因"肺癌术后 15 个月"来院常规复查。

（二）影像表现

患者接受了全腹部增强 CT 扫描，具体影像表现如图 11-5-12、图 11-5-13 所示。

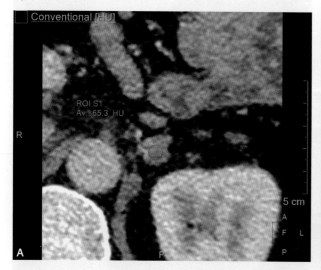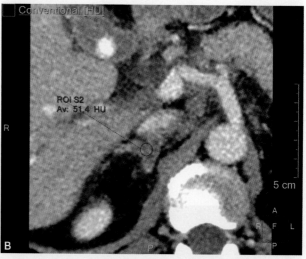

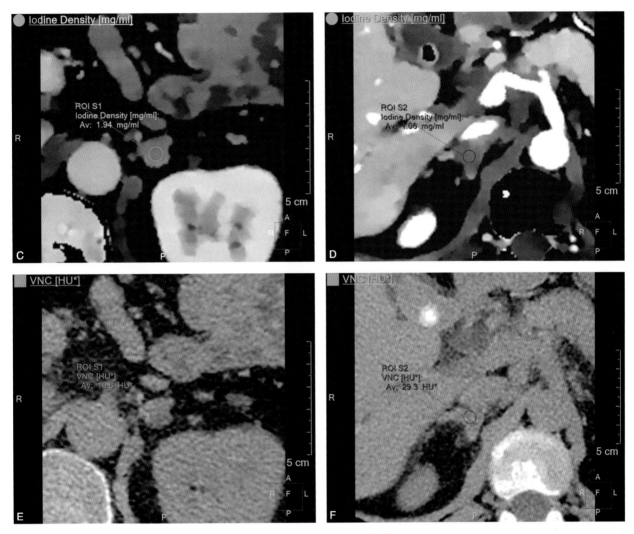

图 11-5-12 全腹部增强扫描

注：A、B 为常规 CT 图像；C、D 为碘密度图；E、F 为虚拟平扫图像。A、B 示 S1 与 S2 病灶呈轻中度强化；C、D 示 S1 与 S2 的绝对碘强化值分别为 1.94mg/ml 和 1.06mg/ml；E、F 示 S1 与 S2 的本底 CT 值分别为 16.6HU 和 29.3HU，二者的强化-本底比值分别为 194/16.6=11.7 和 106/29.3=3.6，提示 S1 倾向于腺瘤，S2 倾向于转移瘤（文献报道二者 cut-off 值为 6.7）。

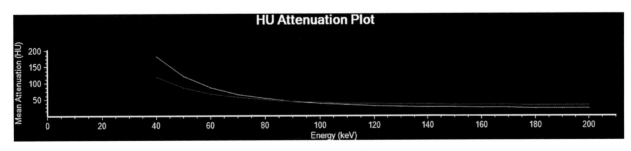

图 11-5-13 同源性分析

注：S1 与 S2 在常规 CT 能量水平（70keV）差异较小，但在低能量水平（40keV）差异显著，且二者曲线形态不同，提示二者不同源。

（三）临床诊断

【病例】3个月后随访复查,全腹增强CT提示右肾上腺结节继续增大,提示转移瘤;左侧肾上腺结节未见明显变化,提示良性病变,倾向腺瘤。

（四）病例讨论

肾上腺是肺癌等恶性肿瘤最常见转移的部位之一,而肾上腺皮质腺瘤(adrenocortical adenoma)则是肾上腺最为好发的偶发性肿瘤。由于肾上腺转移癌(metastatic adrenal carcinoma)在早期体积较小,初次发现时难以判断其为偶发性腺瘤还是转移,临床工作中常建议患者随访观察,通过观察病变的演变情况再予以诊断,这样可能会耽误患者病情。尽早准确诊断肾上腺区占位病变性质,尤其是可能的寡转移灶,对临床早期诊断分期和治疗决策制订有重要价值。

本病例在肺癌初次随访时发现双侧肾上腺结节,常规CT显示病灶的大小、平扫密度及强化方式,但难以准确诊断其为偶发性腺瘤还是转移瘤。双能量CT通过计算其强化绝对值及平扫CT值比值,根据文献提供参数,提示左侧结节平扫密度低、强化程度高,更倾向于腺瘤,而右侧结节则更倾向于转移瘤(图11-5-12)。同源性分析提示两个病灶的衰减曲线不同,支持二者不同源。

在鉴别肾上腺转移瘤与皮质腺瘤方面,能量CT的优势有:①增强肾上腺转移瘤不均质强化的显示;②若存在原发肿瘤病灶或其他确定的转移灶,通过绘制能谱曲线,可比较肾上腺病灶与其他肿瘤病灶的能谱曲线,从而更准确地确定二者的性质是否属于同源,同源则提示转移可能性。

七、肾脏乏血供肿瘤伴出血的鉴别诊断

（一）临床表现

【病例】女性患者,因"发现右肾占位2个月余"就诊。2个月余前因右腰部胀痛不适,伴排尿困难,于当地医院检查发现右肾占位。患者一般情况良好,既往史及查体无特殊。实验室尿常规检查:隐血(+-)。血常规、肝肾功及术前凝血常规无异常。

（二）影像表现

【病例】患者接受了增强CT检查,具体影像表现如图11-5-14所示。

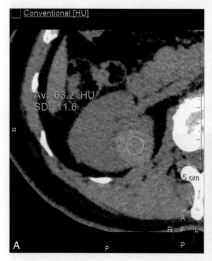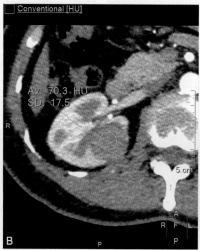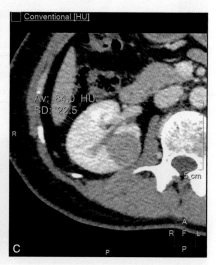

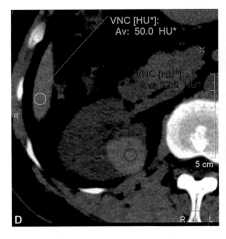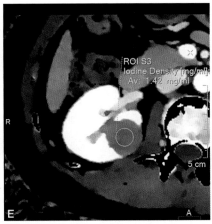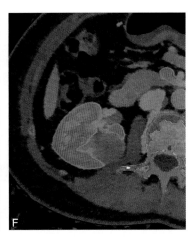

图 11-5-14　影像表现

注:A 为常规 CT 平扫图像;B 为常规 CT 动脉期图像;C 为常规 CT 静脉期图像;D 为虚拟平扫图像;E 为碘密度图;F 为碘密度图与虚拟单能谱影像图融合图。常规 CT 显示病灶平扫呈稍高密度,增强后轻微强化(密度差约 10HU),临床常难以判断病变是否强化。能量 CT 多参数成像增强病灶可视化,虚拟平扫图显示病灶有出血,碘密度图显示病灶轻微碘摄取,提示右肾肿瘤伴出血。

(三)临床诊断

【病例】患者行腹腔镜经腰途径肾部分切除术,术后诊断为 *TFE3* 基因重排肾细胞癌。

(四)病例讨论

TFE3 基因重排肾细胞癌是一种发病率低、临床罕见的肾恶性肿瘤,发病年龄较早,平均发病年龄为 40 岁,女性发病率高于男性,男女比例约为 1∶4,治疗以手术为主,需要进行长期的随访预防迟发性转移的发生,部分患者预后较差,可能会较快地出现复发和转移。对 *TFE3* 基因重排肾细胞癌的诊断主要依靠病理检查,免疫组化染色和 FISH 检查是确诊的主要依据。CT 常可表现为等密度或稍高密度实性肿块影,边界多清晰,内部多有坏死和钙化,增强后实性成分中度或明显延迟强化,总体上表现为肾脏乏血供肿瘤的 CT 影像特征,而常规增强 CT 图像往往难以肉眼直观、准确地判断病灶强化情况,需要与高密度囊肿鉴别。

在这个病例中,右肾肿块平扫呈高密度,在常规增强 CT 图像上难以肉眼直观地判断肿块有无强化,而通过碘密度图能测量病灶区域碘摄取浓度(图 11-5-14E),在碘密度图与虚拟单能谱影像图融合图上能显示在常规 CT 图像上难以明确的轻度强化范围(图 11-5-14F),且虚拟平扫图凸显了病变平扫高密度的可视化特征,因此考虑该患者为右肾肿瘤伴出血,而不考虑高密度囊肿(不摄取碘对比剂)。

综上所述,在对肾脏乏血供肿瘤与高密度囊肿的鉴别中,能量 CT 的价值是:利用碘密度与虚拟单能谱影像图融合图能直接测量肿瘤的碘密度,直观地显示肿瘤强化范围,从而鉴别乏血供肿瘤和高密度囊肿。

第六节　胃小肠及结直肠疾病

一、早期胃癌的检出

(一)临床表现

【病例 1】67 岁女性患者,反复腹痛、腹胀、反酸半年余。既往胃镜检查诊断为"慢性胃炎"。1 个月前再次行胃镜检查提示"慢性萎缩性胃炎伴胆汁反流,胃角隆起糜烂"。

【病例 2】68 岁男性患者,无诱因性右上腹疼痛伴嗳气 3 年余,腹部 MRI 检查未见明显异常。胃镜检查提示:胃体中部隆起样病变。

(二)影像表现

【病例 1】患者接受了增强 CT 检查,具体影像表现如图 11-6-1 所示。

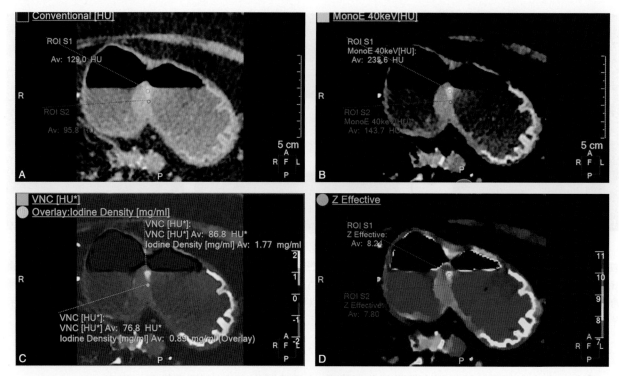

图 11-6-1 增强扫描

注:A 为常规 CT 图像,无法清晰显示异常强化的胃黏膜及胃角黏膜内癌;B 为单能量 40keV 图像;C 为虚拟平扫与碘密度融合图;D 为有效原子序数图。B~D 均可以清晰显示病变。病变(红色 ROI)的 CT 值、碘密度、有效原子序数均显著高于正常胃黏膜(绿色 ROI),且可明确病变局限于黏膜层,提示为早期胃癌。

【病例 2】患者接受了增强 CT 检查,具体影像表现如图 11-6-2、图 11-6-3 所示。

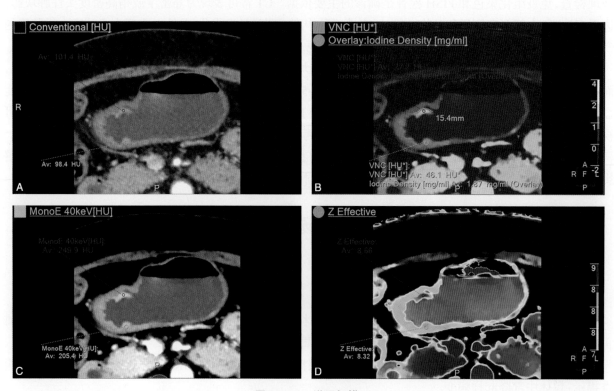

图 11-6-2 增强扫描

注:A 为常规 CT 图像;B 为虚拟平扫与碘密度融合图;C 为单能量 40keV 图像;D 为有效原子序数图。B 可清晰显示早期胃癌病灶,碘密度显著升高,为 2.61mg/ml,而对侧正常胃黏膜为 1.87mg/ml。

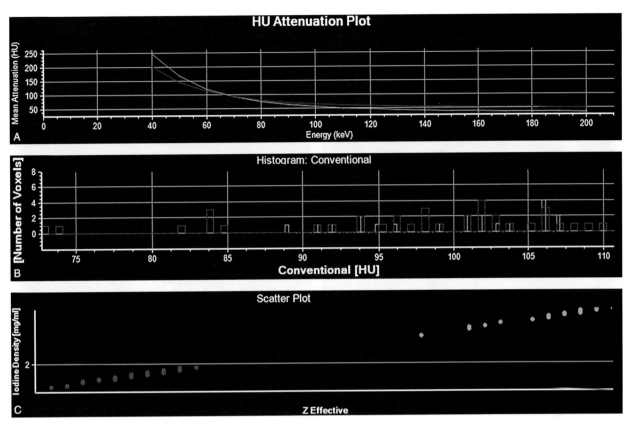

图 11-6-3 光谱分析

注:A 为图 11-6-2A 所示的病灶(S1)与正常胃壁(S2)的能量衰减曲线,二者斜率不相同;B 为 S1 与 S2 常规 CT 值的直方图,基本重合,提示该病灶为等密度病变,容易漏诊;C 为有效原子序数(横坐标)及碘密度(纵坐标)的散点图,S1 与 S2 的均表现为分离的趋势,提示通过这两种参数可以提高早期胃癌的检出率。

(三)临床诊断

【病例 1】黏膜内部分腺体级别上皮内瘤变/黏膜内癌形成。

【病例 2】高级别异型增生,伴局灶黏膜内癌形成。

(四)病例讨论

目前国际及国内众多针对胃癌的诊疗指南都推荐将增强 CT 作为胃癌患者首选的影像检查方式之一。对怀疑胃癌患者进行 CT 检查的目的为协助判断肿瘤部位、肿瘤与周围脏器及血管的关系、淋巴结状态及是否合并远处转移,为胃癌患者的诊断和确定分期提供更多的信息。常规 CT 诊断早期胃癌的灵敏度约为 50%,因此一般不作为早期胃癌的首选诊断方法。造成灵敏度较低的原因主要是早期胃癌病灶较小且多为等密度病灶,增强 CT 图像较难发现病灶。

在本处选取的 2 例早期胃癌病例中,常规增强 CT 图像对于病灶的显示不确切,能量 CT 图像后处理后形成的单能量 40keV 图像、碘密度图像、虚拟平扫与碘密度的融合图及有效原子序数图像中,病灶更容易与周围正常胃壁区分开。如图 11-6-3A 所示,胃癌病灶与正常胃壁的能量衰减曲线也表现出胃癌病灶的斜率高于正常胃壁。因此在早期胃癌病灶的检出中,能量 CT 的多种后处理图像较普通 CT 图像显示更清楚,显像手段更多样,且对于胃癌病灶的定性诊断具有一定的参考价值。

二、胃癌 TNM 分期

(一)临床表现

【病例】48 岁男性患者,因"胃癌 5 个月,新辅助化疗 6 个周期"入院。外院 CT 提示胃体壁不规则增厚,胃镜提示胃体博尔曼分型 Ⅲ 型肿瘤,病理结果提示中低分化腺癌。癌胚抗原 1.5ng/ml,糖类抗原 19-9

10.70U/ml，糖类抗原 125 15.10U/ml。

（二）影像表现

【病例】患者接受增强 CT 检查，具体影像表现如图 11-6-4～图 11-6-6 所示。

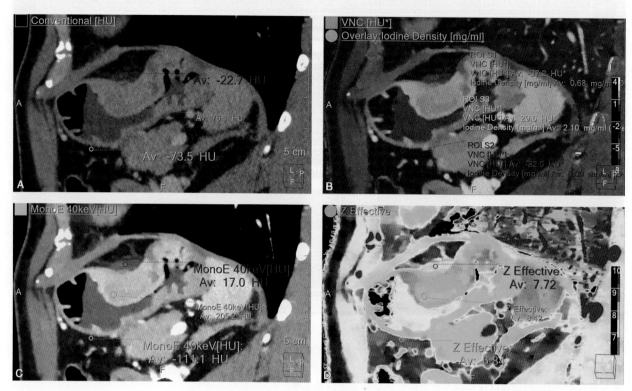

图 11-6-4　增强图像

注：A 为常规增强 CT 图像；B 为虚拟平扫与碘密度融合图；C 为单能量 40keV 图像；D. 有效原子序数图。胃癌原发灶（S1）单能量 40keV 图像的 CT 值较常规增强 CT 图像增高（205.2HU vs 76.1HU），其碘密度为 2.10mg/ml，有效原子序数为 8.42，病灶显示更清晰。B、C 显示胃体壁不规则增厚，其外壁不光整，周围脂肪间隙模糊，胃周脂肪间隙碘密度（0.68mg/ml）增高，临床诊断为 T4a。

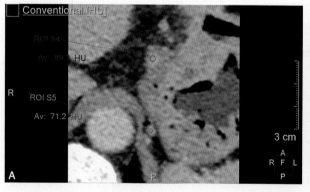
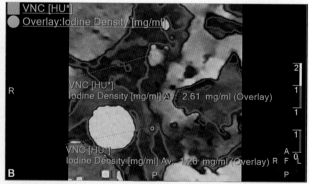

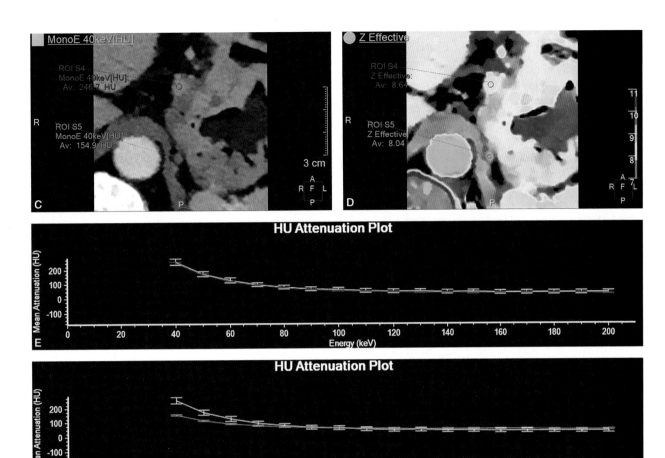

图 11-6-5 增强图像

注:A～D 分别为常规增强 CT 图像、虚拟平扫与碘密度融合图、单能量 40keV 图像、有效原子序数图;E、F 为能量衰减曲线。转移性淋巴结(红色 ROI)vs 非转移性淋巴结(蓝色 ROI)的单能量 40keV 图像 CT 值、碘密度及有效原子序数,分别为 246.7HU vs 154.9HU,2.61mg/ml vs 1.26mg/ml,8.64 vs 8.04。非转移性淋巴结衰减曲线(蓝色)与病灶(黄色)完全不同,而转移性淋巴结衰减曲线(红色)与病灶(黄色)基本重合。

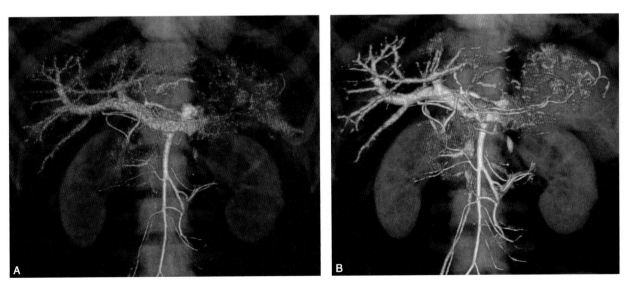

图 11-6-6 增强图像

注:A、B 分别为常规增强 CT、40keV CTA 图像。B 可显示更多胃周血管。

(三) 临床诊断

【病例】胃体中低分化腺癌(T4aN2M1),博尔曼分型Ⅲ型。

(四) 病例讨论

常规增强 CT 能提供病灶解剖学、形态学评估,而能量 CT 成像既能提供常规 CT 图像,又能提供单能量成像、碘密度图、衰减曲线及有效原子序数等多参数分析,能清晰地显示病灶浸润深度、内部强化以及病灶边界,并进行定量分析。有文献报道能量 CT 成像能提高对胃癌 TNM 分期的准确度。在本病例中,单能量 40keV 图像较常规 CT 图像具有更好的分辨率,更清晰地显示病灶累及范围及深度。有效原子序数不同,彩色量化图呈现亦不同,病变显示更直观、清楚。通常组织来源相同病灶的衰减曲线重合或平行,在本病例中转移性淋巴结衰减曲线与胃癌原发灶衰减曲线几乎一致。本病例能量 CT 成像能增加对血管的显示,其 CTA 图像质量优于常规 CT 图像。

三、克罗恩病活动性评估

(一) 临床表现

【病例】21 岁男性患者,因反复腹痛、腹泻 2 年入院。

(二) 影像表现

【病例】患者接受了增强 CT 检查,具体影像表现如图 11-6-7 所示。

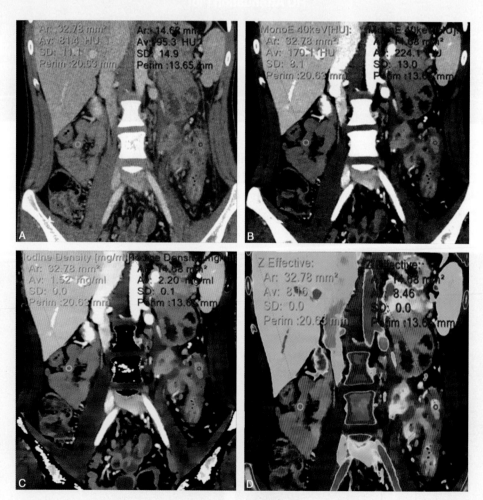

图 11-6-7   增强扫描

注:A 为冠状位常规增强 CT 图像;B 为冠状位单能量 40keV 图像;C 为冠状位碘密度图像;
D 为冠状位有效原子序数图。常规 CT 图像在显示肠道克罗恩病的活动性病变的可视化上,
不及单能量 40keV 图像,碘密度图像与有效原子序数图对肠壁的可视化均进一步提升。

（三）临床诊断

【病例】克罗恩病（Crohn's disease,CD）〔蒙特利尔分型 A2L3B3p,克罗恩病活动指数（CDAI）评分417.53〕。

（四）病例讨论

克罗恩病的分层活动性评估对于制订治疗方案和预测预后至关重要。当前临床评价克罗恩病活性的指标有多种,如克罗恩病活动指数、克罗恩病内镜严重程度评分、磁共振活动指数等。影像学检查在克罗恩病的活动性评估中发挥着重要作用。

CT 小肠成像（CT enterography,CTE）是一种非侵入性成像技术,能够以一种简单和半定量的方式评估克罗恩病的活动性。CTE 的强化程度与克罗恩病的活性密切相关。然而,壁内脂肪或出血的存在可能分别低估或高估了强化的程度。并且有时难以发现肠壁高强化,导致不能明确诊断克罗恩病。

在本病例中,单能量 40keV 图像与常规 CT 图像相比,具备更好的软组织密度分辨率,能更好地将处于活动期的炎性肠段与非炎性肠段区分。碘密度图像的参数分析显示,炎性肠段的碘密度为 2.20mg/ml,正常肠段的碘密度为 1.52mg/ml。活动期的炎性肠段和正常肠段的有效原子序数分别为 8.46 和 8.16,表明炎性肠段比正常肠段含有更多的碘造影剂。因此,能量 CT 在对克罗恩病的诊断及活动期评估中提供了比常规 CT 更多的诊断信息。

四、结直肠腺瘤与腺癌的鉴别

（一）临床表现

【病例 1】56 岁女性患者,因大便次数增多 5 年,排便困难 2 个月行肠镜检查发现直肠息肉。

【病例 2】58 岁女性患者,因大便不成形 1 年余,通过肠镜发现结直肠多发息肉。

（二）影像表现

【病例 1】【病例 2】患者均接受了增强 CT 检查,具体影像表现如图 11-6-8、图 11-6-9 所示,影像表现的定量分析对比结果如表 11-6-1 所示。

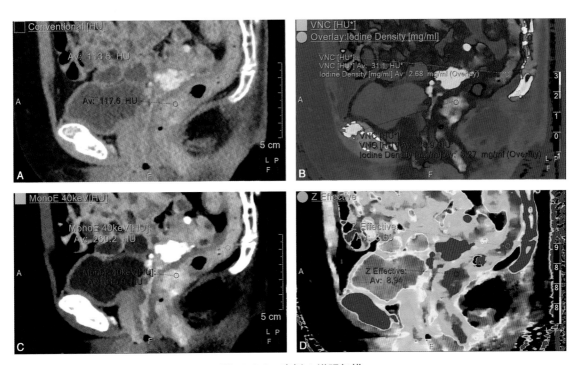

图 11-6-8　病例 1 增强扫描

注:A 为常规 CT 图像,展示了在直肠下段腔内轻中度强化病灶,边界不清,肠壁层次模糊;B 为虚拟平扫与碘密度融合图;C 为 40keV 图像;D 为有效原子序数图,展示了病灶强化明显,边界清晰。

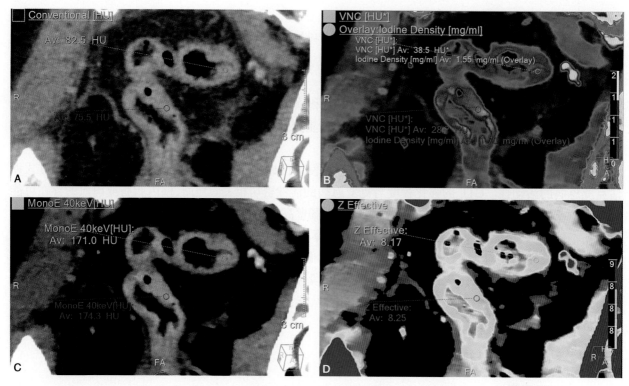

图 11-6-9　病例 2 增强扫描

注:A 为常规 CT 图像,展示了在直肠下段局部肠壁增厚,轻度强化;B 为虚拟平扫与碘密度融合图;C 为 40keV 图像;D 为有效原子序数图,展示了直肠下段左侧壁均匀轻度强化病灶。

表 11-6-1　病例 1 与病例 2 定量分析对比结果

	病例 1	病例 2
CT 值(C+)/HU	117.6	75.5
有效原子序数(C+)	8.94	8.25
CT 值(40keV)/HU	315.9	174.3
碘密度/(mg·ml⁻¹)	3.27	1.70
虚拟平扫/HU	36.9	28.7
碘密度/虚拟平扫×100	8.86	5.92
能量衰减曲线斜率(C+)	6.61	3.3
标准碘密度(肠壁)	1.22	1.09

注:C+代表对比增强图像。

(三)临床诊断

【病例 1】管状绒毛状腺瘤伴腺体高级别上皮内瘤变,局灶癌变,腺癌形成。

【病例 2】管状腺瘤。

(四)病例讨论

结直肠腺瘤是一种十分常见的良性疾病,一般发病隐匿,患者常无明显临床症状,临床上许多患者都是在健康体检时做肠镜检查发现的。腺瘤虽然是一种良性疾病,但是也是一种癌前病变。有研究认为80%~95% 的结直肠腺癌由结直肠腺瘤演变而来。

在上述病例中,我们发现在常规增强 CT 上病灶主要呈轻-中度强化,局部肠壁层次难以辨认,因此无法确定病灶的浸润深度及层次,这是 CT 这种成像模式在诊断肠道病变中的局限。由于大部分直肠腺瘤比较小(<2cm),并且腺瘤病灶的增强往往同邻近正常黏膜层的增强程度极其相近,这导致了即使增强CT也无法明显降低腺瘤的漏诊率,而对病灶浸润的深度、层次的难以判断使CT在鉴别腺瘤及腺癌上更加困难。在能量CT中,腺瘤伴腺癌病灶的强化得到了更好的显示,其中虚拟平扫与碘密度融合图对于病灶的辨别最为明显,而单纯的腺瘤病灶在虚拟平扫与碘密度融合图中强化与正常肠壁仍旧类似,从而有助于鉴别直肠腺瘤及腺癌。

五、结直肠癌病理分期和组织分化的预测

(一)临床表现

【病例】79岁女性患者,因大便带血,行肠镜检查,提示直肠部位存在溃疡型新生物。

(二)影像表现

【病例】患者接受了增强CT检查,具体影像表现如图11-6-10所示。

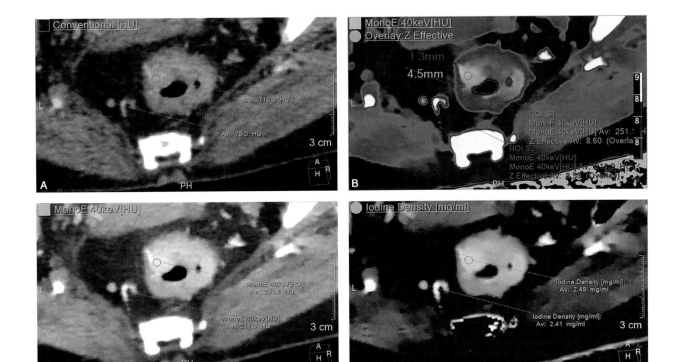

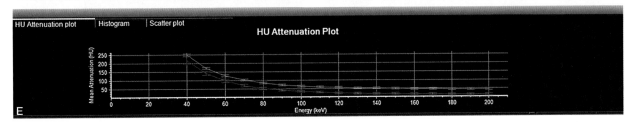

图 11-6-10 增强扫描

注:A为常规CT图像;B为40keV与有效原子序数融合图;C为40keV图像;D为碘密度图;E为能量衰减曲线。B可清晰显示病变(S1)未突破浆膜,最深处距离浆膜层约1.3mm;淋巴结(S2)与S1的能量衰减曲线表现为平行,提示为转移性淋巴结。

(三)临床诊断

【病例】溃疡型直肠腺癌,病理分期为T3(浆膜下)N1a。

(四)病例讨论

直肠癌是一种常见的消化道恶性肿瘤,其早期症状多无特异性,主要表现为排便习惯和大便性状的改

变,后期多出现便血、排便困难、排便不适等症状。多数病例发现时已是进展期或晚期,常常已经失去最佳治疗时机导致无法保肛,从而极大影响患者的生活质量。

随着诊疗技术的发展,直肠癌的治疗方案复杂多样,趋于个性化,临床对直肠癌的术前评估要求逐渐精细化。常规 CT 软组织分辨率差,不能准确显示肠壁的各层结构,所以有时难以鉴别肠壁外肿瘤浸润和纤维增生反应,导致常规 CT 在直肠癌 T2、T3 分期的准确率不够高。能量 CT 可以清晰地显示出肿瘤的边界及其与浆膜层之间的关系,从而帮助判断肿瘤的浸润深度,尤其是在区分 T2、T3 肿瘤及判断肿瘤对邻近器官和组织的侵犯上有着较大的提高,从而弥补了常规增强 CT 在这方面的不足。

常规增强 CT 判断淋巴结是否转移主要依据是淋巴结大小、形态、纵横比、强化程度等指标,通常转移性淋巴结比正常淋巴结大,形态不规则,转移性淋巴结强化程度更显著,但是判定准确性不够高,部分反应性增生淋巴结可能也有相似改变。在这个病例中,能量 CT 通过同源性评估分析发现目标淋巴结与直肠病灶组织来源相同,提示为转移性淋巴结。综合分析发现,能量 CT 在转移性淋巴结与非转移性淋巴结的鉴别中能提供更多有效的指标,提高诊断的准确性。

第七节　腹腔及腹膜后疾病

一、腹膜后囊性占位的鉴别诊断

(一)临床表现

【病例】40 岁女性患者,因体检发现腹部肿块入院。2 个月前,患者在胸部 CT 体检时发现左上腹胃周包块。患者无明显自觉症状,实验室检查无特殊。

(二)影像表现

【病例】患者接受了增强 CT 检查,具体影像表现如图 11-7-1、图 11-7-2 所示。

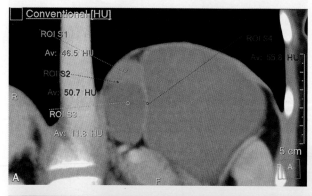
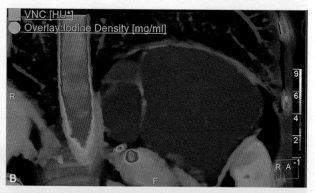
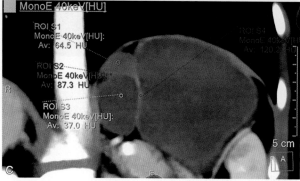
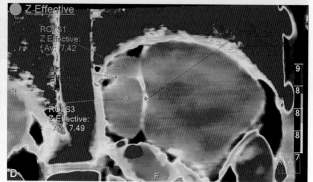

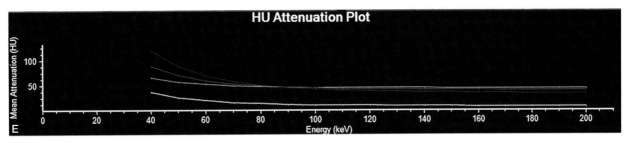

图 11-7-1 肿瘤可视化提升及同源性分析

注：A 为常规冠状位 CT 图像；B 为虚拟平扫与碘密度融合图；C 为 40keV 图像；D 为有效原子序数图；E 为能量衰减曲线图。病变内高密度区(S1)与低密度区(S3)均无明显碘摄取，囊壁(S2)轻度强化，胃壁(S4)显著强化。E 中病变内 S1(淡蓝色)、S2(紫色)、S3(黄色)均与 S4(红色)的曲线斜率不同，提示病变与胃壁不同源。

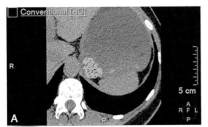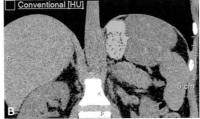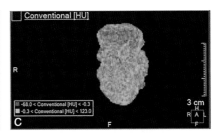

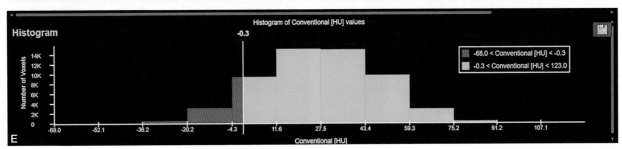

Resulting table ☑ Show units						
Sub-Tissue	Volume (cm³)	% Volume (out of full tissue)	Mean Conventional [HU]	SD Conventional [HU]	Mean Conventional [HU]	SD Co
-68.0 < Conventional [HU] < -0.3	1.84 cm³	9.9%	-10.3 [HU]	8.7 [HU]	-10.3 [HU]	
-0.3 < Conventional [HU] < 123.0	16.75 cm³	90.1%	31.3 [HU]	17.9 [HU]	31.3 [HU]	
Full Tissue	18.59 cm³	100.0%	27.2 [HU]	21.2 [HU]	27.2 [HU]	

图 11-7-2 基于平扫的肿瘤 ROI 成分分析

注：A 为三维容积提取轴位显示；B 为三维容积提取冠状位显示；C 为肿瘤容积显示；D 为肿瘤成分分析表；E 为肿瘤成分分析直方图。病灶体积约 18.59cm³，其中 CT 值低于 -0.3 的比例为 9.9%，提示肿瘤含有少量脂肪，倾向于成熟性畸胎瘤。

(三) 临床诊断

【病例】术中经腹腹腔镜未发现病变，后转开腹，于胃底后壁近贲门处见大小约 4cm×3cm 囊性肿块，后壁与腹膜后粘连，与胃壁分界尚清，剖开标本见白色黏稠状囊液。病理诊断为前肠囊肿或成熟性畸胎瘤。

(四) 病例讨论

本病例从解剖角度来看，更倾向于经胃底后方胃裸区突向腹膜后。通过能谱分析，囊液内含有少量脂肪成分，结合病变呈不同密度及多囊改变，从影像角度来看更倾向于具有多胚层分化趋势的成熟性畸胎瘤。

成熟性畸胎瘤为起源于生殖细胞的常见肿瘤，常见于生殖系统，也可发生于腹膜后、纵隔等部位，多为囊性。典型的成熟性畸胎瘤常含有起源于 2 个及 2 个以上胚层的分化良好的组织，多含有脂肪、皮肤及其附属器，如毛发、牙齿等成分。

　　发生于左侧腹膜后间隙的囊性病灶,由于其存在来源于多个器官的可能,因此需与多种疾病鉴别。与胃肠道壁紧贴的囊性病灶应考虑到消化道憩室的可能性,表现为凸出于消化道壁的囊性病灶,其内壁与消化道黏膜层相延续且强化程度接近,本例病灶中能量 CT 上可见胃黏膜完整连续,从而排除胃憩室可能。起源于胃壁的间质瘤常表现为突向腔外的低密度团块,可发生囊性变,但大部分仍为实性成分,一般有轻中度强化,而本例病灶呈囊性,囊内成分为含脂部分和不含脂部分,增强后无强化,可与间质瘤鉴别。腹膜后淋巴管瘤多表现为薄壁的多分隔囊性肿块,可跨间隙铸型生长,囊壁多无明显强化。胰腺、肾上腺来源的囊实性包块通常表现出相应的解剖联系及强化实性成分,本病例均无相关影像学表现,且与左侧肾上腺及胰腺有明确分界。

　　起源于腹膜后的病变如果体积较大推挤周围组织常难以鉴别其组织学起源,结合临床病史及能量 CT 碘密度图、40keV 图像、虚拟平扫图像及有效原子序数图可以得到更多有效信息。从碘密度图上可以更好地判断肿瘤的强化情况,从而鉴别黏稠囊性与低强化实性成分,结合 40keV 图像可以更好地观察消化道的黏膜连续性,有效原子序数图可以测定病灶中脂肪及钙化等成分,从而鉴别成熟性畸胎瘤、肾上腺髓样脂肪瘤等。

　　综上所述,对于腹膜后囊性占位的鉴别诊断,能量 CT 的价值是:①通过碘密度图鉴别囊性与实性成分;②通过碘密度图定量分析,明确强化程度;③通过病变成分直方图提供病变成分分析,如分析病灶中脂肪、钙化等特定成分来推测其组织学起源倾向。

二、腹膜后软组织肉瘤诊断

(一)临床表现

　　【病例】75 岁女性患者,1 个月前于外院行 CT 检查,发现腹膜后巨大占位。实验室检查:尿素、肌酐、半胱氨酸蛋白酶抑制剂 C、乳酸脱氢酶、羟丁酸脱氢酶升高,红细胞计数、血红蛋白、淋巴细胞绝对值下降。

(二)影像表现

　　【病例】患者接受了增强 CT 检查,具体影像表现如图 11-7-3、图 11-7-4 所示。

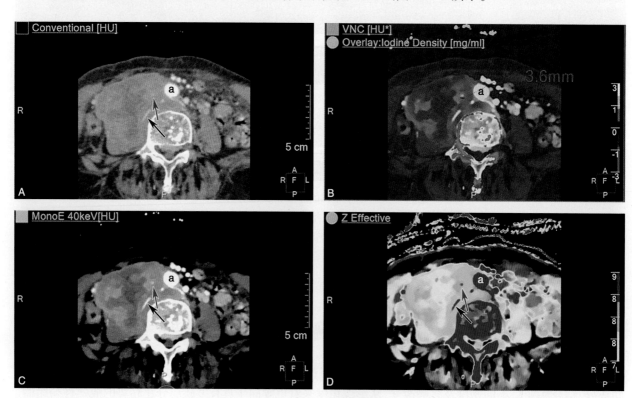

图 11-7-3　病变影像表现

注:A 为常规 CT 轴位增强图像;B 为虚拟平扫与碘密度融合图;C 为单能量 40keV 图;D 为有效原子序数图。A 示右侧腹膜后间隙见软组织密度肿块,增强扫描明显不均匀强化,肿块包绕下腔静脉(红箭头)、腹主动脉(a)及腰动脉(黑箭头)生长,致下腔静脉管腔显示不清,与右侧腰大肌界限不清;B~D 可清晰显示下腔静脉管腔及肿块周围的毗邻关系。

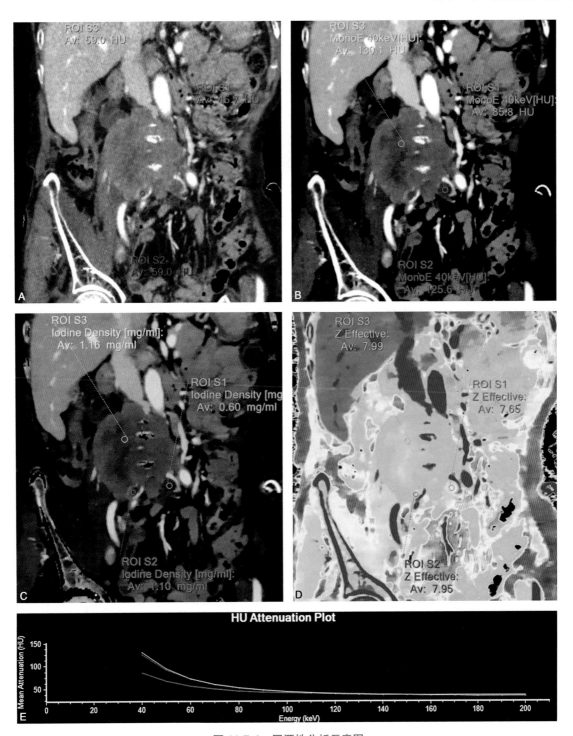

图 11-7-4　同源性分析示意图

注:A 为常规增强 CT 图像,示左、右侧髂总静脉内见充盈缺损影;B 为 40keV 图像;C 为碘密度图;D 为有效原子序数图;E 为同源性分析 - 衰减曲线。测量不同的 ROI——蓝色 S1(左侧髂总静脉)、红色 S2(右侧髂总静脉)和黄色 S3(肿瘤组织),结果显示 S1 碘密度为 0.6mg/ml、S2 碘密度为 1.10mg/ml,且 S2 衰减曲线与 S3 基本一致,而 S1 的衰减曲线与 S3 不一致,提示右侧髂总静脉为瘤栓,左侧髂总静脉为血栓。

(三) 临床诊断

【病例】临床根据 CT 提示诊断为腹膜后巨大软组织肉瘤,伴盆腔淋巴结转移(T4N1Mx)。由于肿瘤体积大,伴液化坏死,包绕并侵犯腹膜后大血管,且患者年龄偏大,基础情况不佳,手术及穿刺风险大,患者家属拒绝进行进一步诊治。

（四）病例讨论

原发性腹膜后软组织恶性肿瘤较少见,常见病理类型为脂肪肉瘤、平滑肌肉瘤、纤维肉瘤、横纹肌肉瘤、纤维组织细胞肉瘤、血管肉瘤等。CT 在腹膜后软组织恶性肿瘤的定位、定性及评估肿瘤可切除性方面具有重要的价值。首先,依据肿瘤的大概位置、腹膜后间隙内脏器的移位、肿瘤与大血管及筋膜的关系以及与脏器间的脂肪间隙是否清晰,可判断肿瘤位于肾旁前间隙、肾周间隙或肾旁后间隙。其次,根据肿瘤的特征、范围以及肿瘤与周围组织的关系,CT 能判断肿瘤的病理结构和类型。此外,CT 评估肿瘤包绕及侵犯腹膜后大血管如下腔静脉、肾静脉、腹主动脉等的范围及程度,有助于临床制订进一步诊疗方案。能量 CT 基于其在优化对比度、碘密度定量分析及组织成分同源性分析方面的优势,可以在腹膜后软组织恶性肿瘤分期中发挥重要作用。

在这个病例中,肿瘤位于右侧腹膜后间隙,完全包绕并侵犯下腔静脉,常规增强 CT 图像难以显示下腔静脉(图 11-7-3A),而能量 CT 能显示下腔静脉管腔内碘造影剂的分布,在虚拟平扫与碘密度融合图、40keV 图像和有效原子序数图(图 11-7-3B～E)上能清晰显示肿瘤侵犯下腔静脉致其管腔变窄。此外,该患者双侧髂静脉及下腔静脉远端管腔内见充盈缺损影,常规 CT 难以判断是血栓还是瘤栓,而能量 CT 通过测量 ROI 的碘密度及同源性分析,显示管腔内充盈缺损影及肿瘤组织之间的差异,从而鉴别血栓和瘤栓,有助于临床分期及合理制订治疗方案。

综上所述,在腹膜后软组织恶性肿瘤影像诊断中,能量 CT 的价值包括:①40keV 能量图像增大了各组织结构间的对比度,能更清晰地显示病灶与邻近脏器及腹膜后大血管的关系,有助于临床准确分期;②同源性分析有助于判定静脉栓子的良恶性,从而辅助临床准确分期及治疗决策制订。

第八节　腹部专病应用述评

能量 CT 成像利用 X 射线的能量相关信息,提供了较常规 CT 更多的影像信息。在过去 20 年中,能量 CT 的临床应用得到了扩展,在放射学界开辟了一种新的成像方法,具有巨大的应用前景。能量 CT 为放射学评估增加了新的维度,在解剖学评估的基础上,实现了功能学的同步评估。通过能量成像可以测定特定物质成分、获取多种定量参数、提高图像质量、降低辐射剂量和对比剂用量、减少扫描次数、减少意外发现病变的进一步检查需求等。能量成像采集技术主要有基于 X 射线发射端的"双源"技术、快速管电压切换技术和基于 X 射线探测端的双层探测器技术、光子计数探测器技术等。能量成像已被广泛应用于腹部,在肝脏、胰腺、脾脏、肾脏、肾上腺、生殖器官等实质性脏器及胆道系统、胃肠道、膀胱输尿管等空腔脏器以及腹腔腹膜后淋巴结等方面均有应用,下面按照专病进行系统阐述。

一、肝脏疾病的专病应用

（一）肝脏富血供病变

能量 CT 在肝脏最常见的应用是使用低能级单能量图像提高富血供病变(如肝细胞癌和神经内分泌肿瘤等)的检出率及可视化。研究表明,40keV 图像显示的富血供病变较常规 CT 图像更突出,对比度更高,因而可凸显不典型肝癌"快进快出"的特征,从而增加医生的诊断信心,同时 40keV 可显示更小的肝脏富血供病变,从而可提高小肝癌检出率和诊断敏感性,多平台对比研究显示双能 CT 低能级图像对于早期肿瘤的检出能力显著高于其他双能量 CT。对于小肝癌与富血供的肝硬化结节,也可通过动脉期病灶碘密度与肝脏背景的碘密度比值进行鉴别,鉴别阈值为 1.99。另外,为了防止过度诊断,需要同时评估常规 CT 图像,双层探测器能量 CT 可在提供不同能级图像的同时,提供真正的常规 CT 图像。

（二）肝脏乏血供病变

能量 CT 低能级图像可通过增加肝脏背景的 CT 值,来提升肝脏乏血供病变的对比度及可视化,如提高"牛眼征"的可视化效果,从而提高对肝转移癌的检出率和敏感性。研究表明 40keV 能量 CT 可提升 2

倍以上的对比度,对于直径在 10mm 以下的肝脏小转移灶的检出率可提高 23%。另外还可基于能量参数进行转移瘤与炎性病变之间的鉴别,能量 CT 对于肝脏炎性病变的特征性延迟强化显示非常突出。

(三)肝脏活动性出血

在低能级图像及碘密度图上可以更好地显示碘对比剂外渗,从而可以改善创伤性和非创伤性病例中肝脏活动性出血的显示。碘密度图与虚拟平扫可用于准确区分活动性出血与非活动性出血,活动性出血点表现为碘密度局限性异常增高,这一征象在文献报道中被描述为"碘征"或"点征",虚拟平扫可特异性显示非活动性血肿。

(四)肝移植供者、受者评估

对于肝移植前后的供者和受者血管评估,40keV 能量 CT 的信噪比和对比度噪声比均为最佳,更有利于检测出可能影响手术计划的重要动、静脉血管解剖变异,因此对于肝移植的评估,应该尽可能地采用 40keV 图像进行术前评估。

(五)血栓与癌栓的鉴别

肝癌介入治疗后复查首选的影像学方式为螺旋 CT,其具有无创、方便、简单的特点,平扫和增强图像特征能反映栓塞后瘤体的组织学及供血变化,在显示肿瘤形态、大小、数目、瘤体组织血供情况方面与 DSA 无明显差异,且在显示门静脉癌栓形成情况中较 DSA 更准确。碘定量已被证明可以进一步提高门静脉癌栓诊断的准确性,使用 0.9mg/ml 为阈值对癌栓和血栓进行鉴别诊断准确性最高。需要注意的是,单纯依靠碘定量进行鉴别仍然存在一定的假阳性或假阴性,因此结合栓子的平扫或虚拟平扫的 CT 值、形态学以及强化特征可进一步提高二者的鉴别诊断准确性。另外,除了碘密度图,40keV 图像同样可以凸显癌栓强化程度,提高诊断准确性,且与碘密度图相比可观察到更多的背景组织结构。

(六)肝纤维化

平衡期的碘密度被提议作为一种基于肝硬化间质空间扩张的无创性纤维化评估方法,但在临床实践中实施之前仍需进一步验证。能量 CT 基于碘物质识别技术,通过一次扫描可直接进行 ECV 测定,能够检出肝纤维化和肝硬化,并且与基于两次常规 CT 扫描计算差值的方法相比,能量 CT 碘密度法产生了更高的观察者间可重复性和预测值,平衡期肝实质碘密度和 ECV 不仅可以检出肝硬化,同时还可以进行肝纤维化的分级评估。肝纤维化与门脉高压密切相关,研究表明肝实质的标准化碘密度是无创评估肝硬化患者门静脉压的可靠参数。

(七)肝脂肪变

肝脂肪变也可以通过物质分解来诊断,并且脂肪可以通过这种方法精确量化。能量 CT 用于临床患者肝脏和肌肉脂肪定量,结果可与 MRI 技术高度一致,双层探测器能量 CT 常规扫描即可回顾性地提供能量信息,从而用于检测肝脏脂肪变性。另外,能量 CT 还可通过虚拟平扫技术抑制肝脏内的碘物质沉积,从而提高长期服用胺碘酮等含碘药物患者的脂肪肝检出率。

(八)肝铁沉积

基于能量 CT 的研究表明,骨髓增生异常综合征与再生障碍性贫血患者肝脏 50keV 与 120keV 的密度差值与磁共振 T_2^* 值存在线性关系,且为强相关性,提示对肝脏铁过载能量 CT 评估或与 MRI 价值相似。

(九)疗效评估

通过碘密度图评估 Budd-Chiari 综合征、肝癌等的治疗反应或疗效是国内外普遍认可的能量 CT 特色应用。由于可准确测定肝癌化疗栓塞后的碘油沉积量,能量 CT 可辅助预测肿瘤反应及患者预后,并且可为肝癌微波消融后患者提供优于常规 CT 的疗效评估方法。

(十)肝脏伪影去除

在去除金属伪影方面,主要应用技术为联合使用 70～200keV 与 O-MAR 重建算法,最大程度去除伪影,前者主要去除线束硬化伪影,后者主要去除金属造成的光子饥饿效应。另外还可利用无水碘密度图去除线束硬化伪影及"水样"物质信息,并同时进行定量分析。70keV 能量 CT 图像可以通过减少条纹伪影和增加不能举起手臂的患者的图像对比度来改善腹部 CT 图像质量,并提高肝脏病变的诊断准确性。170～200keV 的单能量图像可明显减少微波消融针相关金属伪影的主客观影响。

(十一)肝癌双低筛查

对于肝癌高风险患者,能量 CT 可以在 50% 的造影剂用量及低辐射剂量下更好地检出早期小肝癌。

(十二)肝脏及肝脏病灶自动提取

利用能量 CT 的康普顿效应与光电效应可实现肝脏的靶向自动提取及体积测量。40keV 能量 CT 可提高卷积神经网络对肝脏病灶自动定位分类的准确性。

二、胆道疾病的专病应用

(一)胆石症

胆道系统阴性结石在常规 CT 上往往无法识别,通常需要结合超声或磁共振胰胆管造影,甚至是经内镜逆行性胰胆管造影。如果 CT 能可靠地显示这类结石,将大大节省诊断成本和时间。光谱物质分解图像可以高精度检测非钙化结石,此类结石的有效原子序数低于胆汁,在低能量图像上的衰减值也低于胆汁,因此在 40keV 图像及有效原子序数图上均能更直观地显示阴性结石。

(二)胆囊炎

急性胆囊炎通常首先通过超声进行评估,虽然超声的敏感性变化很大,但其对结石的检出率较高,且可同时评估患者的墨菲征。根据现有文献报道,能量 CT 对于急性胆囊炎具有高度敏感性,使用低能量图像和碘密度图甚至可以较超声进一步提高诊断敏感性,并且可以更好地评估可疑的坏疽性胆囊炎。双能量 CT 较常规 CT 可显著提高对急性期胆囊炎及坏疽并发症的诊断准确性,特别是能量 CT 的特异度可达到 100%,较以往的双能 CT 技术高出了 22%。

三、胰脾疾病的专病应用

(一)胰腺癌

低能量图像和碘密度图、有效原子序数图已被证明可以提高胰腺癌的检出率、明确肿瘤边界并改善对动脉受累情况的评估准确性。虽然常规的灌注 CT 和能量 CT 都可实现从形态学评估到功能学评估,为胰腺肿瘤与炎症的鉴别诊断提供更多信息,但前者扫描及后处理流程较复杂烦琐,成功率低,而后者只需要一次常规的扫描即可实现,成功率高。另外,能量 CT 可以消除部分容积效应对胰腺小病灶的不利影响,提高对 3mm 以下病灶的良恶性鉴别的准确性及诊断信心。

(二)神经内分泌肿瘤与神经内分泌癌的鉴别

与常规 CT 衰减值和定性特征相比,双能 CT 能谱参数对胰腺神经内分泌肿瘤的检出和诊断具有一定价值,同时还可以提高对神经内分泌肿瘤和神经内分泌癌的鉴别诊断准确性。有文献报道,碘密度低于 1.8mg/ml,同时有效原子序数低于 8.5,诊断神经内分泌癌的敏感度为 93.3%,特异度为 81.0%。

(三)胰腺转移瘤

能量 CT 无需特殊的胰腺扫描方案,而是基于常规的腹部增强图像实现对胰腺肿瘤的早期诊断和分期评估。依托于能谱参数,能量 CT 对胰腺转移瘤的检出能力高于其他双能 CT。能量 CT 可根据需要随时进行回顾性能谱分析,并减少 56% 的进一步检查,更有利于对意外发现的胰腺转移性病变的直接确诊。

(四)手术可行性评估

胰腺导管腺癌是一种侵袭性较高的恶性肿瘤,死亡率在所有肿瘤中排第四。手术切除是首选的治疗方式。只有 20% 的 PDAC 在发现时可以进行手术切除。近年来,采用化疗、新辅助治疗技术已使大多数不可切除或局部晚期肿瘤患者有机会接受手术切除。增强 CT 是 PDAC 术前分期及可切除性评估的首选检查方法,除显示病变本身特征外,可以评估周围脏器和血管受侵情况、远处转移情况等。为了更准确地进行手术可行性评估,最大程度地提高患者的预后及生存率,推荐尽可能使用能量 CT 40keV 图像和黑血图像进行胰腺周围血管受累情况评估。

（五）异位胰腺

异位胰腺与正常胰腺同源,二者的光谱曲线及有效原子序数可相同或相近,在常规 CT 图像无法确诊的情况下,可通过光谱参数的定量分析及定性分析帮助诊断。

（六）胰腺炎

CT 对于急性胰腺炎的评估和随访具有重要作用。能量 CT 的碘定量有助于评估胰腺组织有无坏死。有研究提出在胰腺期图像上碘密度低于 2.1mg/ml 可帮助诊断坏死征象,而坏疽是指完全坏死而不摄碘的一种特殊情况。能量 CT 的低能级图像具有更好的组织对比度,从而帮助区分炎症与正常胰腺实质的界限,显示血管受累情况,并且也能改善对实质坏死程度的显示。上述应用可以帮助临床更好地进行治疗方法的选择及判断预后。

慢性肿块型胰腺炎和胰腺癌的鉴别诊断一直以来是一个临床痛点和难点。从理论上讲,碘定量、有效原子序数、光谱曲线都有较好的鉴别价值,慢性肿块型胰腺炎的测量结果与正常胰腺组织相似,而胰腺癌与正常胰腺组织存在显著差异。在慢性胰腺炎患者中,通过虚拟平扫图像可以直接在增强扫描中检测出胰腺钙化和导管结石,尽管可能会低估小的钙化。此方面的应用还需要更多的文献报道支持。

（七）副脾

能量 CT 在副脾或异位脾结节的诊断中有突出价值。副脾或异位脾结节与正常脾脏同源,二者的光谱曲线及有效原子序数可相同或相近,在常规 CT 图像无法确诊的情况下,可通过光谱参数的定量分析及定性分析进行确诊。

（八）脾梗死

脾脏梗死具有比较典型的影像学表现,因此常规 CT 比较容易诊断,但在扫描期相不佳或者非多期增强的情况下,容易导致诊断信心不足,理论上能量 CT 在这种情况下可通过多参数功能学评估提高诊断信心。

（九）脾转移

能量 CT 的病灶检出能力显著高于所有其他 CT,所以它在脾脏转移瘤的检出中也有突出的优势,特别是在单期增强扫描中,更容易发现常规 CT 无法检出的脾脏转移灶。

四、泌尿生殖系统疾病的专病应用

（一）肾脏偶发瘤的定性

肾脏偶发性病变很常见,约占 CT 扫描的 10%。虽然肾脏偶发性病变大多数是单纯性囊肿,但在单期增强扫描中,往往难以区分良恶性复杂囊肿和实性病变。这一诊断难题常导致需要进一步的 CT 和 MRI 检查。

能量 CT 可以采用虚拟平扫代替真实平扫,用以准确评估大部分肾脏偶发瘤,从而减少诊断成本和时间。标准化碘密度及有效原子序数可用于鉴别病变是否强化,最佳阈值分别为 0.3 和 8.36（纯水的有效原子序数为 7.24）,诊断准确度接近 90%。最新研究表明,能量 CT 单期增强扫描可明确诊断肾脏良恶性囊性病灶以及大部分偶发瘤。

（二）肾癌的分型、分级及预后评估

能量 CT 可以通过虚拟平扫重建、碘密度图和能量曲线在单期扫描中区分病变是否强化及强化程度。碘密度在区分肾细胞癌的组织学亚型方面展示出明显价值,有研究证实能够通过它准确区分透明细胞、嫌色细胞、乳头状肾细胞癌,以 0.9mg/ml 为阈值鉴别透明细胞癌与非透明细胞癌的总体准确率为 95.3%,同时在确定肿瘤分级/分期方面也显示出良好的应用前景。最新研究表明,高碘密度和高有效原子序数是转移性肾细胞癌治疗反应和生存率的重要预测因子。

（三）肾脏小病变假性强化

由于空间位置匹配的问题,直接测量碘密度对小病变的评估准确性显著优于通过常规平扫、增强图像

进行评估,特别是在直径小于 8mm 的肾脏病变中,"假性强化"对诊断准确性的影响必须予以考虑。研究发现,基于探测器的能量 CT 的碘定量准确性优于其他双能 CT,"假性强化"可以被忽略。

(四)泌尿系梗阻

泌尿系结石成分多样,如最常见为草酸钙结石,其次为尿酸、鸟粪石、感染相关结石,还有罕见的纯磷酸钙、胱氨酸和黄嘌呤结石等,不同成分的结石在临床上治疗方式选择有所差别,如尿酸结石通常通过药物来治疗。能量成像在常规 CT 区分是否为含钙结石,双能 CT 区分含钙结石、尿酸结石及其他结石的基础之上,可进一步降低辐射剂量,且改善对结石成分的评估,准确率达 90%~100%。

输尿管或膀胱输尿管开口区的早期肿瘤往往表现出明显的尿路梗阻和肾积水,但病灶范围显示不清,能量 CT 多参数可以更好地进行早期肿瘤的检出、定性、治疗方案制订等。

(五)肾上腺腺瘤的诊断

在 CT 扫描人群中,肾上腺偶发瘤的发现率约为 3%~8%,其中以良性腺瘤居多。临床通常以常规 CT 平扫密度值(含脂丰富腺瘤<10HU)以及增强后计算清除率(乏脂腺瘤绝对值>40%,相对值>60%)来诊断腺瘤,但是准确率还有待提高。尤其是发现一些有恶性肿瘤病史患者患有肾上腺偶发瘤时,往往需要进一步检查来确定其性质,如增强 CT、MRI、PET/CT、活检等,最终结果以腺瘤居多。能量 CT 多参数成像可通过单次扫描同时获得虚拟平扫图像、单能量图像及物质密度图等,有望避免进一步成像,即通过单期增强 CT 扫描来准确诊断腺瘤。研究发现,腺瘤的虚拟平扫衰减较常规平扫高(平均约 11HU),所以基于能量虚拟平扫图像,诊断腺瘤的最佳虚拟平扫阈值会增高(建议为 20~22HU)。

实际上,使用常规腹部扫描来诊断虚拟平扫上的腺瘤,达到一个被广泛接受的阈值可能是困难的,因为在不同的机构中,常规腹部扫描的扫描时间可能略有不同。为了提高腺瘤与转移瘤鉴别诊断的准确性,国外研究者采用了同一次增强扫描获得的碘密度与虚拟平扫的比值进行更准确的鉴别,腺瘤的特点为血供丰富但平扫 CT 值低,而转移瘤的特点则相反,通过反映强化部分的碘密度与反映非强化部分的虚拟平扫值相比,将二者的差异性进一步放大,鉴别诊断的准确率可达 95%。除此之外,能量曲线以及有效原子序数等参数也有一定的鉴别诊断价值。

(六)女性生殖器官

虽然没有被广泛研究,但与其他器官相同的基本原理也适用于生殖系统。碘密度图和低能级图像可以提高对强化间隔的识别,可以用来区分女性生殖系统良恶性肿瘤。采用低能级图像评估子宫内膜癌肌层浸润深度时,敏感度、特异度、准确率分别约 91%、100%、94%,而常规等效 CT 图像仅为 57%、86% 和 71%。在宫颈恶性肿瘤中,碘密度图在评估放化疗的反应和预测预后方面显示出良好的前景。碘含量测定在区分宫颈癌受累淋巴结与正常或反应性淋巴结方面也显示出了良好的前景,转移性淋巴结的碘含量显著降低。

约 70% 的卵巢癌患者在进行确定分期的剖腹探查术时被发现有腹膜转移。上皮性卵巢癌在初次治疗和复发时考虑行细胞减灭术,并且已经证实,术后生存率的提高与疾病最小残留量有关。因此,准确的腹膜转移的影像学检测对卵巢癌的分期和随访非常重要。目前,CT 被认为是评估已知或可疑腹膜转移患者的最佳成像方式。最近研究表明,40~50keV 单能量 CT 可提高卵巢癌腹膜种植转移的诊断准确性。

(七)男性生殖器官

能量 CT 在前列腺癌放疗中比常规 CT 有三种好处:①提供了更多关于身体物理特性的信息,利于剂量计算;②提高了肿瘤的可视化,可用于多种恶性肿瘤以及有风险脏器的靶区勾画,从而减少治疗的不确定性;③提供定量生理信息,可用于个性化和量化治疗。

五、胃小肠疾病及结直肠疾病的专病应用

(一)出血

能量 CT 在肠道疾病的应用之一是评估活动性出血。低能级图像强调活动性外渗,可能有助于检测

腔内出血。使用虚拟平扫图像代替真实平扫图像也有可能减少活动性胃肠道出血的射线辐射,并允许在非专用门静脉期扫描中可靠地检测出血。能量 CT 数据的进一步分析有助于对含有镁、铝或铋的口服消化不良药物与出血的鉴别,从而提高对胃肠道出血的诊断准确性。

(二)缺血

急性肠缺血是常见的急腹症之一,早期诊断对于临床治疗及预后至关重要。增强 CT 是诊断急性肠缺血的首选成像技术。但其传统的影像表现往往无特异性,易与炎性病变等混淆。能量 CT 碘密度图和低能级图像诊断早期缺血的性能会有所改善。

(三)炎症

已经证实肠道克罗恩病活动性炎症的严重程度与碘密度图和光谱曲线有关。使用低能级图像对活动性炎症的定性评估也可能得到改善。目前诊断活动性炎症最有用的低能级推荐设置为 40keV。同样,上述能谱参数在急性阑尾炎的诊断及并发症的评估方面的应用也具有价值。

(四)息肉

CT 结肠造影术使用低剂量 CT 来评估结肠是否有息肉。电子粪便清洁通常用于纠正肠道准备不足,方法是使用碘或钡标记粪便。电子清洗通常会导致伪影,从而降低图像质量。能量 CT 数据可以更好地进行电子清洗和粪便标记,提高图像质量。深度学习现在被用来改进电子清洗算法,并且已经证明在使用能量 CT 数据时效果更好。

(五)肿瘤

增强 CT 是胃肠道肿瘤首选的成像技术。能量 CT 在胃肠道肿瘤的主要应用优势在于低能级图像和碘密度图、有效原子序数图、虚拟平扫图像等。这类参数在确定肿瘤组织学起源和分级方面也显示出应用前景,包括鉴别壶腹肿瘤的组织学起源、鉴别肠腺癌和淋巴瘤、区分胃食管交界处的鳞状细胞癌和腺癌、鉴别高风险和低风险胃肠道间质瘤、用微卫星不稳定性或高分级特征诊断结直肠癌等。40keV 图像可以更准确地评估胃肠道肿瘤的术前分期,可帮助确定肿瘤是否突破浆膜、评估淋巴结转移等。胃肠道肿瘤的虚拟平扫图像有希望替代真实平扫图像,从而减少患者接受的辐射剂量。

(六)肠蠕动伪影

能量 CT 无水碘密度图可进一步减少蠕动伪影,从而提高相邻脏器疾病诊断的准确性,降低假阳性率和假阴性率。

六、腹腔及腹膜后疾病的专病应用

(一)腹膜后淋巴结评估

腹膜后淋巴结是多种腹盆部肿瘤转移的路径,准确地评估腹膜后淋巴结是否转移对于临床准确分期及治疗非常重要。常规 CT 主要基于形态学进行鉴别,准确性较低。能量 CT 在形态学的基础上,可进行功能参数成像,以进一步测定淋巴结的血供及 ECV 等指标,可提高诊断准确性。能量 CT 可通过碘密度图、光谱曲线、散点图、直方图等定性分析工具去除伪影、进行转移性与非转移性淋巴结的鉴别,这些技术有望用于对腹膜后淋巴结转移的检出。

(二)腹膜评估

能量 CT 的虚拟平扫、40keV VMI 图像可辅助临床判断腹腔积液性质以及增加增厚强化腹膜的显示对比度,从而提高腹腔积液是否发生感染的诊断信心。另外,还可用于提高卵巢癌腹膜种植转移的诊断准确性。

七、小结

目前,能量 CT 最成熟的应用是使用低能级和高能级单能量图像,更好地凸显强化组织结构、提高组织对比度、减少对比剂用量和减少图像伪影等,以优化 CT 的解剖学评估。同时,虚拟平扫、碘密度图和有效原子序数图、电子密度等高级参数则可实现对特定物质成分的定性及精准定量评估,可常规化用于腹部各脏器的功能学评估。然而,目前没有足够的知识来创建一个临床上全面可靠的诊断标准与鉴别阈值。不同设备和不同算法之间存在差异,这可能会妨碍临床上使用跨平台鉴别阈值的可行性。但大量的基础及临床研究已经发表,其中不少为腹部疾病的诊断及鉴别诊断提供了新的思路及参考标准,未来能量 CT 在腹部的临床应用会逐渐趋于深入和完善。

（潘雪琳　帅桃　陈晨阳　陈钇地　汪翊　李峥艳　张晗媚　陈云天　谢淋旭　于浩鹏　刘丹　杨玲　刘曦娇　姚晋）

参 考 文 献

［1］MAJEED N F,BRASCHI AMIRFARZAN M,WALD C,et al. Spectral detector CT applications in advanced liver imaging. Br J Radiol,2021,94(1123):20201290.

［2］Adam S Z,Rabinowich A,Kessner R,et al. Spectral CT of the abdomen:Where are we now?. Insights Imaging,2021,12(1):138.

［3］NAGAYAMA Y,IYAMA A,ODA S,et al. Dual-layer dual-energy computed tomography for the assessment of hypovascular hepatic metastases:impact of closing k-edge on image quality and lesion detectability. Eur Radiol,2019,29(6):2837-2847.

［4］KIM K W,LEE J M,KLOTZ E,et al. Quantitative CT color mapping of the arterial enhancement fraction of the liver to detect hepatocellular carcinoma. Radiology,2009,250(2):425-434.

［5］SUN J X,GUO R P,BI X Y,et al. Guidelines for diagnosis and treatment of hepatocellular carcinoma with portal vein tumor thrombus in China(2021 edition). Liver Cancer,2022,11(4):315-328.

［6］ASCENTI G,SOFIA C,MAZZIOTTI S,et al. Dual-energy CT with iodine quantification in distinguishing between bland and neoplastic portal vein thrombosis in patients with hepatocellular carcinoma. Clin Radiol,2016,71(9):e1-e9.

［7］QIAN L J,ZHU J,ZHUANG Z G,et al. Differentiation of neoplastic from bland macroscopic portal vein thrombi using dual-energy spectral CT imaging:a pilot study. Eur Radiol,2012,22(10):2178-2185.

［8］GOO H W,GOO J M. Dual-energy CT:new horizon in medical imaging. Korean J Radiol,2017,18(4):555-569.

［9］CHOI W S,CHANG W,LEE M,et al. Spectral CT-based Iodized oil quantification to predict tumor response following chemoembolization of hepatocellular carcinoma. J Vasc Interv Radiol,2021,32(1):16-22.

［10］郑传胜,程英升. 中华影像医学:介入放射学卷.2 版. 北京:人民卫生出版社,2019 :434.

［11］MAJEED N F,ALI S M,THERRIEN J,et al. Virtual monoenergetic spectral detector CT for preoperative CT angiography in liver donors. Curr Probl Diagn Radiol,2022,51(4):517-523.

［12］LAMMERT F,GURUSAMY K,KO C W,et al. Gallstones. Nat Rev Dis Primers,2016,2 :16024.

［13］YANG C B,ZHANG S,JIA Y J,et al. Clinical application of dual-energy spectral computed tomography in detecting cholesterol gallstones from surrounding bile. Acad Radiol,2017,24(4):478-482.

［14］GORE R M,THAKRAR K H,NEWMARK G M,et al. Gallbladder imaging. Gastroenterol Clin North Am,2010,39(2):265-287.

［15］HUDA F,LEBEDIS C A,QURESHI M M,et al. Acute cholecystitis:diagnostic value of dual-energy CT-derived iodine map and low-keV virtual monoenergetic images. Abdom Radiol(NY),2021,46(11):5125-5133.

［16］DASARI B V,TAN C J,GURUSAMY K S,et al. Surgical versus endoscopic treatment of bile duct stones. Cochrane Database Syst Rev,2013(9):CD003327.

［17］RATANAPRASATPORN L,UYEDA J W,WORTMAN J R,et al. Multimodality imaging,including dual-energy CT,in the evaluation of gallbladder disease. Radiographics,2018,38(1):75-89.

［18］RIZVI S,GORES G J. Pathogenesis,diagnosis,and management of cholangiocarcinoma. Gastroenterology,2013,145(6):1215-1229.

［19］WEI W,YU Y,LV W,et al. Predictive value of dual-energy spectral computed tomographic imaging on the histological origin of carcinomas in the ampullary region. Abdom Imaging,2014,39(4):702-710.

［20］EL KAYAL N,LENNARTZ S,EKDAWI S,et al. Value of spectral detector computed tomography for assessment of pancreatic lesions. Eur J Radiol,2019,118 :215-222.

［21］SCHIMA W,BÖHM G,RÖSCH C S,et al. Mass-forming pancreatitis versus pancreatic ductal adenocarcinoma:CT and MR imaging for differentiation. Cancer Imaging,2020,20(1):52.

［22］EUROPEAN STUDY GROUP ON CYSTIC TUMOURS OF THE PANCREAS. European evidence-based guidelines on pancreatic cystic neoplasms. Gut,2018,67(5):789-804.

[23] PERRI G, MARCHEGIANI G, FRIGERIO I, et al. Management of pancreatic cystic lesions. Dig Surg, 2020, 37(1):1-9.

[24] GROßE HOKAMP N, LENNARTZ S, SALEM J, et al. Dose independent characterization of renal stones by means of dual energy computed tomography and machine learning: an ex-vivo study. Eur Radiol, 2020, 30(3):1397-1404.

[25] LIU KOT K, LABAGNARA K, KIM J I, et al. Evaluating the American Urologic Association(AUA) dietary recommendations for kidney stone management using the National Health And Nutritional Examination Survey(NHANES). Urolithiasis, 2023, 51(1):60.

[26] TRAN L, XIAO J F, AGARWAL N, et al. Advances in bladder cancer biology and therapy. Nat Rev Cancer, 2021, 21(2):104-121.

[27] NAKAGAWA M, NAIKI T, NAIKI-ITO A, et al. Usefulness of advanced monoenergetic reconstruction technique in dual-energy computed tomography for detecting bladder cancer. Jpn J Radiol, 2022, 40(2):177-183.

[28] ONTARIO HEALTH(QUALITY). Enhanced visualization methods for first transurethral resection of bladder tumour in suspected non-muscle-invasive bladder cancer: a health technology assessment. Ont Health Technol Assess Ser, 2021, 21(12):1-123.

[29] BICCI E, MASTROROSATO M, DANTI G, et al. Dual-Energy CT applications in urinary tract cancers: an update. Tumori, 2023, 109(2):148-156.

[30] LKASSEM A A, ALLEN B C, SHARBIDRE K G, et al. Update on the role of imaging in clinical staging and restaging of renal cell carcinoma based on the AJCC 8th edition, from the AJR special series on cancer staging. AJR Am J Roentgenol, 2021, 217(3):541-555.

[31] ZHANG X F, LU Q, WU L M, et al. Quantitative iodine-based material decomposition images with spectral CT imaging for differentiating prostatic carcinoma from benign prostatic hyperplasia. Acad Radiol, 2013, 20(8):947-956.

[32] NAGAYAMA Y, INOUE T, ODA S, et al. Adrenal adenomas versus metastases: diagnostic performance of dual-energy spectral CT virtual noncontrast imaging and iodine maps. Radiology, 2020, 296(2):324-332.

[33] ZHANG X X, ZHANG G M Y, XU L L, et al. Utilization of virtual non-contrast images and virtual mono-energetic images acquired from dual-layer spectral CT for renal cell carcinoma: image quality and radiation dose. Insights Imaging, 2022, 13(1):12.

[34] SUN G X, CHEN J R, LIANG J Y, et al. Integrated exome and RNA sequencing of *TFE3*-translocation renal cell carcinoma. Nat Commun, 2021, 12(1):5262.

[35] LUO C H. Retroperitoneal tumor: clinical management. Dordrecht: Springer, 2018:245-251.

[36] AJANT J A, D'AMICO T A, BENTREM D J, et al. Gastric cancer, version 2. 2022, NCCN clinical practice guidelines in oncology. J Natl Compr Canc Netw, 2022, 20(2):167-192.

[37] WANG F H, ZHANG X T, LI Y F, et al. The Chinese Society of Clinical Oncology(CSCO): clinical guidelines for the diagnosis and treatment of gastric cancer, 2021. Cancer Commun(Lond), 2021, 41(8):747-795.

[38] LI J J, LIU W, JIN Z Y, et al. Improved visualization of gastric cancer and increased diagnostic performance in lesion depiction and depth identification using monoenergetic reconstructions from a novel dual-layer spectral detector CT. Acad Radiol, 2020, 27(6):e140-e147.

[39] DANE B, SARKAR S, NAZARIAN M, et al. Crohn disease active inflammation assessment with iodine density from dual-energy CT enterography: comparison with histopathologic analysis. Radiology, 2021, 301(1):144-151.

[40] DANE B, KERNIZAN A, O'DONNELL T, et al. Crohn's disease active inflammation assessment with iodine density from dual-energy CT enterography: comparison with endoscopy and conventional interpretation. Abdom Radiol(NY), 2022, 47(10):3406-3413.

[41] 林晓强, 韩涛, 景梦园, 等. 对比评估双能 CT、MRI 定量参数对直肠癌 KRAS 基因突变的价值. 中国医学科学院学报, 2022, 44(4):606-613.

[42] LIU J K, PAN H, LIN Q, et al. Added value of spectral parameters in diagnosing metastatic lymph nodes of pT1-2 rectal cancer. Abdom Radiol(NY), 2023, 48(4):1260-1267.

[43] CHEN Y, WEN Z Q, MA Y R, et al. Metastatic lymph node calcification in rectal cancer: comparison of CT and high-resolution MRI. Jpn J Radiol, 2021, 39(7):642-651.

[44] MESSIOU C, MOSKOVIC E, VANEL D, et al. Primary retroperitoneal soft tissue sarcoma: imaging appearances, pitfalls and diagnostic algorithm. Eur J Surg Oncol, 2017, 43(7):1191-1198.

[45] GREFFIER J, SI-MOHAMED S, DABLI D, et al. Performance of four dual-energy CT platforms for abdominal imaging: a task-based image quality assessment based on phantom data. Eur Radiol, 2021, 31(7):5324-5334.

[46] BAE K, JEON K N, KIM J E, et al. Abdominal CT in patients with arms down positioning: effect of virtual monoenergetic

reconstruction on diagnostic image quality. Abdom Radiol (NY), 2021, 46 (10): 5037-5046.

[47] YOON J H, CHANG W, LEE E S, et al. Double low-dose dual-energy liver CT in patients at high-risk of HCC: a prospective, randomized, single-center study. Invest Radiol, 2020, 55 (6): 340-348.

[48] SAKABE D, NAKAURA T, ODA S, et al. Decreasing the radiation dose for contrast-enhanced abdominal spectral CT with a half contrast dose: a matched-pair comparison with a 120 kVp protocol. BJR Open, 2020, 2 (1): 20200006.

[49] REIMER R P, GROßE HOKAMP N, FEHRMANN EFFEROTH A, et al. Virtual monoenergetic images from spectral detector computed tomography facilitate washout assessment in arterially hyper-enhancing liver lesions. Eur Radiol, 2021, 31 (5): 3468-3477.

[50] GROßE HOKAMP N, OBMANN V C, KESSNER R, et al. Improved visualization of hypodense liver lesions in virtual monoenergetic images from spectral detector CT: Proof of concept in a 3D-printed phantom and evaluation in 74 patients. Eur J Radiol, 2018, 109 : 114-123.

[51] GROßE HOKAMP N, HÖINK A J, DOERNER J, et al. Assessment of arterially hyper-enhancing liver lesions using virtual monoenergetic images from spectral detector CT: phantom and patient experience. Abdom Radiol (NY), 2018, 43 (8): 2066-2074.

[52] NAGAYAMA Y, KATO Y, INOUE T, et al. Liver fibrosis assessment with multiphasic dual-energy CT: diagnostic performance of iodine uptake parameters. Eur Radiol, 2021, 31 (8): 5779-5790.

[53] YOON J H, LEE J M, KIM J H, et al. Hepatic fibrosis grading with extracellular volume fraction from iodine mapping in spectral liver CT. Eur J Radiol, 2021, 137 : 109604.

[54] MORITA K, NISHIE A, USHIJIMA Y, et al. Noninvasive assessment of liver fibrosis by dual-layer spectral detector CT. Eur J Radiol, 2021, 136 : 109575.

[55] CHOI B, CHOI I Y, CHA S H, et al. Feasibility of computed tomography texture analysis of hepatic fibrosis using dual-energy spectral detector computed tomography. Jpn J Radiol, 2020, 38 (12): 1179-1189.

[56] MOLWITZ I, CAMPBELL G M, YAMAMURA J, et al. Fat quantification in dual-layer detector spectral computed tomography: experimental development and first in-patient validation. Invest Radiol, 2022, 57 (7): 463-469.

[57] LAUKAMP K R, LENNARTZ S, HASHMI A, et al. Iodine accumulation of the liver in patients treated with amiodarone can be unmasked using material decomposition from multiphase spectral-detector CT. Sci Rep, 2020, 10 (1): 6994.

[58] MA Q M, HU J, YANG W, et al. Dual-layer detector spectral CT versus magnetic resonance imaging for the assessment of iron overload in myelodysplastic syndromes and aplastic anemia. Jpn J Radiol, 2020, 38 (4): 374-381.

[59] REIMER R P, GROßE HOKAMP N, NIEHOFF J, et al. Value of spectral detector computed tomography for the early assessment of technique efficacy after microwave ablation of hepatocellular carcinoma. PLoS One, 2021, 16 (6): e0252678.

[60] WANG G R, GAO Q Z, WANG Z W, et al. Reduction of microwave ablation needle related metallic artifacts using virtual monoenergetic images from dual-layer detector spectral CT in a rabbit model with VX2 tumor. Sci Rep, 2021, 11 (1): 9295.

[61] NG Y S, XI Y, QIAN Y X, et al. Use of spectral detector computed tomography to improve liver segmentation and volumetry. J Comput Assist Tomogr, 2020, 44 (2): 197-203.

[62] SHAPIRA N, FOKUHL J, SCHULTHEIß M, et al. Liver lesion localisation and classification with convolutional neural networks: a comparison between conventional and spectral computed tomography. Biomed Phys Eng Express, 2020, 6 (1): 015038.

[63] NAGAYAMA Y, TANOUE S, INOUE T, et al. Dual-layer spectral CT improves image quality of multiphasic pancreas CT in patients with pancreatic ductal adenocarcinoma. Eur Radiol, 2020, 30 (1): 394-403.

[64] AGOSTINI A, BORGHERESI A, BRUNO F, et al. New advances in CT imaging of pancreas diseases: a narrative review. Gland Surg, 2020, 9 (6): 2283-2294.

[65] DAR G, GOLDBER S N, HILLER N, et al. CT severity indices derived from low monoenergetic images at dual-energy CT may improve prediction of outcome in acute pancreatitis. Eur Radiol, 2021, 31 (7): 4710-4719.

[66] ANDERSEN M B, EBBESEN D, THYGESEN J, et al. Impact of spectral body imaging in patients suspected for occult cancer: a prospective study of 503 patients. Eur Radiol, 2020, 30 (10): 5539-5550.

[67] WANG Y D, HU X F, SHI S Y, et al. Utility of quantitative metrics from dual-layer spectral-detector CT for differentiation of pancreatic neuroendocrine tumor and neuroendocrine carcinoma. AJR Am J Roentgenol, 2022, 218 (6): 999-1009.

[68] LAUKAMP K R, TIRUMANI S H, LENNARTZ S, et al. Evaluation of equivocal small cystic pancreatic lesions with spectral-detector computed tomography. Acta Radiol, 2021, 62 (2): 172-181.

[69] WU L D, WEN K, CHENG Z R, et al. Retroperitoneal bronchogenic cyst in suprarenal region treated by laparoscopic resection: a case report. World J Clin Cases, 2021, 9 (24): 7245-7250.

［70］NODA Y，PISUCHPEN N，MERCALDO N D，et al. Arterial involvement and resectability scoring system to predict R0 resection in patients with pancreatic ductal adenocarcinoma treated with neoadjuvant chemoradiation therapy. Eur Radiol，2022，32（4）：2470-2480.

［71］HINDMAN N M，MEGIBOW A J. One-stop shopping：dual-energy CT for the confident diagnosis of adrenal adenomas. Radiology，2020，296（2）：333-334.

［72］SUN F K，ZHUO R，MA W M，et al. Retrospective analysis of variant venous anatomy in 303 laparoscopic adrenalectomies and its clinical implications. J Surg Oncol，2019，119（6）：801-806.

［73］DRLJEVIC-NIELSEN A，DONSKOV F，MAINS J R，et al. Prognostic utility of parameters derived from pretreatment dual-layer spectral-detector CT in patients with metastatic renal cell carcinoma. AJR Am J Roentgenol，2022，218（5）：867-876.

［74］KESSNER R，GROßE HOKAMP N，CIANCIBELLO L，et al. Renal cystic lesions characterization using spectral detector CT（SDCT）：added value of spectral results. Br J Radiol，2019，92（1100）：20180915.

［75］SOESBE T C，ANANTHAKRISHNAN L，LEWIS M A，et al. Pseudoenhancement effects on iodine quantification from dual-energy spectral CT systems：a multi-vendor phantom study regarding renal lesion characterization. Eur J Radiol，2018，105：125-133.

［76］SAITO H，NODA K，OGASAWARA K，et al. Reduced iodinated contrast media for abdominal imaging by dual-layer spectral detector computed tomography for patients with kidney disease. Radiol Case Rep，2018，13（2）：437-443.

［77］GROßE HOKAMP N，SALEM J，HESSE A，et al. Low-dose characterization of kidney stones using spectral detector computed tomography：an ex vivo study. Invest Radiol，2018，53（8）：457-462.

［78］SOESBE T C，ANANTHAKRISHNAN L，LEWIS M A. Differentiating unexpected hyperattenuating intraluminal material from gastrointestinal bleeding on contrast enhanced dual-energy CT.Radiol Case Rep，2021，16（12）：3662-3665.

［79］OBMANN M M，SUN Y X，AN C，et al. Bowel peristalsis artifact on dual-energy CT：in vitro study on the influence of different dual-energy CT platforms and enteric contrast agents. AJR Am J Roentgenol，2022，218（2）：290-299.

［80］REIMER R P，GERTZ R J，PENNIG L，et al. Value of spectral detector computed tomography to differentiate infected from noninfected thoracoabominal fluid collections. Eur J Radiol，2021，145：110037.

［81］WANG J，ZHANG L，CHENG S M，et al. The evaluation of portal hypertension in cirrhotic patients with spectral computed tomography. Acta Radiol，2023，64（3）：918-925.

［82］GROSU S，WANG Z J，OBMANN M M，et al. Reduction of peristalsis-related streak artifacts on the liver with dual-layer spectral CT. Diagnostics（Basel），2022，12（4）：782.

［83］MARTIN S S，TRAPP F，WICHMANN J L，et al. Dual-energy CT in early acute pancreatitis：improved detection using iodine quantification. Eur Radiol，2019，29（5）：2226-2232.

第十二章 骨肌临床专病应用

第一节 骨肌扫描技术及评估方法

一、能量 CT 规范化扫描技术

(一)基于球管的能量 CT 扫描技术

1. GSI 扫描技术要点 采用 GSI 螺旋扫描模式,高低管电压瞬时切换技术。扫描参数设置:80/140kVp,200mAs,球管旋转时间 0.8s,准直 128×0.625mm,图像矩阵为 512×512,自适应统计迭代重建算法等级选择 30%,滤波函数为标准算法 Stnd,层厚、层间距均为 0.625mm,同时保存 GSI 能谱数据。

2. 双源 CT 扫描技术要点 采用双能量螺旋扫描模式,A、B 双球管双探测器同时采集数据。双能量扫描范围受限于探测器视野,建议采用正位和侧位双定位像,确保被检部位在扫描野中心。扫描参数设置:80/Sn140kVp,150mAs/83mAs,开启 Care Dose 技术,球管旋转时间 0.5s,准直 128×0.6mm,图像矩阵为 512×512,迭代重建算法 ADMIRE 等级选择 3,滤波函数为标准算法 Br40,层厚、层间距均为 1mm,同时保存双能量数据。

(二)基于探测器的能量 CT 扫描技术

1. 平扫技术要点 采用螺旋扫描模式,扫描参数设置:120kVp,200mAs,球管旋转时间 0.5s,准直 128×0.625mm,图像矩阵为 512×512,迭代重建算法 idose^4,等级选择 3～4,滤波函数为标准算法 Standard(B),层厚、层间距均为 1mm,同时重建 SBI 数据包。

2. 增强扫描技术要点 采用螺旋扫描模式,对比剂用量 50～70ml 或 0.9～1.2ml/kg,高压注射器团注给药,注射速率 2.0～3.0ml/s,动脉期于对比剂注射开始 28～30s 启动扫描或选择动态监测触发扫描,阈值为 150HU,延迟时间为 6s 或最小值,静脉期于对比剂注射开始 55～60s 启动扫描,如表 12-1-1 所示。

表 12-1-1 不同能量 CT 的扫描参数

能量 CT 成像技术		管电压/kVp	管电流/mAs	剂量指数/mSv	旋转时间/s	螺距	准直/mm	重建算法	滤波函数
基于球管	快速管电压切换技术	80/140	200	/	0.8	0.992	128×0.625	ASIR-V:30%	Stnd
	双源 CT 技术	80/Sn140	150/83	/	0.5	0.7	128×0.6	ADMIRE:3	Br40
基于探测器	双层探测器技术	120	200	13.2	0.5	0.5	128×0.625	idose^4:3～4	Standard(B)

注:ASIR-V,adaptive statistical iterative reconstruction-V, 自适应统计迭代重建算法;ADMIR,advanced model-based iterative reconstruction,高级模型迭代重建算法;idose^4,iterative dose reduction technique 4,第四代混合迭代降噪技术。

二、能量 CT 形态学评估方法

(一)肿瘤边界及周围侵犯情况

能量 CT 成像可更清晰地评估肿瘤边界及周围组织的侵犯情况。如图 12-1-1 所示,常规 CT 图像显

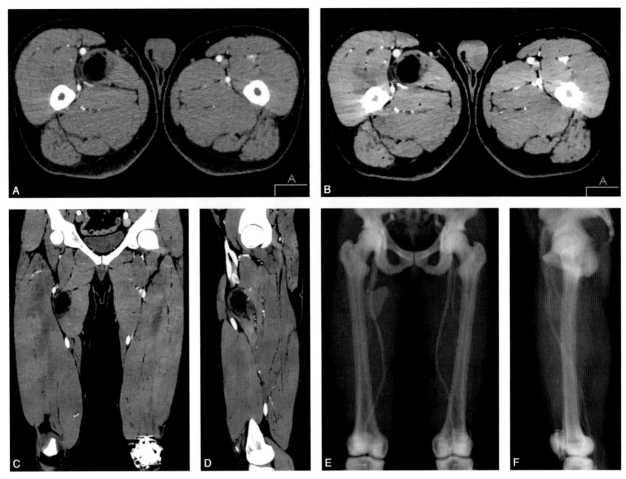

图 12-1-1　右下肢高分化脂肪肉瘤增强 CT 图像

注:A、B 分别为轴位常规 CT 图像、单能量 40keV 图像;C、D 分别为冠状位、矢状位图像,肿瘤被标记为红色,与周围组织结构分界清晰;E、F 分别为冠状位、矢状位体积测量图像,肿瘤的体积为 53.8cm³。

示肿瘤与周围软组织分界欠清,而 40keV 图像可清晰显示肿瘤的边界,与周围正常组织分界清晰,周围骨质及周围软组织无受侵。

(二)肿瘤体积测量

能量 CT 成像可实现更精准地组织提取和体积测量。采用 40keV 单能量图像提取靶向组织,可进行单独显示和体积测量,如图 12-1-1 所示。

三、能量 CT 功能学评估方法

(一)有效原子序数图

有效原子序数图可提供物质成分相关的信息,通过色彩量化的方式区分密度相同的不同物质成分,或识别组织来源相同的结构或病变,如图 12-1-2 所示。

(二)电子密度图

电子密度图可代表单位体积内电子数量,反映物质的电子密度值,如图 12-1-2 所示。

(三)钙抑制图

钙抑制图可提供骨髓病变的信息,评估骨肿瘤的骨髓浸润或骨挫伤,如图 12-1-2 所示。

(四)碘密度图

碘密度图可提供碘对比剂空间分布的相关信息,并定量碘密度,反映组织或病变的一过性灌注信息。不同的病变或组织,一般碘密度不同,如图 12-1-3 所示。

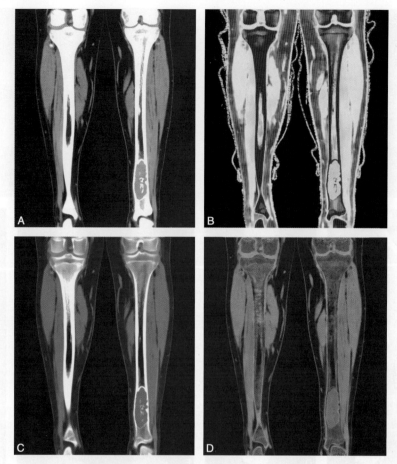

图 12-1-2 左胫骨纤维源性肿瘤平扫 CT 图像

注:A～D 分别为冠状位的常规 CT 图像、有效原子序数图像、电子密度图像、钙抑制图像。B～D 对病灶范围的显示均优于 A。

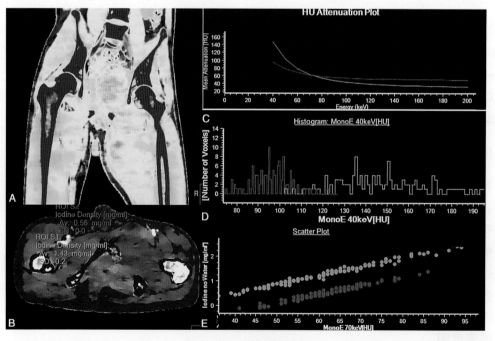

图 12-1-3 骨盆增强 CT

注:A、B 分别为冠状位有效原子序数图和轴位碘密度图;C～E 分别为尤因肉瘤(蓝色 S1)、正常肌肉(紫色 S2)的光谱曲线、光谱直方图、光谱散点图,S1、S2 表现均不同。

（五）衰减曲线、直方图、散点图

　衰减曲线、直方图、散点图可进行多个 ROI 的对比分析，通常组织来源不同的 ROI 表现出不同的曲线斜率，直方图和散点图部分重合或无重合，如图 12-1-3 所示。

第二节　脊柱关节疾病

一、椎间盘突出症精准评估

（一）临床表现

【病例】68 岁女性患者，因"腰背部、双下肢疼痛 20 年，加重 3 年"入院。

（二）影像表现

【病例】患者接受了 CT 检查，具体影像表现如图 12-2-1、图 12-2-2 所示。

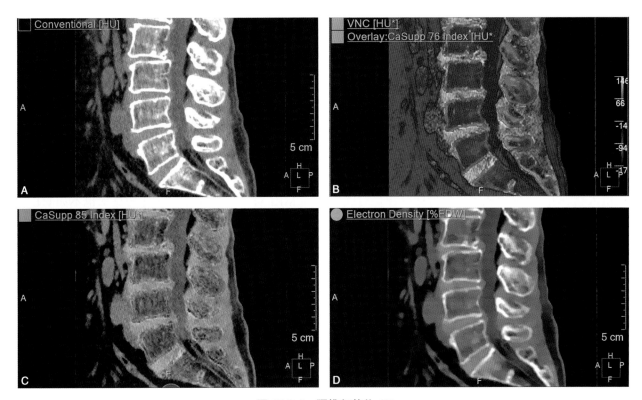

图 12-2-1　腰椎矢状位 CT

注：A 为常规 CT 图像；B 为虚拟平扫与钙抑制融合图；C 为钙抑制图；D 为电子密度图。与 A 相比，B～D 可以清晰显示腰 2～5 椎间盘向后突出。

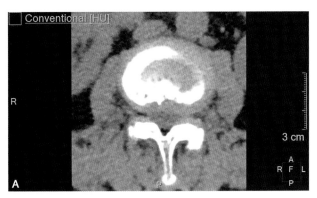
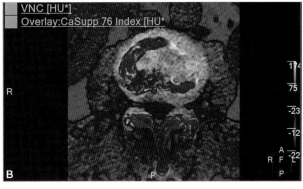

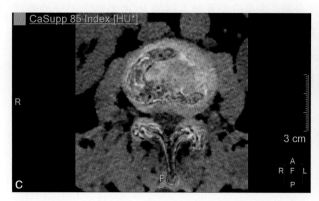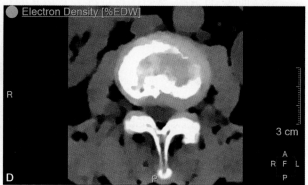

图 12-2-2 腰椎轴位 CT

注:A 为常规 CT 图像;B 为虚拟平扫与钙抑制融合图;C 为钙抑制图;D 为电子密度图。与 A 相比,B~D 可以清晰显示椎间盘。

(三)临床诊断

【病例】腰椎间盘突出。

(四)病例讨论

椎间盘退行性疾病是一种常见的与年龄相关的疾病,可引起下腰痛,常见的并发症是脊髓或脊神经根受压。MRI 是首选诊断成像方式,能在椎间盘和脑脊液之间提供良好的分界。然而 MRI 在临床应用中存在一些局限,例如检查时间较长,费用较 CT 高,患者存在一些检查禁忌(如受检者体内有铁磁性金属植入物、幽闭恐惧症或难以保持仰卧和长时间静止)。MRI 对钙化灶和骨骼病灶的显示也不如 CT 准确和敏感。尽管目前临床上对于椎间盘的检查主要采用 MRI,但随着能量 CT 的发展,它被认为是一种潜在的更便宜、更快和全面的成像替代方法。基于对钙物质的识别和抑制,在钙抑制图中组织的含钙体素被虚拟 CT 值替代,无限接近于组织没有钙衰减时的 CT 值。能量 CT 钙抑制图抑制了骨组织的显示,从而更好地显示椎间盘病变。此外,由图 12-2-1、图 12-2-2 可以看出电子密度图亦能改善 CT 上椎间盘的显示。常规 CT 无法直接获得电子密度,通常需要通过 CT 值换算得到电子密度。能量 CT 电子密度图显示各体素所对应的电子密度的相对值分布,也就是和水的电子密度的比值,其测量结果乘以水的电子密度即为绝对电子密度。能量 CT 一次扫描就能够提供出电子密度图及钙抑制图,结合 CT 在观察骨骼病变的优势,有望提供高效且全面的一站式椎体检查,减轻患者的经济负担,优化专病诊疗流程。

二、假体周围骨溶解评估

(一)临床表现

【病例】53 岁女性患者,因右髋关节置换术后右髋疼痛 1 年入院。

(二)影像表现

【病例】患者接受了 CT 检查,具体影像表现如图 12-2-3 所示。

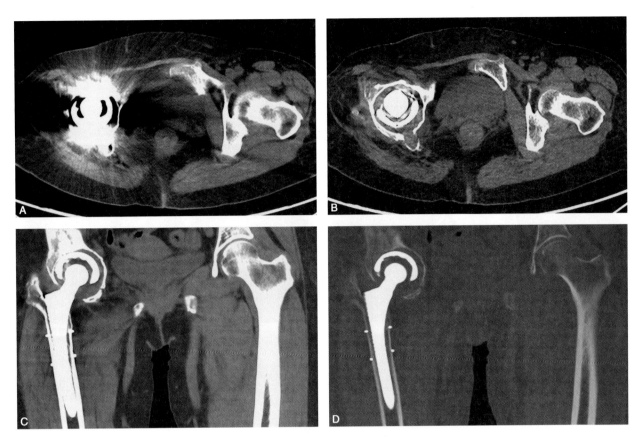

图 12-2-3　髋关节 CT 平扫

注:A 为常规 CT 轴位图像,右侧髋关节置换术后改变,局部见明显金属伪影,关节植入物及周围骨质、软组织观察不满意;B～D 分别为能量 CT 轴位图像、冠状位软组织窗图像、冠状位骨窗图像,金属植入物伪影减少,清晰显示了人工假体及其周围组织的解剖结构。B～D 提供了更为重要的影像信息:右侧髋关节假体周围髋臼骨皮质变薄,假体周围见软组织密度影,上述表现是假体周围骨溶解的典型征象。

（三）临床诊断

【病例】患者接受了"右髋人工关节假体取出＋全髋关节翻修＋骨溶解病灶清除术",术中取右髋组织进行临床诊断,诊断为:纤维组织增生,玻璃样变性,伴炎性细胞浸润,灶区钙化。

（四）病例讨论

假体周围骨溶解是关节置换术后以假体周围骨质缺损为主要表现的术后并发症,与磨损颗粒密切相关,病理表现为假体周围组织慢性异物肉芽肿样炎性改变。假体周围骨溶解导致的假体无菌性松动是全髋关节置换术后中晚期翻修的主要原因之一。该病起病隐匿,早期通常无临床症状,临床上常发生严重的骨质缺损而不得不进行复杂翻修术时才发现此病,因此经常导致延误治疗。

人工髋关节置换术后行常规 CT 检查,其常规 CT 图像金属伪影严重,邻近骨质密度、结构及周围软组织显示不清,导致对该病的诊断非常受限,极容易漏诊。而能量 CT 特有的单能量去除伪影技术迭代去金属伪影算法可以联合使用,从而进一步降低金属伪影的影响,清晰显示金属植入物、骨质及周围软组织的结构状态,提高骨-假体界面的可见度,提高了 CT 图像质量和诊断效能,尤其是在早期发现髋关节置换术后并发症的细微征象方面更有优势,极大增加了影像科医生及骨科医生的诊断信心。

三、内固定术后评估

（一）临床表现

【病例】71 岁男性患者，因腰椎内固定术后复查入院。

（二）影像表现

【病例】患者接受了 CT 检查，具体影像表现如图 12-2-4 所示。

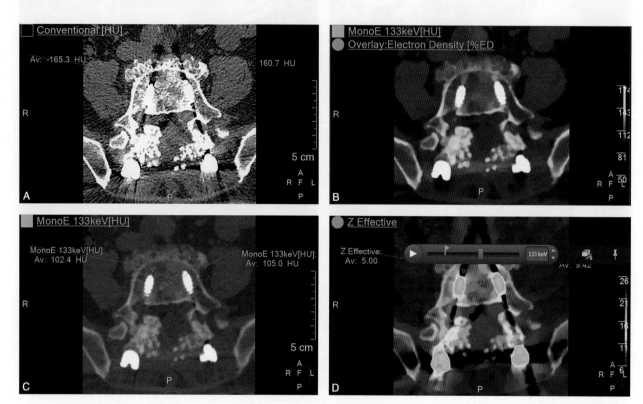

图 12-2-4　腰椎轴位 CT 平扫

注：A 为常规 CT 图像；B 为 133keV VMI 与电子密度融合图；C 为 133keV VMI；D 为有效原子序数图。与 A 相比，B 和 C 的去金属伪影效果更优。

（三）临床诊断

【病例】腰椎内固定术后检查。

（四）病例讨论

椎体金属内固定术后，影像学检查的目的在于确定内固定状态、椎体骨质情况及术后并发症等。X 线平片是术后复查的主要手段，但因其二维成像本质，常常无法准确判断金属植入物（或置入物）的具体部位。CT 检查时，由于线束硬化效应产生的伪影会严重降低金属周围组织的辨识度，尽管通过低窗位、高窗宽、迭代重组及缩小探测器的准直宽度等方法可减轻金属伪影，但是提供的影像解剖细节仍然无法满足临床诊断要求。能量 CT 采用能谱纯化技术对采集到的高、低能量级投影数据进行同源配对，可有效消除伪影带来的 CT 值"漂移"。O-MAR 是一种专用的骨科去金属伪影算法，可以有效抑制光子饥饿引起的低密度伪影。光谱高能级成像可有效降低因低能量光子被金属植入物吸收所造成的线束硬化伪影。O-MAR 技术＋高能级成像二者的结合，可以有效地去除金属植入物周边的散射线，恢复周围的暗区。有研究发现在骨科金属植入物患者的高密度和低密度伪影区域，100～200keV VMI 的伪影均低于常规 CT 图像，并且在相同能级下，100～200keV VMI＋O-MAR 的伪影指数均低于 VMI。上述说明在所研究能级范围内，VMI＋O-MAR 可以有效减少骨科金属植入物伪影，提高诊断效能。

第三节 骨肿瘤病变

一、多发性骨髓瘤病灶的显示

(一)临床表现

【病例】73 岁女性患者,因右上肢疼痛伴病理性骨折 1 个月余入院。

(二)影像表现

【病例】患者接受了 MRI 及 CT 平扫检查,具体影像表现如图 12-3-1～图 12-3-4 所示。

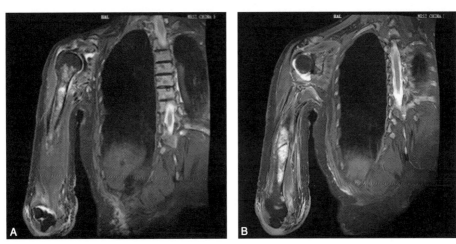

图 12-3-1 右侧肱骨 T₂WI MRI 图像

注:A、B 分别示右侧肱骨颈及骨干病灶,可见斑片状稍长 T₂ 信号影,并伴肱骨中段病理性骨折。

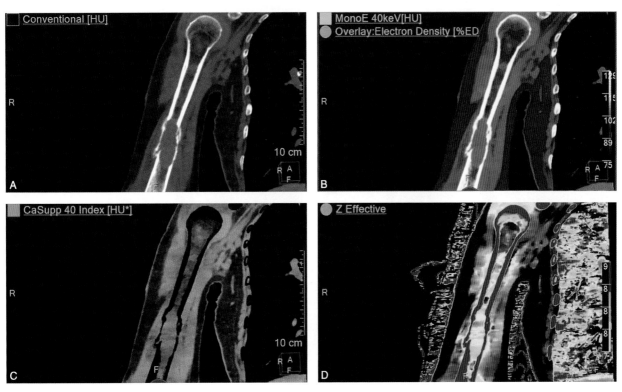

图 12-3-2 肱骨病灶浸润范围的优化显示

注:A 为常规 CT 图像;B 为 40keV 与电子密度融合图;C 为钙抑制图;D 为有效原子序数图。A 示右侧肱骨中段可见稍低密度肿块影并伴病理性骨折;B～D 示右侧肱骨颈、右侧肱骨干上中下段可见不同于骨髓腔密度的异常密度影。

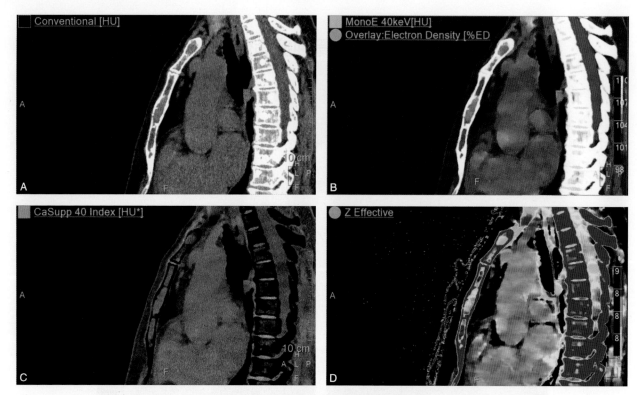

图 12-3-3　胸骨病灶浸润范围的优化显示

注:A 为常规 CT 图像;B 为 40keV 与电子密度融合图;C 为钙抑制图;D 为有效原子序数图。A 示胸骨中段稍低密度影,但病灶与正常骨髓腔的密度差较小,容易漏诊;B、D 清晰地显示了肿瘤的范围,并以不同色阶着色肿瘤组织,提升了病灶的可视化。

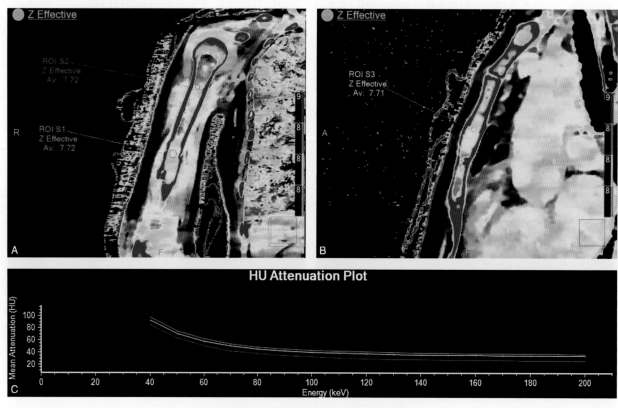

图 12-3-4　不同部位病灶的同源性分析

注:A 为测定肱骨病变区 S1 与 S2 的有效原子序数图;B 为测定胸骨病变区 S3 的有效原子序数图;C 为病灶 S1、S2、S3 对应的能量衰减曲线,曲线斜率相等,提示三个病灶为同源。

（三）临床诊断

【病例】临床诊断：镜检见慢性炎症伴骨及纤维组织增生，灶性肉芽组织增生伴较多浆细胞浸润。免疫组化染色：CD20（-）、CD138（+）、Mum-（+）、K（-）、λ（+）、Ki-67（MIB-1）（+，10%～20%）。基因重排：IGH（+），符合浆细胞瘤。由于患者胸骨柄及胸骨内存在类似溶骨性病灶，所以诊断结果为多发性骨髓瘤（multiple myeloma，MM）。

（四）病例讨论

MM 是一种浆细胞恶性肿瘤性疾病，又称浆细胞性骨髓瘤，其特征是骨髓中的恶性浆细胞异常增生并分泌单克隆免疫球蛋白（M 蛋白），是最常见的成人原发性骨髓异常疾病。骨侵犯是 MM 最常见的临床症状，也是该病主要的致病、致死原因。骨的病灶可以发生在多块骨骼，每一骨骼又可以发生多发病灶。

MM 在常规 CT 图像上表现为边界欠清晰的稍低密度结节，在 MRI 上表现为稍长 T_1、稍长 T_2 信号。国际骨髓瘤工作组推荐全身低剂量 CT 作为 MM 患者的首选影像检查方法，因为它可以显示溶骨性病灶及可能发生的病理性骨折。但 MRI 被认为是评估 MM 骨髓侵犯的金标准，因为 MRI 可以显示在传统的单能量 CT 上不容易看到的浸润性非溶骨性病变。研究显示能量 CT 的钙抑制序列可以通过提高骨髓的可视化，更好地显示 MM 的病灶，且与 MRI 具有相似的诊断效能（灵敏度 91.3%，特异度 90.9%）。

在这个病例中，能量 CT 的钙抑制图像、40keV 与电子密度融合图、有效原子序数图像清晰显示了右侧肱骨 MM 的侵犯范围，范围明显大于在常规 CT 图像上所示的肱骨中段病变。并且，有效原子序数图显示了肿瘤与正常组织的有效原子序数差异，并以不同色阶着色，提升了病变可视化，以更直观的方式展示病灶。能量 CT 所示的病灶范围与 MRI 所示的肿瘤侵犯范围基本一致。能量 CT 功能学评估分析发现右侧肱骨上段、右侧肱骨中段、胸骨的病灶的能量衰减曲线斜率相等，提示三个病灶为同源。

综上所述，多参数能量 CT 可以明显提高 MM 病灶的可视化，发现常规单能量 CT 上不易发现的病灶，提供病灶的定量定性分析信息，并且可以通过功能学评估分析不同病灶之间的同源性，可提供比常规 MRI 和 CT 更多的诊断信息。

二、金属内固定术后肿瘤复发显示

（一）临床表现

【病例】29 岁男性患者，因右胫骨近端骨巨细胞瘤术后 7 年余，复发 6 个月余入院。

（二）影像表现

【病例】患者接受了 CT 平扫检查，具体影像表现如图 12-3-5 所示。

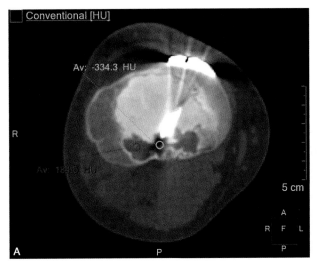
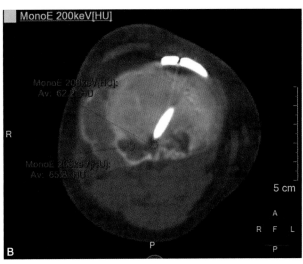

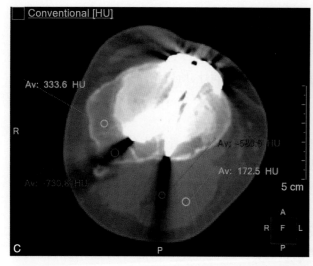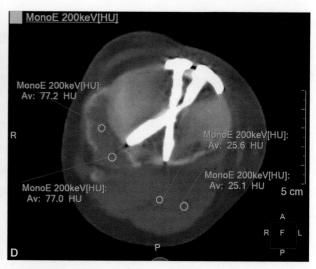

图 12-3-5 金属植入物周围骨肿瘤病变范围的优化显示

注：A、C 为常规 CT 图像；B、D 为 O-MAR+200keV 图像。A、C 示金属周围存在显著伪影，CT 值测量存在明显偏差，无法明确肿瘤是否累及伪影区域；B 示伪影区域与肿瘤组织的 CT 值基本相同，提示均为肿瘤区域，病变范围显示更加清晰；D 示伪影区域与周围的正常组织的 CT 值基本相同，明确为非肿瘤区域。

（三）临床诊断

【病例】免疫组化后临床诊断：骨巨细胞瘤，灶性区梭形细胞增生伴骨化生。免疫组化结果：P63（+）、G34W（-）、K36M（-）、CD163 单核细胞（+）、PG-M1 多核细胞（+）、SATB2（+）、D2-40（-）、Ki-67 1%～5%（+），结果支持骨巨细胞诊断。

（四）病例讨论

随着骨肿瘤手术技术的发展，通过手术在患者体内植入金属内固定物或者假体的情况越来越普遍。由于光子饥饿效应和 X 射线束硬化效应，这些金属物体会产生复杂的伪影，主要表现为从金属区域发出的条状伪影和多个金属之间的暗带区域，这些伪影使图像质量严重下降，严重影响对金属植入物周围结构的观察。

能谱技术和 O-MAR 重建算法是消减金属伪影的有效方法。能谱技术基于不同能谱下采集数据，获得不同光子能量的合成虚拟单能量图像。根据高能量 X 射线光子穿透能力强的特点，单能量高能级图像可以减少金属植入物造成的线束硬化伪影。O-MAR 技术是在原始数据空间而不是图像数据空间进行的投影数据重建技术，它可以分三阶段自动进行运算。这种基于投影数据空间的校正技术可以在保证和未校正数据完全一致的基础上大大改善图像质量。它的设计目的是揭示被金属伪影所掩盖的解剖细节。

在这个病例中，能量 CT 单能量高能级技术和 O-MAR 去金属伪影技术相结合很好地去除了金属植入物周围的光子饥饿伪影和线束硬化伪影，清晰显示了金属植入物周围的骨骼及软组织结构，并且通过 CT 值测量确定肿瘤是否累及伪影区域。如图 12-3-5D 所示，伪影区域与周围的正常骨组织的 CT 值基本相同，而与上方层面肿瘤组织的 CT 值不同，从而明确为非肿瘤区域。

综上所述，骨肿瘤术后的金属植入物产生的伪影会干扰对周围组织的观察，能量 CT 单能量高能级技术和 O-MAR 去金属伪影技术相结合，可以更好地去除金属伪影的干扰，更好地显示金属植入物周围的骨骼、软组织结构，并且可以通过 CT 值测量更好地判断在常规 CT 图像中被光子饥饿伪影和线束硬化伪影干扰的组织是否有肿瘤累及。

三、骨转移瘤检出率的提升

（一）临床表现

【病例】57 岁男性患者，因右上肺腺癌行一线甲磺酸奥希替尼靶向治疗入院。

（二）影像表现

【病例】患者接受了 CT 平扫检查，具体影像表现如图 12-3-6～图 12-3-9 所示。

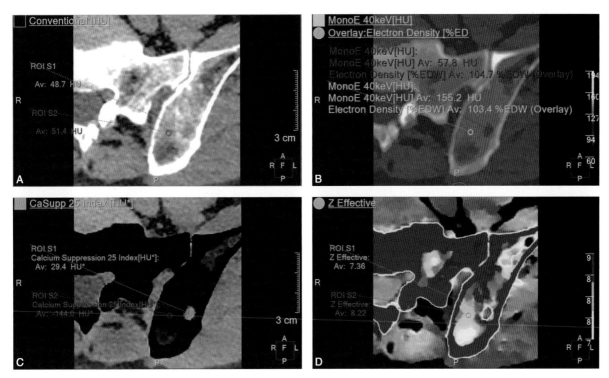

图 12-3-6　转移灶可视化及检出率的提升

注：A 为常规 CT 图像；B 为 40keV 与电子密度融合图；C 为钙抑制图；D 为有效原子序数图。A 示病灶（S1）与正常骨（S2）为等密度，B～D 示二者显著不同，病灶边界清晰。

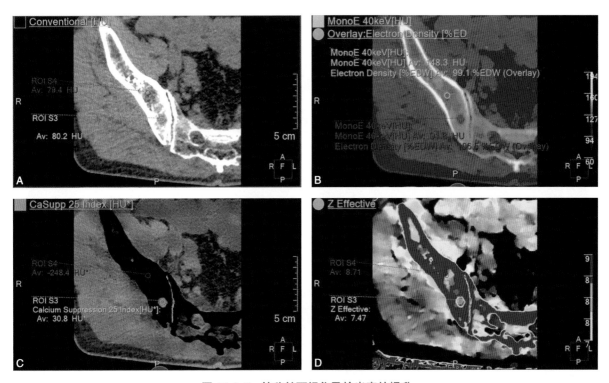

图 12-3-7　转移灶可视化及检出率的提升

注：A 为常规 CT 图像；B 为 40keV 与电子密度融合图；C 为钙抑制图；D 为有效原子序数图。A 示病灶（S3）与正常骨（S4）为等密度，B～D 示二者显著不同，病灶边界清晰。

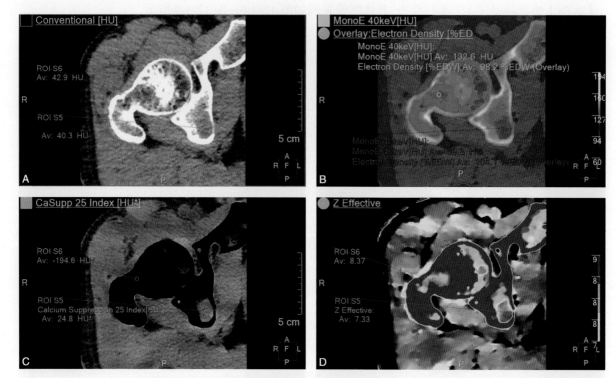

图 12-3-8　转移灶可视化及检出率的提升

注:A 为常规 CT 图像;B 为 40keV 与电子密度融合图;C 为钙抑制图;D 为有效原子序数图。A 示病灶(S5)与正常骨
(S6)基本为等密度,需根据骨质破坏检出病灶,B~D 示二者显著不同,病灶边界清晰。

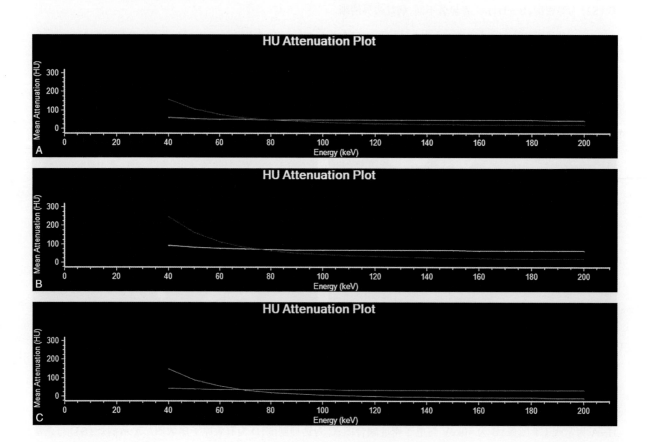

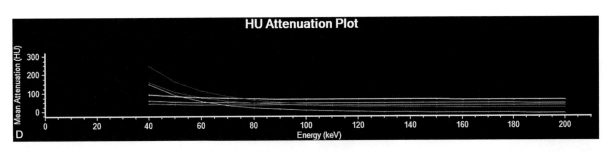

图 12-3-9 同源性分析

注:A 为 S1 与 S2 对应的能量衰减曲线;B 为 S3 与 S4 对应的能量衰减曲线;C 为 S5 与 S6 对应的能量衰减曲线;D 为 S1、S3、S5 与 S2、S4、S6 对应的能量衰减曲线。A~D 示转移灶均为同源,且在 70keV(与常规 CT 图像等效)水平与正常骨的 CT 值差异最小,病灶不容易检出,而 40keV 水平差异最大,可提高检出率。

(三)临床诊断

【病例】肺癌骨转移。

(四)病例讨论

骨转移性肿瘤是指骨外其他组织、器官的恶性肿瘤,包括癌、肉瘤和其他恶性病变转移至骨而发病,是最常见的骨肿瘤。骨转移瘤多见于中老年人,以男性为多。骨转移可以为溶骨型、成骨型和混合型,以溶骨型最常见。溶骨型转移瘤的骨质破坏常表现为骨内的低密度缺损区,边缘较清楚,无硬化,常伴有局限性软组织肿块。但如果骨转移瘤还没有发生明显的骨质破坏,那么这些病灶在常规 CT 上显示不清,常常无法检测。MRI 被认为是检测骨转移瘤的金标准,大多数骨转移瘤在 T_1WI 上呈低信号,在高信号骨髓组织的衬托下显示非常清楚,在 T_2WI 上呈不同程度的高信号,脂肪抑制序列可以清楚显示。但是 MRI 检查花费的时间比较长,费用高昂,并且某些体内存在金属植入物的患者无法进行 MRI 检查,从而限制了 MRI 在临床上的应用。研究显示能量 CT 的钙抑制图像可提高正常骨和转移灶的可视化及可分离性,从而可以更好地区分正常骨和转移骨。同时,低至中等钙抑制指数图像比常规 CT 图像更能准确地判断有无骨转移的发生。

在上述病例中,能量 CT 的钙抑制图像、电子密度和 40keV 融合图像、有效原子序数图像清晰地显示了在常规 CT 上无法辨别的病灶,提高了骨转移的检出率及病变的可视化。功能学评估分析发现几处病灶的能量衰减曲线斜率相等,提示病灶均为同源。

综上所述,能量 CT 可以明显提高骨转移的检出率和可视化,提供病灶的定量、定性分析信息,并且可以通过功能学评估分析不同病灶之间的同源性,可提供比常规 CT 更多的诊断信息。

四、转移瘤范围的显示及同源性分析

(一)临床表现

【病例】71 岁男性患者,右肺腺癌切除术后 1 年余,左肱骨、左髋疼痛 10 余天。

(二)影像表现

【病例】患者接受了 CT 平扫检查,具体影像表现如图 12-3-10、图 12-3-11 所示。

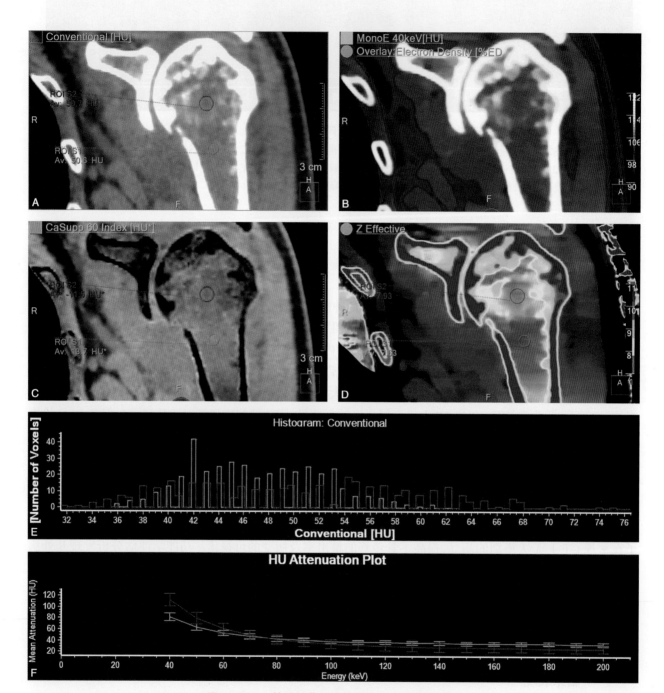

图 12-3-10　转移灶范围的优化显示及同源性分析

注：A 为常规 CT 图像；B 为 40keV 与电子密度融合图；C 为钙抑制图；D 为有效原子序数图；E 为骨髓（S1）与转移灶（S2）对应的常规 CT 值直方图；F 为 S1 与 S2 对应的能量衰减曲线。A 示 S1 与 S2 为等密度，病灶边界不清；B～D 示二者显著不同，D 中肿瘤边界非常清晰；C 示 S1 的常规 CT 值为 13.7HU，提示存在骨髓水肿；E 中图形大部分重合，提示二者为等密度，病灶的范围和边界显示不清；F 中二者斜率显著不同，提示二者不同源，且在 40keV 水平的差异最大，更利于病灶边界的优化显示。

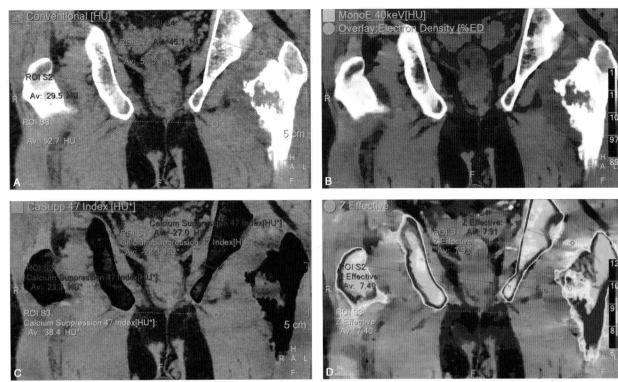

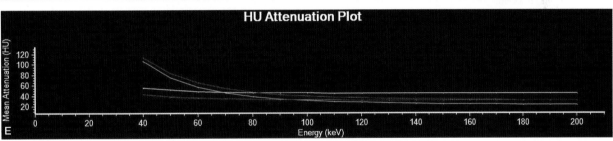

图 12-3-11 转移灶范围的优化显示及同源性分析

注：A 为常规 CT 图像；B 为 40keV 与电子密度融合图；C 为钙抑制图；D 为有效原子序数图；E 为能量衰减曲线。A 示病灶（S1）与周围组织（S2）、周围组织（S4）及正常肌肉组织（S3）为等密度，病灶边界不清；B～D 示 S2 与 S3 相同，而 S4 与 S1 相同，提示 S2 为软组织水肿的可能性大，而 S4 为肿瘤侵犯的可能性大；E 示 S1 与 S4 的能量衰减曲线斜率基本相同，S2 与 S3 的能量衰减曲线斜率基本相同。

（三）临床诊断

【病例】肺癌骨转移。

（四）病例讨论

溶骨型转移瘤的骨质破坏常表现为骨内的低密度缺损区，边缘较清楚，无硬化，常伴有局限性软组织肿块。由于溶骨型转移瘤无明显硬化边，从而使其在常规 CT 上与周围正常骨髓分界不清，转移瘤侵犯周围软组织形成的软组织肿块也与正常的软组织分界欠清晰，从而无法准确评估肿瘤的侵犯范围。研究显示能量 CT 的钙抑制图像可提高正常骨和转移灶的可视化及可分离性，可以更好地区分正常骨和转移骨，从而更加准确地评估肿瘤组织的范围。

在这个病例中，常规 CT 示左侧肱骨头的病灶与骨髓为等密度，病灶边界不清，而能量 CT 的 40keV 与电子密度融合图、钙抑制图、有效原子序数图均显示病灶与周围的骨髓显著不同，在有效原子序数图中肿瘤边界显示非常清晰。功能学分析骨髓与转移灶对应的能量衰减曲线，二者的斜率显著不同，提示二者是不同源的，且在 40keV 水平的差异最大，更利于病灶边界的优化显示。

能量 CT 的能量衰减曲线还可以帮助鉴别骨肿瘤周围受侵犯的软组织及软组织水肿。受肿瘤侵犯的软组织的能量衰减曲线的斜率较水肿软组织的斜率更大。在上述病例的左侧股骨颈的病变中,常规 CT 显示左侧股骨颈的病变与周围软组织分界不清,无法评估肿瘤是否侵犯周围软组织。而能量 CT 的有效原子序数图能够清晰地显示肿瘤的侵犯范围,S2 区的软组织与周围正常的肌肉组织颜色编码相同,与肿瘤组织明显不同,而肿瘤周围 S4 区的软组织与肿瘤组织颜色编码相同(见图 12-3-11),提示 S2 区为软组织水肿的可能性大,而 S4 区为肿瘤侵犯的可能性大。

综上所述,能量 CT 可以明显提高骨转移瘤可视化,更清晰地显示肿瘤对周围骨髓的侵犯,提供病灶的定量、定性分析信息,并且可以通过能量衰减曲线评估肿瘤是否侵犯周围软组织,可提供比常规 CT 更多的诊断信息。

第四节 运动医学/创伤影像

一、隐匿性骨折的检出

(一)临床表现

【病例】34 岁男性患者,左腕外伤后 3 个小时急诊入院。患者左腕关节肿胀、疼痛(桡侧为主),活动受限。

(二)影像表现

【病例】患者接受了能量 CT 检查,具体影像表现如图 12-4-1 所示。

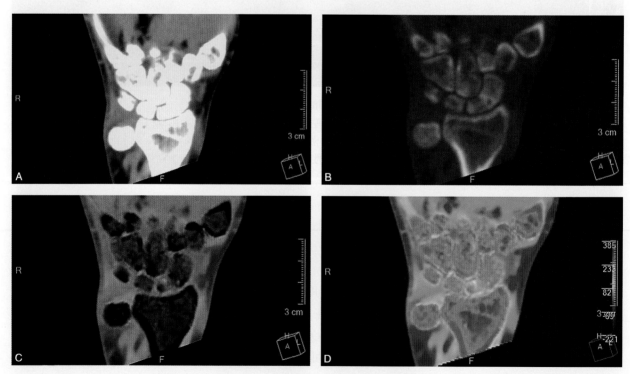

图 12-4-1 隐匿性骨折的能量 CT 图像

注:A 为常规 CT 图像(软组织窗);B 为单能量 70keV 图像(骨窗);C 为 VNCa 图像;D 为单能量 70keV VMI 与 VNCa 融合伪彩图。A 示左腕关节积液;B 示左腕舟骨局部小囊性变,左腕关节诸骨未见明确骨折线;C 示出左腕舟骨局部存在水肿,该水肿在 D 中可以更加清晰地显示出来,正常骨显示为蓝色,而水肿的骨髓显示为绿色。

（三）临床诊断

【病例】左腕舟骨隐匿性骨折（骨髓挫伤）。

（四）病例讨论

在该病例中，患者有急性外伤病史，平扫 CT（软组织窗）显示左腕关节积液。虽然 VMI 能够较常规 CT 提供更多有价值的线索，但在本病例中 70keV 虚拟单能谱影像仅显示左腕舟骨局部小囊性变，未提示左腕诸骨存在明显的骨皮质中断。不过通过能量 CT 的 VNCa 对原始数据进行后处理，所得到的 VNCa 图像则可以清晰地显示左腕舟骨骨髓水肿的部位和范围。再通过将单能量图像与 VNCa 图像融合并作以伪彩，能够进一步直观地将水肿部位和正常骨组织区分开来。

在临床实践中，X 射线和常规 CT 常用于对急诊外伤患者进行初步诊断，但对于仅有细微骨损伤的隐匿性骨折而言，由于没有明显的骨皮质中断，工作中对隐匿性骨折的诊断比较困难。MRI 对创伤性骨髓水肿的显示有着较高的敏感性和特异性，同时也存在一定的局限性，如不能充分显示骨小梁和骨皮质结构，在某些临床环境中不适用 MRI 检查等。

能量 CT 的多参数成像提高了对隐匿性骨折的检出率。一方面，能量 CT 虚拟单能谱影像具有更高的图像质量、信噪比及对比度噪声比，能够更加清晰地显示骨皮质和骨小梁的情况，有助于对微小骨折的检出；另一方面，能量 CT 的 VNCa 图像能够可靠地显示出骨髓水肿，其在评价骨髓水肿的存在和程度方面非常准确，同时 VNCa 图像还能够进行伪彩处理，对骨髓水肿区域和正常骨组织进行区分。因此，"一站式"能量 CT 扫描是隐匿性骨折较好的检查手段，在某些 MRI 不适用的临床环境中，该方案更是目前的最优解。

二、假体 / 金属伪影的去除

（一）临床表现

【病例】29 岁男性患者，右胫骨近端骨巨细胞瘤术后复查。

（二）影像表现

【病例】患者接受了能量 CT 检查，具体影像表现如图 12-4-2 所示。

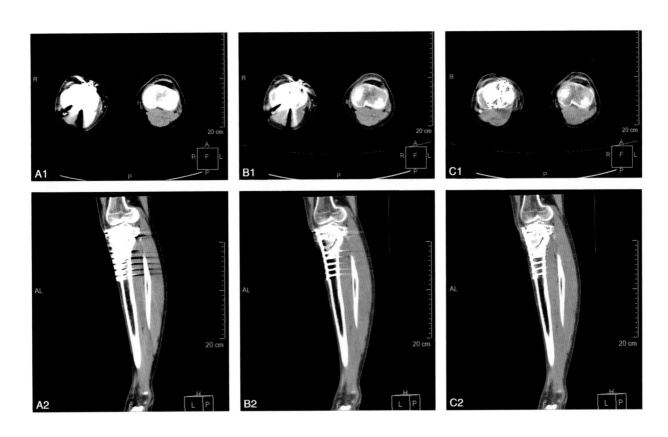

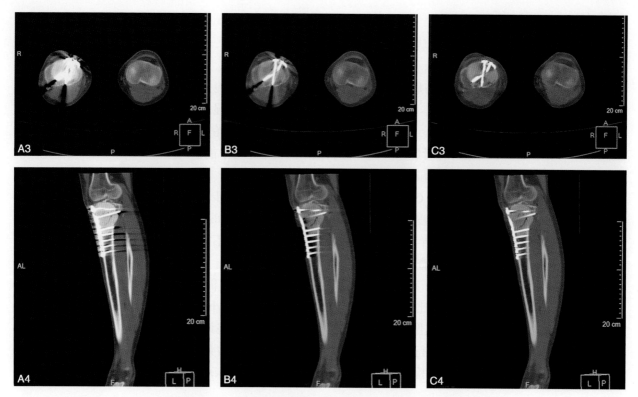

图 12-4-2　右胫骨近端骨巨细胞瘤术后复查的能量 CT 图像

注：A1～A4 为常规 CT 图像；B1～B4 为单能量 150keV 图像；C1～C4 为单能量 150keV 与 O-MAR 联合应用图像。右侧胫骨上段呈术后改变，见假体和内固定器影。常规 CT 图像显示在骨水泥和内固定螺钉周围见大量放射伪影，邻近软组织结构情况完全不能评判，相应部位骨组织的大量细节丢失。单能量 150keV 图像上，虽仍有大量放射伪影干扰，但对术区周围软组织和骨质情况的显示较常规 CT 有较大改善，细节较为丰富。单能量 150keV 与 O-MAR 联合应用图像去除了骨水泥和内固定螺钉周围绝大多数的放射伪影，清晰地显示出术区内固定螺钉、骨水泥、骨及周围肌肉软组织的情况，图像质量明显改善。

（三）临床诊断

【病例】骨巨细胞瘤；灶区梭形细胞增生伴骨化生。

（四）病例讨论

　　放置金属内固定器、注入骨水泥等是骨科外科治疗中的常见手段，在手术后，临床亟须确认内固定器和骨水泥的位置、明确手术效果和术后并发症的有无。尽管 CT 螺旋扫描是评估该类手术效果最高效的手段，但线束硬化、光子饥饿和散射等引起的金属伪影会降低图像质量，影响对邻近结构的显示和观察。去除金属伪影的影响，改善细微关键结构的可视化，是临床诊疗的诉求，也是 CT 发展的内在需要。能量 CT 的 VMI 重建能够有效抑制图像噪声、提高图像质量、减少伪影，其应用效果已得到诸多检验。能量 CT 另一种减少金属伪影的方法是使用 O-MAR，虽然在某些情况下 O-MAR 会产生新的伪影，但这些伪影不会影响图像评估，在某些情况下 O-MAR 能够比高能级水平的 VMI 更好地减少金属伪影。O-MAR 还可与 VMI 联合应用，尤其是在对具有口腔植入物的患者进行头颈部 CT 扫描时，O-MAR 与 VMI 的联合应用图减少金属伪影的效果最佳。

　　在该病例中，患者右侧胫骨近端进行了骨巨细胞瘤切除手术，由于术区骨水泥和内固定螺钉的密度较高，在进行常规 CT 成像时，术区存在的大量假体/金属伪影（prosthesis/metal artifact）导致周围的软组织显示不清，对术区骨水泥和内固定螺钉的情况亦无法作出准确评判。尽管 VMI 显著减少了这些伪影，并改善了周围软组织和骨骼的诊断评估，但对于该病例而言，VMI 仍不能很好地满足临床需求，无论是软组织窗还是骨窗，术区仍存在部分细节缺失，尤其是对术区原骨巨细胞瘤的区域显示不清。通过将 VMI 与高级金属伪影专用去除算法——O-MAR 相结合，能够近乎完美地去除骨水泥和内固定螺钉的伪影，所得到的联合应用图像更进一步提高术区解剖结构、骨水泥和内固定螺钉的可视化。

综上，O-MAR 是减少金属伪影的另一种有效手段，作为一种独立的后处理方法，在传统非能量 CT 系统上可使用 O-MAR 来满足临床需求。在应用能量 CT 对患者体内有金属内固定器和骨水泥的部位进行检查时，VMI 可作为辅助重建常规应用，以达到减少伪影的目的。此外，在能量 CT 中将 VMI 和 O-MAR 结合使用能够在某些临床实践场景中获得最佳的图像质量。

三、骨髓水肿的显示

（一）临床表现

【病例】56 岁女性患者，外伤致右肘疼痛伴活动障碍入院。

（二）影像表现

【病例】患者接受了能量 CT 检查，具体影像表现如图 12-4-3 所示。

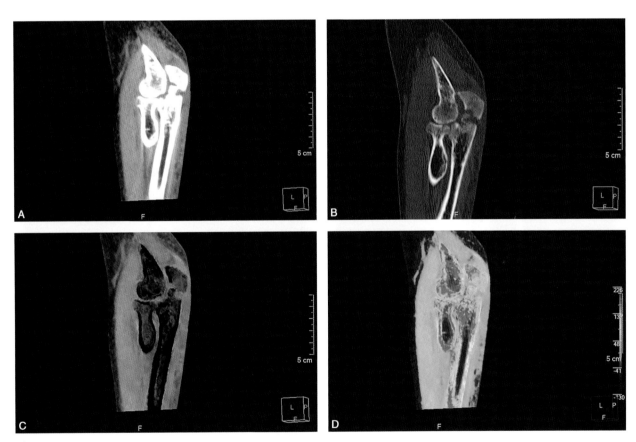

图 12-4-3　骨髓水肿的能量 CT 图像

注：A 为常规 CT 图像（软组织窗）；B 为常规 CT 图像（骨窗）；C 为 VNCa 图像；D 为 VNCa 伪彩图。A 示右肘关节及尺骨中上段周围软组织肿胀，右侧尺骨中上段与邻近肌群间隙少许积液；B 示右侧尺骨鹰嘴粉碎性骨折，伴冠突及右侧桡骨小头骨折；C 示右侧尺骨鹰嘴、冠突、桡骨小头、肱骨滑车局部存在骨髓水肿；D 能够明显区分正常骨和骨髓水肿区域，正常骨组织显示为蓝色，而水肿的骨髓显示为绿色。

（三）临床诊断

【病例】右肘关节多发骨折伴骨髓水肿。

（四）病例讨论

能量 CT 的 VNCa 不同于其他参数成像，其主要应用价值是显示外伤或其他因素引起的骨髓水肿，一方面有助于评估急性骨折的存在和范围,另一方面还有助于检测骨关节退行性变和其他非外伤性骨挫伤。

在该病例中,常规 CT 平扫(软组织窗)显示右肘关节及尺骨中上段周围软组织肿胀,并可见右侧尺骨中上段与邻近肌群间隙少许积液,提示除右肘关节骨折之外,右侧尺骨中上段亦有可能存在骨损伤。常规CT 平扫(骨窗)显示右侧尺骨鹰嘴粉碎性骨折(Mayo Ⅱ型),累及冠突、桡骨小头,右侧肱尺关节间隙增宽。通过能量 CT 的 VNCa 对原始数据进行后处理,VNCa 图可以清晰显示出骨折部位和骨髓水肿的范围,再调整钙抑制指数并对 VNCa 图进行伪彩处理后提示,除上述图像所提示的骨折、骨髓水肿范围之外,右侧尺骨中上段亦有骨髓水肿存在,这便体现出 VNCa 图更大的价值——能够通过骨髓水肿的显示发现在 CT骨窗上遗漏的细微骨损伤。

尽管 MRI 是目前综合评估骨肌系统外伤的最佳成像方式,但能量 CT 因具有良好地显示骨折线和骨髓水肿的能力,当 MRI 不适用时,能量 CT 成为了一种有力的替代方案。

四、韧带、软骨、关节盘损伤的显示

(一)临床表现

【病例】53 岁男性患者,摔伤致右大腿下段后侧疼痛。

(二)影像表现

【病例】患者接受了能量 CT 检查,具体影像表现如图 12-4-4 所示。

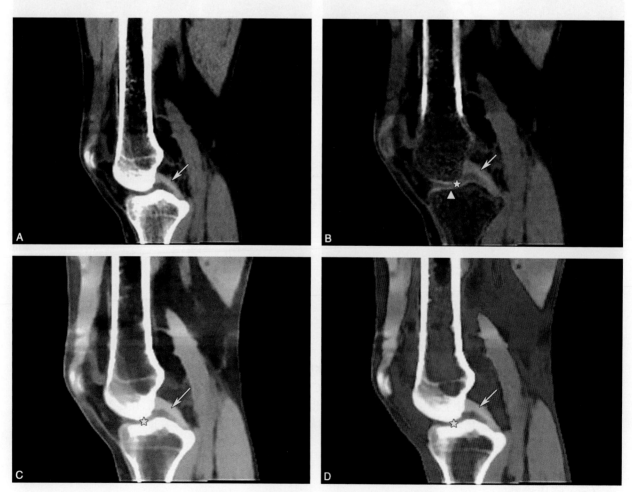

图 12-4-4　韧带、软骨、关节盘的能量 CT 图像

注:A 为常规 CT 图像(软组织窗);B 为 VNCa 图;C 为电子密度图;D 为电子密度伪彩图。后交叉韧带(箭头所示部位)在各图中均可以显示,相比而言,C 能够清晰显示后交叉韧带的边缘,B 次之,而 A 对后交叉韧带边缘的显示相对较差。B~D 均可以清晰显示半月板(星形所示部位),此外 B 还可以显示出关节软骨(三角形所示部位)。

（三）临床诊断

【病例】右膝关节未见异常。

（四）病例讨论

常规 CT 平扫虽然能够较好地显示出骨折,但对软组织的分辨率并不出色,而能量 CT 的优势是可以提供骨组织、关节软骨、关节盘、韧带及其他软组织的额外信息。能量 CT 多参数成像由于成像原理不同而有着各自不同的应用价值。例如,VNCa 图是评估颞下颌关节盘位移和结构的简单而初步的方法,同时也可有效地应用于对膝关节软骨的视觉定量评估;电子密度图及有效原子序数图能够准确、可靠地定性、定量诊断前、后交叉韧带断裂;40~60keV 能量水平上的 VMI 图像比常规 CT 图像显示出更好的载噪比和信噪比。

在该病例中,患者有摔伤病史,并伴有右大腿下段后侧疼痛,需排除骨、关节软骨、关节盘、韧带及其他软组织的损伤。作为常规 CT 图像的补充,在本病例中 VNCa 图中右股骨下段、胫腓骨上段及髌骨未发现骨髓水肿,同时显示关节软骨光滑、连贯;VNCa 图和电子密度图中显示右膝关节韧带及半月板的形态、密度正常,关节腔内无积液,周围肌肉无异常。这些 CT 多参数成像的运用提高了影像诊断的准确性。

综上,能量 CT 的多参数成像很大程度上弥补了常规 CT 图像对韧带、软骨、关节盘显示的不足,在诊断置信度、图像噪声和质量方面与 MRI 有着相似的评级,可作为一种可行的 MRI 替代方案为急性关节外伤患者服务。

第五节 软组织疾病

（一）临床表现

【病例】59 岁男性患者,因左肾肿瘤切除术后复查入院。

（二）影像表现

【病例】患者接受了腹部增强 CT 检查,发现左侧腰大肌强化结节,具体影像表现如图 12-5-1、图 12-5-2 所示。

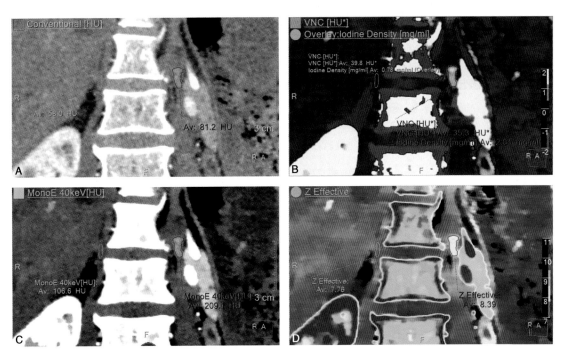

图 12-5-1 左肾肿瘤切除术后复查腹部增强 CT

注:A 为常规增强 CT 图像;B 为虚拟平扫与碘密度融合图;C 为 40keV 图像;D 为有效原子序数图。左侧腰大肌强化结节显示效果最好的是 B。

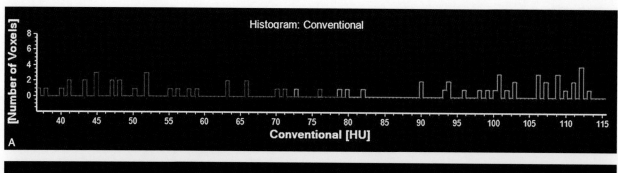

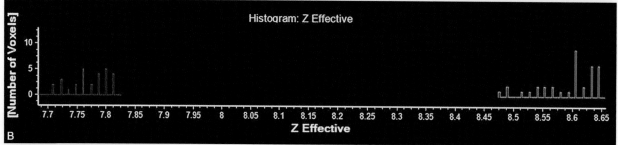

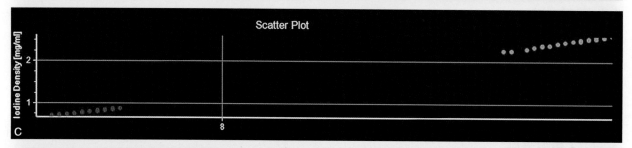

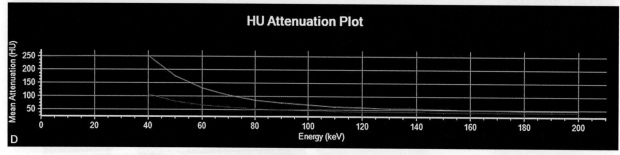

图 12-5-2　对可疑病灶的能量 CT 多参数分析

注：A 为常规 CT 直方图；B 为有效原子序数直方图；C 为碘密度散点图；D 为能量衰减曲线。A 所示转移灶（蓝色）与对侧正常腰大肌（紫色）的常规 CT 值存在一定程度的重叠，容易漏诊；而 B～D 均无重叠，提示通过光谱参数可提高肌肉转移灶的检出率。

（三）临床诊断

【病例】半年前患者接受左肾肿瘤切除术，术后病理示左肾透明细胞癌。此次 CT 复查显示大网膜（图中未显示）、左侧腰大肌多发强化结节，尽管上述病变未接受病理检查，但根据影像学表现，考虑为转移性肿瘤。

（四）病例讨论

恶性肿瘤术后的患者定期影像随访对于患者的诊疗十分重要。准确、及时地发现转移病灶是放射科医师的重要责任。在常规 CT 图像中，一些肌肉中的转移病灶，因其与肌肉密度相似，肉眼有时很难鉴别，容易遗漏。单能量 40keV、碘密度图及有效原子序数图中均能明显增加对比度，使得病变显示更清晰。既往研究发现，在主观评估方面，碘密度图（63.2%）和 VMI（54.4%）对骨骼肌转移的灵敏度高于常规影像（39.8%）。定量图像分析显示，从碘密度图获得的碘密度和从 40keV 图像获得的 CT 值（曲线下面积为 0.98）

在鉴别健康和转移性肌肉组织方面优于常规 CT 图像中的 CT 值衰减（曲线下面积为 0.94）。以上说明能量 CT 对肌肉转移检出具有重要的诊断价值。

第六节　骨肌专病应用述评

近年来，能量 CT 成像技术的发展日升月恒，其在临床的应用也愈渐成熟。在骨肌系统疾病中，能量 CT 多参数成像相对于常规 CT 的主要优势在于提供了更多有价值的信息。根据临床的不同需求，VNCa、虚拟单能量、碘密度、有效原子序数及电子密度等常用的多参数成像，在骨肌系统专病中有着各自不同的应用价值。本文以骨肌系统专病为切入点，讨论能量 CT 多参数成像在临床实践中的应用和研究进展。

一、脊柱关节疾病的专病应用

（一）椎体骨折

以胸腰椎为例，依据损伤的机制不同，胸腰椎骨折的 AO 分型分为三大类：A 型由压缩损伤引起，B 型由牵张损伤引起，C 型由旋转暴力引起。尽管 MRI 在评估神经、椎间盘韧带结构和椎旁软组织损伤方面有着明显优势，但在急性创伤环境下，CT 是诊断椎体骨折最具成本效益的检查方法。

有研究者使用算法将椎体的能量 CT 数据分解为羟基磷灰石、水肿、脂肪三种物质密度图，并以检测出骨髓水肿作为评分指标，对椎体急性骨折的准确性、灵敏度和特异性进行分析，结果显示与常规 CT 图像相比，能量 CT 能够大大提高对急性椎体骨折诊断的准确性，在有助于脊柱骨折诊断的同时，可以节省患者额外的检查费用开支。

此外，在临床中偶然见到患者存在多发椎体压缩性改变，有研究者以 MRI 图像作为参照，定量分析了 VNCa 图像对椎体压缩性骨折骨髓水肿的诊断效能，认为 VNCa 图像能够显示椎体的骨髓水肿，由此可辨别急性和陈旧性压缩骨折，这可能也有助于临床医生诊疗鉴定及外伤患者的司法鉴定。

（二）椎间盘突出

椎间盘突出是常见的退行性、疼痛性疾病，并发症包括脊髓或脊神经压迫。常规 CT 对腰椎间盘突出症的诊断效能早已被许多文献证实，但相比腰椎来说，颈椎部位由于椎间盘较小，脑脊液所占面积区域较小，脊髓所占面积相对较大，以及肩关节硬化线束和光子饥饿伪影的影响，常规 CT 诊断颈椎间盘突出症的敏感性和特异性略低。

有研究者回顾性地分析了常规 CT 图像和彩色编码的 VNCa 图像诊断颈椎间盘突出的效能，结果显示彩色编码的 VNCa 图像能够在脑脊液和颈椎间盘之间实现较好的视觉对比度，显著提高了 CT 评估颈椎间盘突出和脊神经根压迫的准确性。还有研究者观察了能量 CT 所获得的 ED 图像、常规 CT 图像和 VNCa 图像对颈椎间盘突出的诊断效能，结果显示 ED 图像诊断颈椎间盘突出的灵敏度最高，准确性也远高于另外二者，但 ED 图像可能会产生假阴性结果。因此，将能量 CT 多参数成像中的 ED 和 VNCa 这两种技术手段相结合，可提高对颈椎间盘突出症的检出率和诊断信心。

有研究者评估了常规 CT 图像和 VNCa 图像诊断胸椎间盘突出症和腰椎间盘突出症的效能，结果显示与常规 CT 图像相比，彩色编码的 VNCa 图像提高了胸、腰椎间盘突出症和脊神经根压迫诊断的准确性，因此彩色编码的 VNCa 图像可作为有 MRI 禁忌证患者的替代成像方法。

（三）脊柱关节术后

对于脊柱裂、脊柱侧弯等先天性脊柱畸形病变，常规 CT 已经可以识别并作出诊断，能量 CT 优势在于在随访中评价此类病变术后改变，对术后金属植入物造成的伪影可进行不同程度的抑制，以更好地显示解剖结构或病变并作出准确的评价。事实上，能量 CT 关于抑制植入性金属伪影的研究已积日累久，并得到了广泛认可。有研究者将 20 名后路胸腰椎融合患者的常规 CT 图像与不同能级的 VMI 图像进行比较，结果显示高能级的 VMI 图像可显著减少后路脊柱融合术后的金属伪影，同时研究者认为评价植入物、椎管、椎旁肌和主动脉最好的虚拟单能量是 180keV。另有研究者评估了传统的 VMI、线性混合重建和噪声优化的 VMI 重建图像在减少腰椎金属内固定患者金属伪影方面的效果,研究者认为高能级 VMI 图像可有效减少金属伪影,并在腰椎内固定患者中显示出卓越的图像质量。

在减少金属伪影方面,将 VMI 和去金属伪影技术的联合使用(VMI+O-MAR)能够取得极佳的效果。此外,基于投影的 MAR(projection-based MAR,PB-MAR)算法是最常用的 O-MAR 形式。有研究者针对去除全膝关节置换术后金属伪影的研究表明,与单独使用 VMI 和 PB-MAR 相比,VMI+PB-MAR 可以显著减少金属伪影,这一效果在有严重伪影产生的区域更加显著。研究者在比较 VMI+PB-MAR 和 PB-MAR 时发现,前者在评估软组织方面更好,而单独的 PB-MAR 在评估骨结构方面则更有价值。

二、骨肿瘤及肿瘤样病变的专病应用

(一)多发性骨髓瘤

MM 是第二常见的血液系统恶性肿瘤,以浆细胞单克隆性瘤性增殖为特征,并过量产生完整免疫球蛋白或免疫球蛋白链,主要症状表现为高钙血症、骨质破坏、肾功能损害和贫血。2019 版国际骨髓瘤工作组关于单克隆浆细胞疾病影像学的共识建议使用全身 CT 作为疑似 MM 的首选检查方法,但常规 CT 成像参数单一,临床工作中可能会出现假阳性的结果。

有研究者发现能量 CT VNCa 图像可对 MM 进行定量和定性评估。他们通过调节不同的钙抑制指数图像以增强骨髓的可视化来改善对 MM 溶骨型改变的评估,发现在钙抑制指数为 65 时,VNCa 图像的测量值与 MRI 的表观扩散系数(apparent diffusion coefficient,ADC)的相关性最高,可以用来评估骨髓浸润。

另有研究者利用机器学习生成预测模型的方法,将 XGBoost 模型结合 MM 和椎体溶骨型转移瘤(vertebral osteolytic metastases,VOM)的 VMI、有效原子序数、VNCa、能量衰减曲线等双能 CT 多参数图像特征来区分脊柱 MM 和 VOM,结果显示:XGBoost 与双能 CT 的多参数成像相结合在区分 MM 和 VOM 方面具有良好的表现。

(二)骨样骨瘤

骨样骨瘤(osteoid osteoma)是一种良性骨肿瘤,疼痛是其最常见的症状。尽管 MRI 在显示髓内和软组织变化方面优于 CT,但骨样骨瘤的 MRI 特征并不具有特异性,仅依靠 MRI 检查可能导致误诊。常规 CT 能够清晰地显示骨样骨瘤病灶和硬化边缘特征,因此目前 CT 仍是诊断骨样骨瘤的最佳成像方式。

虽然常规 CT 可以很好地描述病变骨骼结构,但对于临床治疗后需评价局部骨髓水肿变化的患者,MRI 检查仍不可或缺,这无疑增加了患者的检查费用负担。有研究者以 MRI 成像为参考标准,对能量 CT 检测骨样骨瘤患者的病灶周围骨髓水肿的性能进行分析,结果显示能量 CT 对骨样骨瘤相关的骨髓水肿具有极高的灵敏度(92%)和特异度(94%)。这项研究表明,对疑似骨样骨瘤或骨样骨瘤治疗后的患者进行能量 CT 多参数分析能够弥补常规 CT 无法检测骨样骨瘤灶周水肿的短板,既有助于对骨样骨瘤的诊断,又节省了患者的检查开支。

(三)骨转移瘤

肺癌、乳腺癌、食管癌、肝癌、胰腺癌、肾癌及前列腺癌等恶性肿瘤容易发生骨转移,因此应用 CT 检查对罹患恶性肿瘤的患者进行随访是不可或缺的。骨转移瘤的影像学表现有溶骨型、成骨型和混合型三种形式。但由于"异病同影"的存在,在常规 CT 图像中骨转移瘤有时需要与正常骨组织、骨原发性病变等进行鉴别,因此早期诊断骨转移、提高 CT 对骨转移诊断效能是临床工作中的迫切需求。

研究发现,VNCa 图像可提高正常骨和转移灶的可视化及可分离性,从而可以更好地区分正常的和转移瘤所累及的骨组织。同时研究还发现,低至中等钙抑制指数图像可比常规 CT 图像更能够辅助影像科医生准确地判断原发肿瘤是否发生骨转移。

有研究者试图将碘密度作为椎体骨小梁转移瘤与健康小梁骨分离的生物标志物。他们发现能量 CT

测量的平均碘密度对椎体骨小梁转移瘤和健康小梁骨的鉴别具有较高的敏感性和足够的特异性,并且使用 4.5mg/ml 的碘密度阈值总体表现最佳。因此,碘密度量化可为转移瘤的诊断和疗效评估提供帮助。

(四)骨骼肌转移瘤

除了骨骼,在使用能量 CT 检查骨肌系统时,位于肌肉的转移瘤也可能被意外发现。由于肌肉属于软组织,因此虚拟单能量 40keV 和碘密度融合图会较 VNCa 图像发挥更多作用。有研究者发现与常规 CT 相比,碘密度融合图和 VMI 40keV 图提高了评估偶发骨骼肌转移瘤的诊断准确性,并认为碘密度融合图似乎是筛查胸部、腹部和骨盆偶发骨骼肌转移瘤最合适的能量 CT 重建技术。

(五)能量 CT 引导下的活检

骨肌病变活检通常要在 CT 引导下进行,然而当目标病变在常规 CT 成像上与邻近骨具有相同的 X 射线衰减时,放射科医生将不得不使用基于骨扫描、PET 或 MRI 等其他影像检查图像的解剖标志来引导活检针到达合适的位置。有学者使用能量 CT 来指导 4 例常规 CT 阴性患者的骨活检,他们在患者的 MRI 和/或 PET 上发现了骨骼病变,并且能量 CT 同样检测出相同部位的异常改变,最终通过能量 CT 的 VNCa 图像顺利进行了活检。与正常骨髓相比,转移病灶有更高的细胞密度从而也有更高的 ED。已有个案报道正是利用此原理,使用能量 CT 的 ED 图引导乳腺癌髂骨翼转移的穿刺活检,并取得良好效果。这些个案报道表明,基于能量 CT 的引导穿刺,可明显提高病变的可视化,从而提高活检穿刺的目标定位准确性和诊断率,减少重复采样的需要。

三、运动医学/创伤影像的专病应用

(一)骨损伤、骨髓水肿

能量 CT 的 VNCa 图像主要应用价值是显示外伤或其他因素引起的骨髓水肿。在外伤后骨折线有时不明显,可通过骨髓水肿来判断有无隐匿性骨质损伤。无论四肢骨还是脊柱椎体骨损伤,VNCa 图像都可将骨髓水肿的部位可视化。有研究者通过研究椎体外伤后的能量 CT 表现,证实 VNCa 图像能够检测出外伤性椎体压缩性骨折的骨髓水肿,并认为使用高水平钙抑制指数(70~100)具有更高的诊断准确性。另有研究者通过 VNCa 图像检测到常规 CT 无法检测到的桡骨和腕骨隐匿性骨折,认为能量 CT 使骨髓水肿的可视化或与 MRI 相当,可用于明确腕部外伤患者的隐匿性腕部骨折和骨挫伤。

(二)软骨、关节评价

在评估软骨方面,有研究发现能量 CT 的 VNCa 图像可以有效地用于膝关节软骨的可视化和定量评估,并与 MRI 图像具有可比性,打破了传统观念中软骨只能使用 MRI 图像进行评估的观念。有研究者研究了能量 CT 的 VNCa 图像如何用于评价颞下颌关节盘的形态、位移和厚度,他们发现能量 CT 的 VNCa 图像在以下 3 个方面比 MRI 图像具有更大的优势。

(1)有 MRI 禁忌证的患者。

(2)有颞下颌关节损伤(如骨折)的患者,VNCa 图像可以同时评估骨折和颞下颌关节盘。

(3)有颞下颌关节区金属种植体的患者,在 MRI 上会产生金属伪影,影响对颞颌关节盘的观察,而 VNCa 图像可利用光谱成像减少金属伪影。

有研究者对能量 CT 肩关节造影检查的图像质量进行了回顾性分析,发现 40~60keV 能量水平上的 VMI 图像比常规 CT 图像显示出更好的载噪比和信噪比,但在区分盂唇和肌腱中小的高密度影是钙化还是造影剂渗漏方面,VMI 图像并没有提供额外的诊断价值。

(三)骨质疏松

骨质疏松往往需要采用定量 CT(quantitative computed tomography,QCT)骨密度仪进行测量,常规 CT 一般无法准确测量和评估。有研究者对能量 CT 虚拟平扫和真实平扫图像的椎体 CT 值之间的相关性进行了研究,同时还评估了虚拟平扫椎体的 CT 值是否可用于无体模骨质疏松检测。研究发现,与真实平扫图像相比,虚拟平扫虽然对椎体 CT 衰减有所低估,但它可以可靠地预测真实平扫椎体 CT 的衰减。虚

拟平扫在无体模的骨质疏松检测中表现良好。

能量 CT 的多参数成像也可用于对骨质疏松的疗效评估。钙基可吸收材料植入物,能够通过诱导新骨形成来治疗骨质疏松,但常规 CT 图像无法判断植入物的状态,而 MRI 目前对骨矿物质密度的测量还仅停留在骨皮质,不能将植入物与原生骨分离。有研究发现能量 CT 的多参数成像能够将钙基可吸收材料植入物从原生骨中分离出来,并且有效原子序数图像分离植入物的能力远高于 ED、骨密度和能量衰减曲线等其他成像或后处理方法。

四、小结

能量 CT 多参数成像能够为骨肌系统疾病的诊断提供更多的信息。以多参数成像为支撑,依据不同参数成像的特性,能量 CT 在骨髓水肿检测、骨质疏松测量、减少金属伪影、关节及韧带显示等方面的效能已得到诸多检验。随着技术的进步,相信能量 CT 一定能够在辅助骨肌系统疾病诊断方面持续地深耕、创新,成为临床实践中更可靠、更便捷的工具。

（邓莉萍　陈紫琪　吕霞飞　李博　黄峻琳　张艳　张琳　汪媛媛　曾涵江　成雪晴　胡娜）

参 考 文 献

[1] CHAE H D, HONG S H, CHOI J Y, et al. Dual-layer spectral detector CT discography of the lumbar spine: a preliminary study. J Korean Soc Radiol, 2019, 80(1): 105-116.

[2] SHIM E, KIM B H, KANG W Y, et al. Diagnostic performance of electron-density dual-energy CT in detection of cervical disc herniation in comparison with standard gray-scale CT and virtual non-calcium images. Eur Radiol, 2022, 32(4): 2209-2220.

[3] HARRIS W H. Osteolysis and particle disease in hip replacement. A review. Acta Orthop Scand, 1994, 65(1): 113-123.

[4] WELLENBERG R H, BOOMSMA M F, VAN OSCH J A, et al. Quantifying metal artefact reduction using virtual monochromatic dual-layer detector spectral CT imaging in unilateral and bilateral total hip prostheses. Eur J Radiol, 2017, 88: 61-70.

[5] KATSURA M, SATO J, AKAHANE M, et al. Current and novel techniques for metal artifact reduction at CT: practical guide for radiologists. Radiographics, 2018, 38(2): 450-461.

[6] GROßE HOKAMP N, NEUHAUS V, ABDULLAYEV N, et al. Reduction of artifacts caused by orthopedic hardware in the spine in spectral detector CT examinations using virtual monoenergetic image reconstructions and metal-artifact-reduction algorithms. Skeletal Radiol, 2018, 47(2): 195-201.

[7] LAUKAMP K R, LENNARTZ S, NEUHAUS V F, et al. CT metal artifacts in patients with total hip replacements: for artifact reduction monoenergetic reconstructions and post-processing algorithms are both efficient but not similar. Eur Radiol, 2018, 28(11): 4524-4533.

[8] BAMBERG F, DIERKS A, NIKOLAOU K, et al. Metal artifact reduction by dual energy computed tomography using monoenergetic extrapolation. Eur Radiol, 2011, 21(7): 1424-1429.

[9] DANGELMAIER J, SCHWAIGER B J, GERSING A S, et al. Dual layer computed tomography: reduction of metal artefacts from posterior spinal fusion using virtual monoenergetic imaging. Eur J Radiol, 2018, 105: 195-203.

[10] YOO H J, HONG S H, CHUNG B M, et al. Metal artifact reduction in virtual monoenergetic spectral dual-energy CT of patients with metallic orthopedic implants in the distal radius. AJR Am J Roentgenol, 2018, 211(5): 1083-1091.

[11] PARK J, KIM S H, HAN J K. Combined application of virtual monoenergetic high keV images and the orthopedic metal artifact reduction algorithm (O-MAR): effect on image quality. Abdom Radiol (NY), 2019, 44(2): 756-765.

[12] NEUHAUS V, GROSSE HOKAMP N, ZOPFS D, et al. Reducing artifacts from total hip replacements in dual layer detector CT: combination of virtual monoenergetic images and orthopedic metal artifact reduction. Eur J Radiol, 2019, 111: 14-20.

[13] NEUHAUS V, LENNARTZ S, ABDULLAYEV N, et al. Bone marrow edema in traumatic vertebral compression fractures: diagnostic accuracy of dual-layer detector CT using calcium suppressed images. Eur J Radiol, 2018, 105: 216-220.

[14] KIM J E, YOO H J, CHAE H D, et al. Dual-layer detector CT with virtual noncalcium imaging: diagnostic performance in patients with suspected wrist fractures. AJR Am J Roentgenol, 2021, 216(4): 1003-1013.

[15] CAVALLARO M, D'ANGELO T, ALBRECHT M H, et al. Comprehensive comparison of dual-energy computed

tomography and magnetic resonance imaging for the assessment of bone marrow edema and fracture lines in acute vertebral fractures. Eur Radiol,2022,32(1):561-571.

[16] KAUP M,WICHMANN J L,SCHOLTZ J E,et al. Dual-energy CT-based display of bone marrow edema in osteoporotic vertebral compression fractures:impact on diagnostic accuracy of radiologists with varying levels of experience in correlation to MR imaging. Radiology,2016,280(2):510-519.

[17] CICERO G,ASCENTI G,ALBRECHT M H,et al. Extra-abdominal dual-energy CT applications:a comprehensive overview. Radiol Med,2020,125(4):384-397.

[18] PENNIG L,ZOPFS D,GERTZ R,et al. Reduction of CT artifacts from cardiac implantable electronic devices using a combination of virtual monoenergetic images and post-processing algorithms. Eur Radiol,2021,31(9):7151-7161.

[19] ALBRECHT M H,VOGL T J,MARTIN S S,et al. Review of clinical applications for virtual monoenergetic dual-energy CT. Radiology,2019,293(2):260-271.

[20] RISCH F,DECKER J A,POPP D,et al. Artifact reduction from dental material in photon-counting detector computed tomography data sets based on high-keV monoenergetic imaging and iterative metal artifact reduction reconstructions-can we combine the best of two worlds?. Invest Radiol,2023,58(9):691-696.

[21] GROßE HOKAMP N,HELLERBACH A,GIERICH A,et al. Reduction of artifacts caused by deep brain stimulating electrodes in cranial computed tomography imaging by means of virtual monoenergetic images,metal artifact reduction algorithms,and their combination. Invest Radiol,2018,53(7):424-431.

[22] SCHMIDT A M,GRUNZ J P,PETRITSCH B,et al. Combination of iterative metal artifact reduction and virtual monoenergetic reconstruction using split-filter dual-energy CT in patients with dental artifact on head and neck CT. AJR Am J Roentgenol,2022,218(4):716-727.

[23] LAUKAMP K R,ZOPFS D,LENNARTZ S,et al. Metal artifacts in patients with large dental implants and bridges: combination of metal artifact reduction algorithms and virtual monoenergetic images provides an approach to handle even strongest artifacts. Eur Radiol,2019,29(8):4228-4238.

[24] MÜLLER F C,GOSVIG K K,BØRGESEN H,et al. Dual-energy CT for suspected radiographically negative wrist fractures:a prospective diagnostic test accuracy study. Radiology,2020,296(3):596-602.

[25] GOSANGI B,MANDELL J C,WEAVER M J,et al. Bone marrow edema at dual-energy CT:a game changer in the emergency department. Radiographics,2020,40(3):859-874.

[26] ZHANG X H,LIU M Q,WANG Y Y,et al. Evaluating the temporomandibular joint disc using calcium-suppressed technique in dual-layer detector computed tomography. J Int Med Res,2020,48(3):300060519891332.

[27] BOOZ C,NÖSKE J,LENGA L,et al. Color-coded virtual non-calcium dual-energy CT for the depiction of bone marrow edema in patients with acute knee trauma:a multireader diagnostic accuracy study. Eur Radiol,2020,30(1):141-150.

[28] LIU D,HU P,CAI Z J,et al. Valid and reliable diagnostic performance of dual-energy CT in anterior cruciate ligament rupture. Eur Radiol,2023,33(11):7769-7778.

[29] YOON H,KANG Y,KIM H J,et al. Dual-layer spectral detector CT arthrography of the shoulder:assessment of image quality and value in differentiating calcium from iodine. Acta Radiol,2023,64(2):638-647.

[30] MENG Q L,LIU M Q,DENG W W,et al. Calcium-suppressed technique in dual-layer detector computed tomography to evaluate knee articular cartilage. Curr Med Imaging,2021,17(3):433-438.

[31] LENNARTZ S,GROßE HOKAMP N,ABDULLAYEV N,et al. Diagnostic value of spectral reconstructions in detecting incidental skeletal muscle metastases in CT staging examinations. Cancer Imaging,2019,19(1):50.

[32] FERVERS P,GLAUNER A,GERTZ R,et al. Virtual calcium-suppression in dual energy computed tomography predicts metabolic activity of focal MM lesions as determined by fluorodeoxyglucose positron-emission-tomography. Eur J Radiol, 2021,135:109502.

[33] KOSMALA A,WENG A M,HEIDEMEIER A,et al. Multiple myeloma and dual-energy CT:diagnostic accuracy of virtual noncalcium technique for detection of bone marrow infiltration of the spine and pelvis. Radiology,2018,286(1):205-213.

[34] BRANDELIK S C,SKORNITZKE S,MOKRY T,et al. Quantitative and qualitative assessment of plasma cell dyscrasias in dual-layer spectral CT. Eur Radiol,2021,31(10):7664-7673.

[35] WELLENBERG R H,HAKVOORT E T,SLUMP C H,et al. Metal artifact reduction techniques in musculoskeletal CT-imaging. Eur J Radiol,2018,107:60-69.

[36] CHAE H D,HONG S W,SHIN M,et al. Combined use of virtual monochromatic images and projection-based metal artifact reduction methods in evaluation of total knee arthroplasty. Eur Radiol,2020,30(10):5298-5307.

[37] RAJIAH P,SUNDARAM M,SUBHAS N. Dual-energy CT in musculoskeletal imaging:What is the role beyond gout?.

AJR Am J Roentgenol,2019,213(3):493-505.

[38] TAN M T,LLOYD T B. Utility of dual energy computed tomography in the evaluation of infiltrative skeletal lesions and metastasis:a literature review. Skeletal Radiol,2022,51(9):1731-1741.

[39] ABDULLAYEV N,GROßE HOKAMP N,LENNARTZ S,et al. Improvements of diagnostic accuracy and visualization of vertebral metastasis using multi-level virtual non-calcium reconstructions from dual-layer spectral detector computed tomography. Eur Radiol,2019,29(11):5941-5949.

[40] CHEN H S,ZHANG Y,PANG J,et al. The differentiation of soft tissue infiltration and surrounding edema in an animal model of malignant bone tumor:evaluation by dual-energy CT. Technol Cancer Res Treat,2019,18:1533033819846842.

中英文名词对照索引

CT 肺动脉造影　computed tomographic pulmonary angiography，CTPA　111

CT 小肠成像　CT enterography，CTE　237

B

鼻咽癌　nasopharyngeal carcinoma　82

比尔定律　Beer's law　11

标准化碘浓度　normalized iodine concentration，NIC　52

标准化有效原子序数　normalized effective atomic number，nZeff　174

表面通透性　permeability surface，PS　20

病灶进展　progressive disease，PD　201

病灶稳定　stable disease，SD　201

部分缓解　partial response，PR　201

C

超声内镜检查术　endoscopic ultrasonography，EUS　216

出血转化　hemorrhagic transformation　60

垂体腺瘤　pituitary adenoma　47

磁共振成像　magnetic resonance imaging，MRI　22

雌激素受体　estrogen receptor，ER　173

D

达峰时间　time to peak，TTP　20

导管内乳头状黏液性肿瘤　intraductal papillary mucinous neoplasm of pancreas，IPMN　216

碘密度　iodine density，ID　11

动脉增强指数　arterial enhancement fraction，AEF　20

多发性骨髓瘤　multiple myeloma，MM　263

E

耳硬化症　otosclerosis　79

F

非小细胞肺癌　non-small cell lung cancer，NSCLC　143

非阻塞性冠状动脉心肌梗死　myocardial infarction with non-obstructive coronary arteries，MINOCA　113

肺癌　lung cancer　28

肺不张　atelectasis　126

肺动脉高压　pulmonary hypertension，PH　21

肺磨玻璃结节　pulmonary ground glass nodule　131

肺栓塞　pulmonary embolism，PE　21

肺水肿　pulmonary edema　123

肺通气/灌注显像　pulmonary ventilation/perfusion imaging　149

肺炎　pneumonia　123

分子亚型　molecular subtypes　175

副脾　accessory spleen　218

G

钙化伪影　calcification artifact　24

钙抑制图　virtual non-calcium image，VNCa　22

肝细胞癌　hepatocellular carcinoma，HCC　194

肝转移癌　liver metastasis　194

感兴趣区　region of interest，ROI　23

梗死中心　infarction core　29

骨样骨瘤　osteoid osteoma　278

冠状动脉 CT 血管成像　coronary artery computed tomography angiography，CCTA　21

冠状动脉造影　coronary arteriography　99

冠状动脉周围脂肪组织　pericoronary adipose tissue，PCAT　113

光电效应　photoelectric effect，PE　7

国家综合癌症网络　National Comprehensive Cancer Network，NCCN　173

J

基物质分解　base material decomposition，BMD　14

基效应分解　base effect decomposition，BED　14

计算机断层扫描　computer tomography，CT　88

甲状腺癌　thyroid carcinoma　86

甲状腺良性结节　benign thyroid nodule　86

甲状腺相关性眼病　thyroid-associated ophthalmopathy，TAO　74

假体/金属伪影　prosthesis/metal artifact　272

假体周围骨溶解　periprosthetic osteolysis　27

胶质瘤　glioma　45

浸润性腺癌　invasive adenocarcinoma，IAC　180

经导管动脉化疗栓塞术　transcatheter arterial chemoembolization，TACE　199

经导管主动脉瓣植入术　transcatheter aortic valve implantation，TAVI　108

经导管主动脉瓣置换术　transcatheter aortic valve replacement，TAVR　107

283